Kristin Granum Rosebø

OUTDOORTRAINING

Mit über 100 Kraft- und Ausdauerübungen sowie über 20 Trainingsplänen

Bibliografische Information der Deutschen Nationalbibliothek
Die Deutsche Nationalbibliothek verzeichnet diese Publikation in der Deutschen Nationalbibliografie. Detaillierte bibliografische Daten sind im Internet über http://dnb.d-nb.de abrufbar.

Für Fragen und Anregungen:
info@rivaverlag.de

NORLA
NORWEGIAN LITERATURE ABROAD

Die Übersetzung aus dem Norwegischen wurde durch NORLA finanziell unterstützt.

1. Auflage 2018

Nymphenburger Straße 86
D-80636 München
Tel.: 089 651285-0
Fax: 089 652096

Übersetzung: Michael Baumgartner
Redaktion: Gerdi Killer, bookwise GmbH, München
Umschlaggestaltung: Marc-Torben Fischer, München
Umschlagabbildungen und Fotos im Innenteil: Erlend Haugen
Layout: Bente Cecilie Bergan, Meike Herzog (www.alpsee-design.de)
Satz: Carsten Klein für bookwise GmbH, München

Druck: Firmengruppe APPL, aprinta Druck, Wemding
Printed in Germany

ISBN Print 978-3-7423-0278-6
ISBN E-Book (PDF) 978-3-95971-746-5
ISBN E-Book (EPUB, Mobi) 978-3-95971-747-2

Kristin Granum Rosebø

OUTDOOR TRAINING

Mit über 100 Kraft- und Ausdauerübungen sowie über 20 Trainingsplänen

riva

INHALT

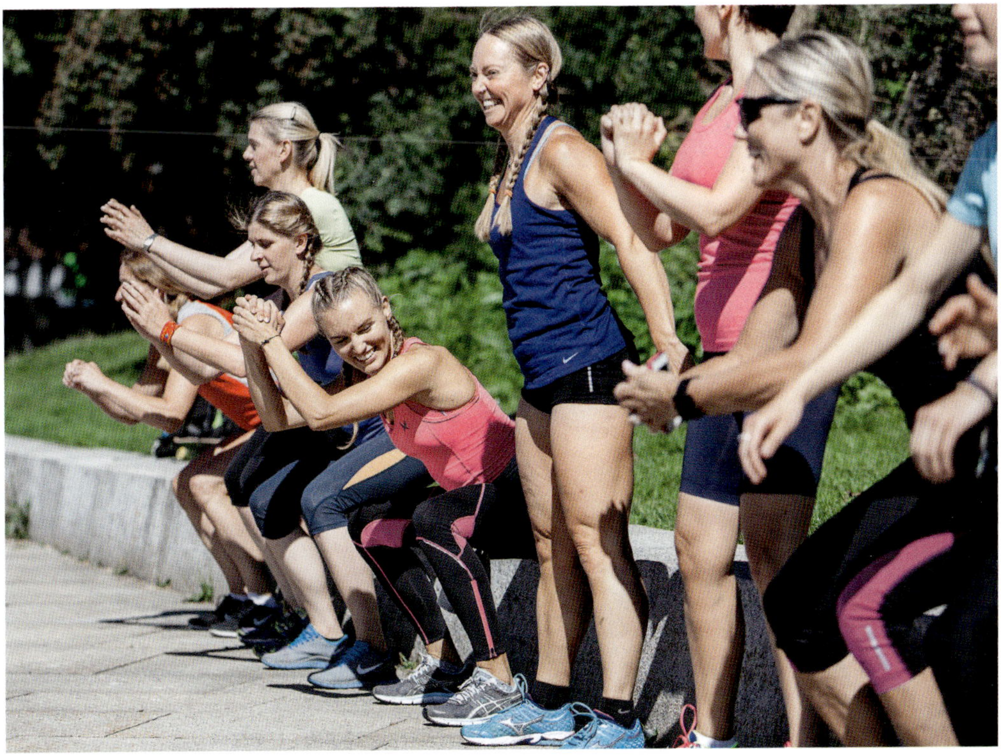

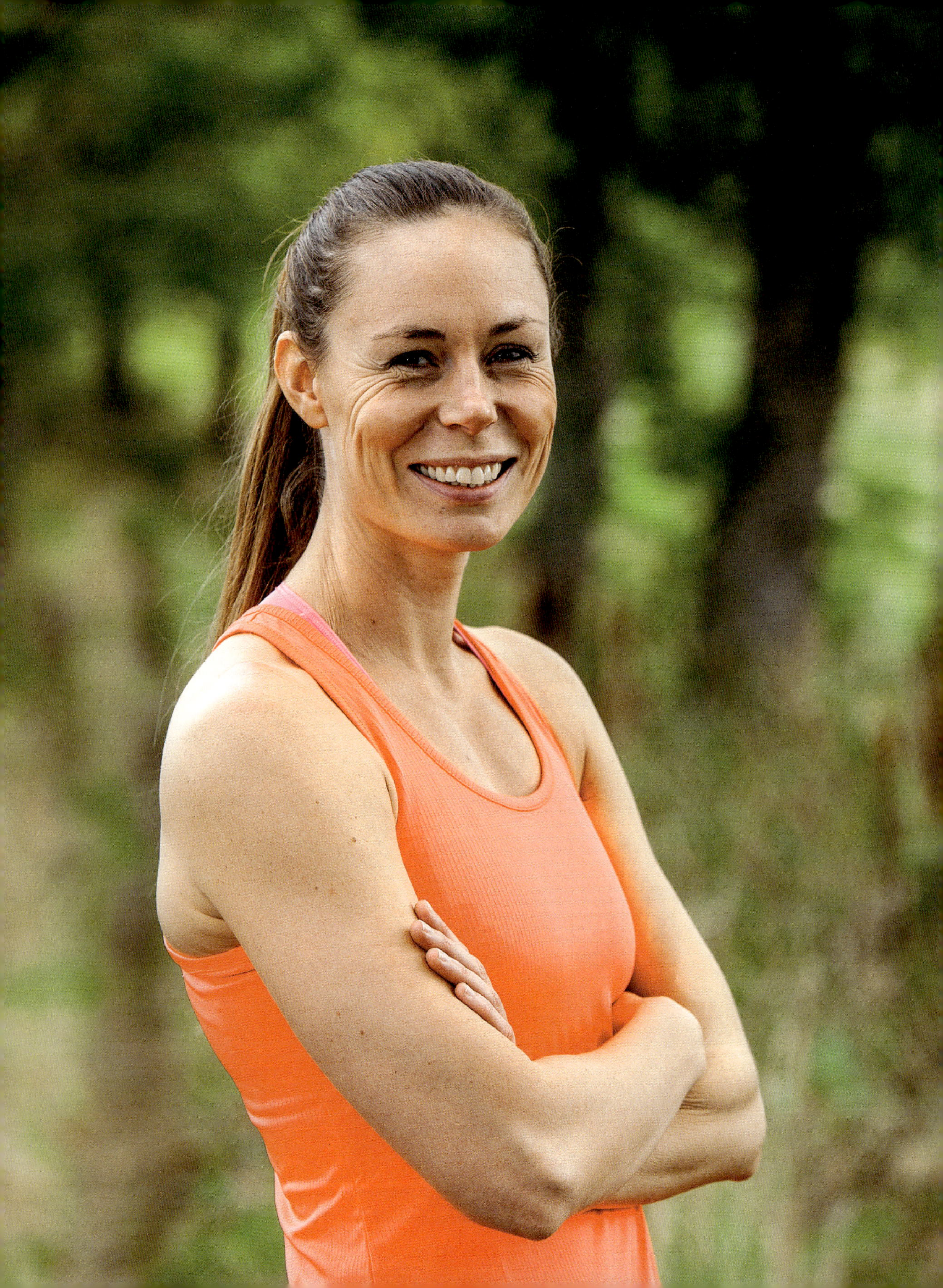

GEH MIT MIR RAUS

Seit ich Anfang der 2000er-Jahre begonnen habe, als Trainerin zu arbeiten, habe ich immer die Leute zum Trainieren mit nach draußen genommen – auch die, mit denen ich als Mitglieder im Fitnessstudio zu tun hatte. Das Training im Studio, besonders an schönen Tagen, ließ mich darüber nachdenken, ob gute Trainingseinheiten nur drinnen möglich waren. Könnte ich den allermeisten nicht auch im Freien ebenso effektive Einheiten anbieten?

Die Antwort lautet Ja! Natürlich kann die Natur dein Fitnessstudio sein, und den meisten Freizeitsportlern bereitet das Trainieren im Freien sogar eine besondere Freude. Auch wenn man in der Stadt lebt, ist der nächste Park mit Bänken, kleinen Mäuerchen und womöglich Hügeln nicht weit – mehr braucht man für eine gute und abwechslungsreiche Trainingseinheit nicht. In letzter Zeit ist das Trainieren im Freien sogar zum Trend geworden, was mich besonders freut. Denn biologisch gesehen, gehören wir hinaus in die Natur. Je mehr Zeit wir drinnen in geschlossenen Räumen und im Sitzen verbringen, desto wichtiger wird es, hinaus ins Freie zu gehen.

Mit diesem Buch möchte ich zeigen, dass Training draußen in der Natur weder kompliziert sein muss noch eine tolle Ausrüstung erfordert. Ein Paar gute Schuhe und wettergerechte Kleidung – schon hat man alles, was man braucht. Ich möchte dich zum Training im Freien mit Abwechslung und Spaß inspirieren und dir zeigen, wie du deinen eigenen Trainingsalltag organisieren kannst und auf deine ganz persönliche Art und Weise Freude an der körperlichen Betätigung draußen findest. Ich bin davon überzeugt, dass du selbst eine gute Trainingseinheit planen und durchführen kannst – und so hoffe ich, dass dir dieses Buch viele tolle Ideen an die Hand gibt. Denn: Es ist so einfach, draußen in der Natur zu trainieren.

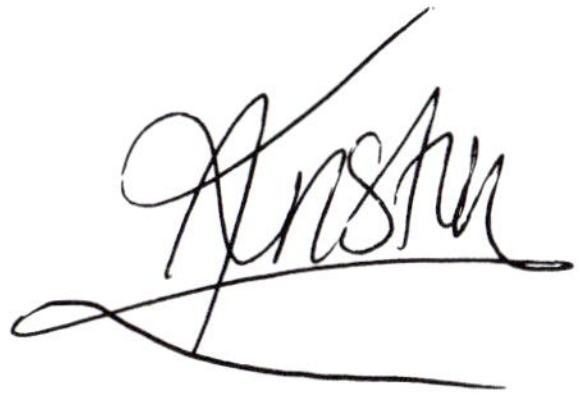

1 EINLEITUNG

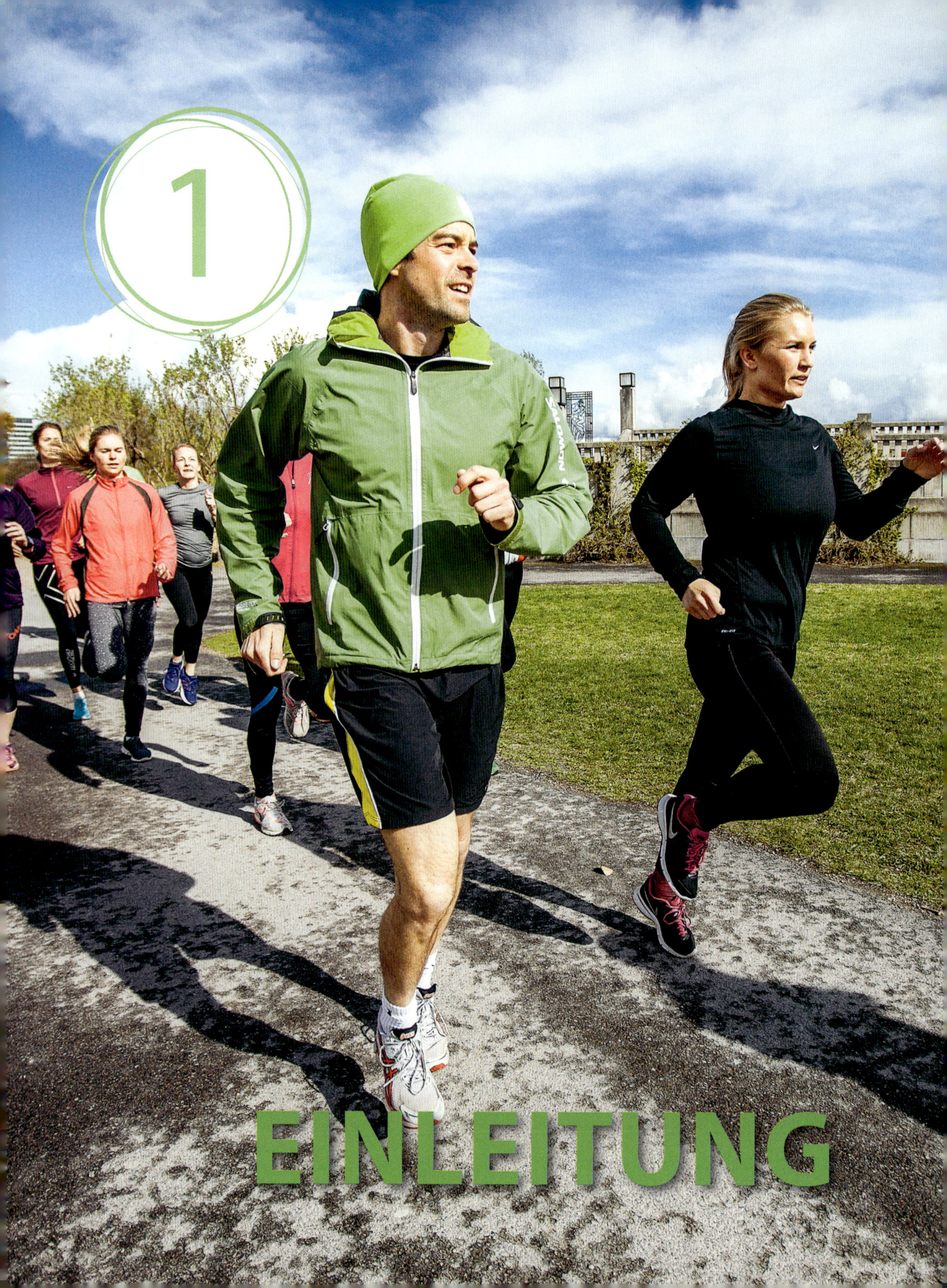

DIE **NATUR** – DEIN FITNESSSTUDIO

In unserem Alltag müssen wir ständig auf dem Laufenden und erreichbar sein. Ist es da nicht herrlich, einfach mal verschwinden zu können, wenn auch nur kurz, und sich auf sich selbst und seine Bedürfnisse zu konzentrieren? Ich glaube an ein Gleichgewicht von Ruhe und körperlicher Aktivität. Wir müssen abschalten, um voll da zu sein, und gleichzeitig brauchen wir Aktivität im Alltag. Daher lautet das Rezept, von dem ich überzeugt bin: die »Pause« für den Kopf mit Bewegung an der frischen Luft kombinieren.

Das Leben in geschlossenen Räumen dominiert unsere Gesellschaft. Mit Ausnahme der überwiegend kurzen Fußwege zum Auto, Bus oder Zug kann es leicht passieren, dass wir eine ganze Woche im Sitzen verbringen, ohne einmal länger draußen an der frischen Luft gewesen zu sein. Wir sind aber für physische Aktivität in der Natur geschaffen. Die Spezies Mensch ist ca. zwei Millionen Jahre alt, und unsere Gene haben sich in den letzten 40 000 Jahren nicht groß verändert. Bis vor Kurzem waren wir auf körperliche Fitness angewiesen, um zu überleben. Der Stress, dem die Urmenschen in der Regel ausgesetzt waren, hielt gewöhnlich nur kurz an und mündete in Flucht oder Handlung. Biologisch gesehen, sind wir nicht dafür geschaffen, längere Zeit in Stresssituationen zu verweilen, wie es heute immer öfter in unserem Alltag der Fall ist, ob beruflich oder privat. Lang andauernder Stress schadet der Gesundheit. Doch der Körper kann besser damit umgehen, wenn er gut in Form ist.

Das Training gleich vor der Tür lässt sich in schier unerschöpflicher Weise variieren, und der gesundheitliche Nutzen ist enorm. Viele Menschen haben meiner Erfahrung nach das Interesse daran verloren, körperlich aktiv zu bleiben, weil es ihnen als zu kompliziert erscheint, oder sie denken, dass es zu viel Planung und Wissen voraussetzt. Meiner Meinung nach soll aber die körperliche Betätigung, die sich auch positiv auf unsere Gesundheit auswirkt, leicht zu verstehen und noch leichter in die Tat umzusetzen sein. Training kann auch ohne schwere Gewichte Spaß machen und effektiv sein – auch für die, die schon fit sind.

Also raus mit dir in die Natur, bring Bewegung und neuen Schwung in dein Leben! Das sportliche Training soll vor allem ein positives Erlebnis sein. Freude am Workout – das kann als gutes Gefühl nach einer Trainingseinheit auftreten. Ich aber möchte, dass viele Trainingseinheiten schon während der Ausführung Spaß bereiten. Wenn man erlebt, dass es gar nicht so schwer ist, sich selbst gute Einheiten zusammenzustellen, dann bereitet auch die Bewegung selbst mehr Vergnügen. Hol dir aus diesem Buch Inspiration und mach die Natur zu deinem Fitnessstudio!

DEIN TRAINING GEHÖRT **DIR**

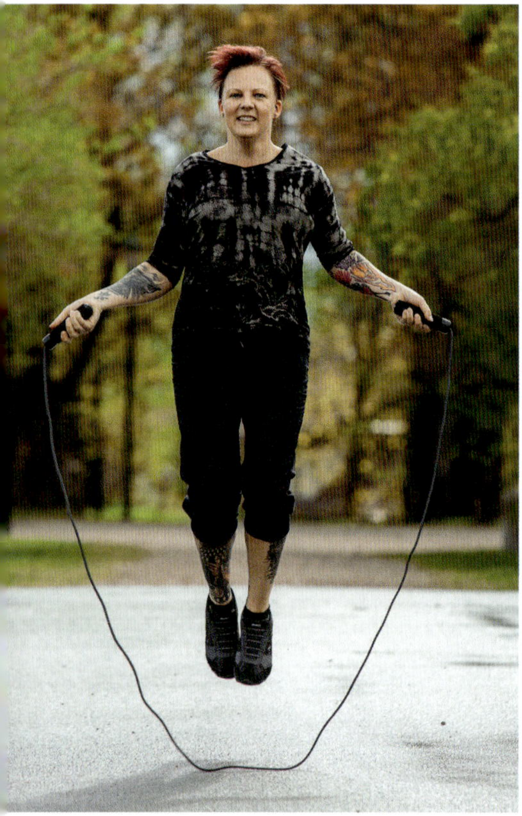

In guter Form zu bleiben setzt voraus, dass man selbst den motivierenden Faktor für das Training findet. Ist der Antrieb stark genug, schaffst du es. Vor dir liegen unendlich viele Möglichkeiten, die weder schwierig noch teuer zu sein brauchen, und du bestimmst über dein eigenes Training. Finde heraus, welche Übungen dir Erfolgserlebnisse und ein gutes Gefühl geben, aber vergiss nicht, dass auch Herausforderungen Spaß machen können, ob allein oder in der Gruppe.

Bleib in der Startphase aber realistisch. Wenn du dir zu hohe Ziele setzt, kann die Enttäuschung groß sein, wenn du sie nicht erreichst. Das beeinflusst die weitere Arbeit negativ. Als häufigsten Fehler beobachte ich, dass viele Freizeitsportler mehr Trainingseinheiten pro Woche planen, als sie realistisch schaffen können. Das funktioniert ein, zwei Wochen lang ganz gut, doch dann werden aus vier Einheiten schnell drei und schließlich zwei. Wenn du nur halb so viel trainierst wie geplant, bekommst du ein schlechtes Gewissen, und das führt wiederum zu Stress, weil du keine Zeit für das Training findest.

Paradoxerweise beschert dir dann die körperliche Bewegung mentalen Stress, wenn du wegen ausgefallener Trainingsstunden ein schlechtes Gewissen bekommst. Aufgrund zweier negativer Gefühle (Stress und schlechtes Gewissen) bringst du dann weder die volle Leistung, noch hast du Freude am Workout. Um das zu vermeiden, solltest du am Anfang eher vorsichtig planen und dich lieber darüber freuen, wenn du eine oder zwei Einheiten mehr als geplant schaffst. So werden positive Erfahrungen rund ums Training gesammelt – und die Chancen steigen, dass daraus etwas Dauerhaftes wird.

EIN **BISSCHEN** IST BESSER ALS GAR NICHTS

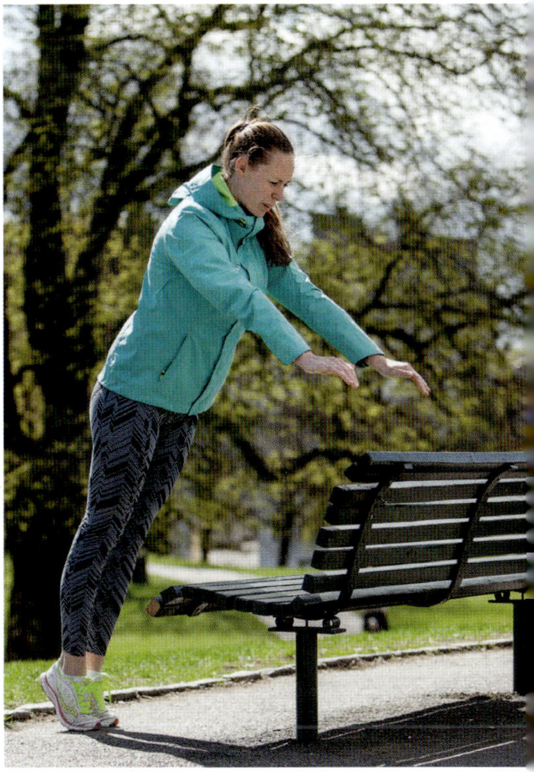

Als Trainerin und Motivatorin ist es mir seit jeher wichtig, das Training so zu vermitteln, dass es rasch zu dem Gefühl »Das kann ich schaffen« führt. Es ist ganz entscheidend, jedem Menschen auf seinem Niveau zu begegnen und dabei auch sensibel auf die Tagesform zu reagieren. Denn diese schwankt bei uns allen. Wenn ich merke, dass die Person, mit der ich trainiere, am Limit ist, ändere ich die geplante Einheit sofort ab. So bleibt danach der positive Eindruck, etwas geschafft zu haben, anstatt Ärger über einen »schlechten Tag«. Man macht leicht den Fehler, eine Einheit als verlorene Zeit zu betrachten, nur weil man nicht alle Ziele erreicht hat. Es ist aber wichtig zu akzeptieren, dass man nicht an allen Tagen genügend überschüssige Energie hat. Daher sollte man sich an schlechten Tagen lieber mit einer »leichteren« Einheit zufriedengeben, anstatt sich über ein misslungenes schweres Workout zu ärgern. Dies sollte man immer im Hinterkopf haben, wenn man auf eigene Faust trainiert, damit die Einheit auch an nicht so starken Tagen als positives Erlebnis abgeschlossen werden kann. Denk daran: Ein bisschen ist besser als gar nichts. Sei zufrieden, dass du etwas gemacht hast; das ist zufriedenstellender als eine geplante Einheit ausfallen zu lassen!

Wenn du die Programme aus diesem Buch ausprobierst, kannst du ruhig die eine oder andere Übung überspringen – nützlich sind sie trotzdem!

Dieses Buch soll auch zu einem aktiveren Alltag inspirieren – das brauchen wir am nötigsten. Ich hoffe, dass ich dir auf den folgenden Seiten zeigen kann, wie du mehr Bewegung in dein Leben bringst.

DIE **GUTEN** TAGE

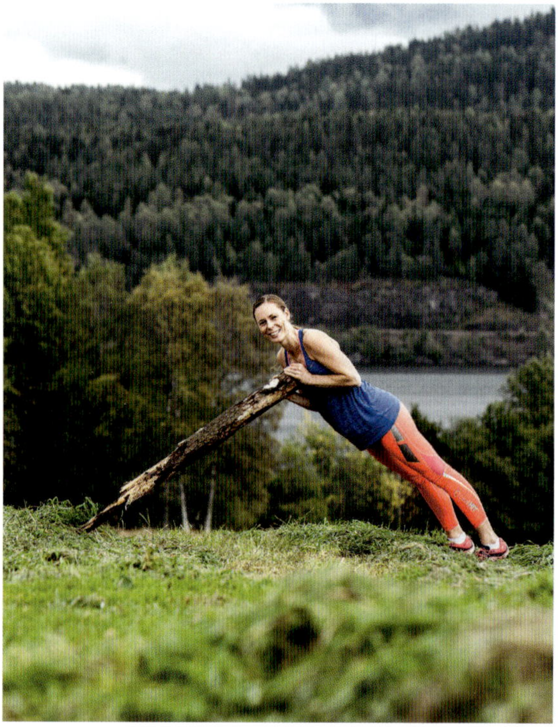

Es ist wichtig, die guten Tage zu nutzen: Verausgabe dich, wenn du merkst, dass du gut drauf bist; schaffe dir Erfolgserlebnisse, indem du dich weiter antreibst – mach dann einfach mehr Wiederholungen oder Runden. Die Fähigkeit, sich verausgaben zu können, lässt sich trainieren. Man muss einfach üben, sich selbst anzutreiben. Jeder Mensch ist anders, und was für den einen schmerzhaft ist, motiviert den anderen. So mancher wird nach einer Phase mit härterem Training Erschöpfung und schmerzende Muskeln als etwas Positives empfinden, doch dafür braucht es Willen und Konsequenz. Man muss daran glauben, dass das Training und die Anstrengung zu positiven Ergebnissen führen.

Eine identische Einheit kann der eine als gemäßigt und machbar, der andere aber als intensiv und zu anstrengend empfinden. Das hängt natürlich mit der Trainingsform zusammen, aber auch mit den Genen. Einige sind ausdauernder, andere bauen schneller Muskeln auf. Vergleiche dich also nicht mit anderen, aber trainiert ruhig zusammen und treibt euch gegenseitig an! Den meisten fällt es leichter, sich zu verausgaben, wenn sie mit einer Trainingsform oder Übung vertraut sind. Hab am Anfang also etwas Geduld und gib nicht gleich auf. Engagiere dich an guten Tagen bewusst noch etwas stärker.

SO GESTALTEST DU DEINE **TRAININGSEINHEITEN**

Viele denken, ein Trainingsprogramm muss man auf Punkt und Komma befolgen. Auch wenn ich am Ende jedes Kapitels einen konkreten Vorschlag für ein Workout mache, möchte ich dir viel Freiheit bei der eigenen Gestaltung lassen. In diesem Kapitel zeige ich dir, wie man eine Trainingseinheit aus mehreren verschiedenen Übungen zusammensetzt. Die Tabelle auf Seite 16 gibt dir eine Übersicht.

WIEDERHOLUNGEN

Die üblichste Form des Krafttrainings besteht darin, Wiederholungen zu zählen. Dabei gilt, dass höhere Gewichte, mit weniger Wiederholungen bewegt, zu einem stärkeren Kraftzuwachs führen. Ich würde dir allerdings empfehlen, erst eine Weile zu trainieren und in der technischen Ausführung sicherer zu werden, bevor du die Belastung deutlich erhöhst. Für die Anzahl der Wiederholungen gilt die Faustregel, dass die letzte Wiederholung ziemlich schwerfallen sollte.

Wenn du viele Wiederholungen (z. B. 15 bis 20) mit eher niedriger Belastung machst, empfehle ich dir 30 bis 60 Sekunden Pause nach einem Satz. Machst du schwerere Übungen, bei denen du nur wenige Wiederholungen schaffst (z. B. 4 bis 6), brauchst du nach dem Satz etwa 1 bis 2 Minuten Pause. Rund um das Thema Belastung, Wiederholungen und Pause gibt es viele Theorien. Ich empfehle dir, ein bisschen zu experimentieren und dann das zu machen, was sich für dich persönlich richtig und gut anfühlt.

ZWEI KOMBINIERTE ÜBUNGEN (Supersatz)

Wenn du zwei Übungen zusammensetzt und zwischen ihnen wechselst, spricht man im Krafttraining von einem Supersatz. Du führst die gewünschte Anzahl Wiederholungen der einen Übung durch und gehst direkt zur nächsten über (oder machst eine kurze Pause, wenn du sie brauchst). Auf diese Weise kannst du die Trainingszeit halbieren! Indem du die Pausen verkürzt und das Training intensivierst, erhöhst du den Sauerstoffbedarf der Muskulatur. Damit wird der Puls erhöht, was wiederum zu mehr Fettverbrennung führt.

Wenn du Übungen für zwei verschiedene Muskelgruppen kombinierst, z. B. Rudern (Rücken) und Sit-ups (Bauch), brauchst du kürzere Pausen, als wenn du zwei Übungen für dieselbe Muskelgruppe absolvierst, z. B. Kniebeugen und Ausfallschritte. Die Größe der Muskelgruppe spielt auch eine Rolle, denn größere Muskelgruppen brauchen längere Pausen. Probiere es aus! Wiederhole die beiden Übungen 3- oder 4-mal, bevor du zwei neue dazukombinierst. Ich selbst trainiere oft Supersätze oder sogar Dreier-Sätze, bei denen drei Übungen kombiniert werden.

Zirkeltraining

Beim Zirkeltraining werden mehrere Übungen in einer bestimmten Reihenfolge kombiniert. Man macht kurze oder keine Pausen, und die Abfolge der Übungen wird mehrmals wiederholt. Aufgrund der kurzen Pausen und des hohem Tempos ist das eine zeitsparende, aber sehr effektive Trainingsmethode.

Wähle die Übungen aus, die du an dem Tag machen möchtest. Leg die Zahl der Wiederholungen für jede Übung fest. Ob du eine kurze Pause nach jeder Übung oder eine längere nach der ganzen Sequenz brauchst, entscheidest du selbst. Wiederhole alle Übungen 3- bis 4-mal.

STOPPE DIE ZEIT

Viele empfinden ihre Trainingseinheit als effizienter, wenn sie ihre Zeit stoppen (da der Zeitraum für die Durchführung begrenzt ist). Die Herausforderung besteht darin, dass manche Übungen einem innerhalb einer bestimmten Zeit sehr leichtfallen, während andere besonders schwer sind. Ich betone noch einmal: Das ist deine Trainingseinheit. Das Gute am Training auf Zeit ist, dass man so viel macht, wie man in einem vorgegebenen Zeitraum schafft. Bist du erschöpft, bevor die Zeit um ist, lockerst du die beanspruchte Muskulatur 5 bis 10 Sekunden, versuchst dann eine weitere Wiederholung und machst weiter, bis die Zeit abgelaufen ist. So treibst du dich selbst sehr effektiv an. Wenn du neue Übungen machst, reichen zunächst 25 bis 30 Sekunden. Später kannst du die Zeit bis auf eine Minute verlängern.

Wenn du nur eine Übung auf einmal machst, ist es zu Beginn ganz normal, dass die Pausenzeit in etwa so lang ist wie die Belastungszeit, damit sich die Muskulatur ausruhen kann, bevor es weitergeht. Ein guter Start sind z. B. 30 Sekunden Belastung und 30 Sekunden Pause. Nach und nach kannst du die Belastungszeit verlängern und die Ruhezeit verkürzen. Wenn du ganz neu mit dem Training anfängst oder das letzte Krafttraining eine Weile her ist, solltest du in den ersten Einheiten immer nur eine Übung auf einmal machen. Nimm dir also Zeit, bis du alle Übungen sicher beherrschst, bevor du das Tempo erhöhst.

TABATA

Tabata wurde von dem japanischen Professor Izumi Tabata entwickelt, der in den 1990er-Jahren Eisschnellläufer für die Olympischen Spiele trainierte. Seine Trainingsform erwies sich als äußerst effektiv, sowohl für die Kondition als auch für die Kraft. Das Prinzip besteht darin, eine Übung 20 Sekunden zu absolvieren, gefolgt von 10 Sekunden Pause. Das Ganze wird achtmal wiederholt, sodass man insgesamt auf 4 Minuten kommt. Das ist eine sehr harte und anstrengende Einheit, aber da sie schnell geht, finden die meisten sie machbar. Ich benutze das Tabata-Prinzip gern bei Übungen, die den Puls hochtreiben, wie z. B. Burpees, Berglauf oder Strecksprung. So kann man einfach eine kleine Intervalleinheit machen.

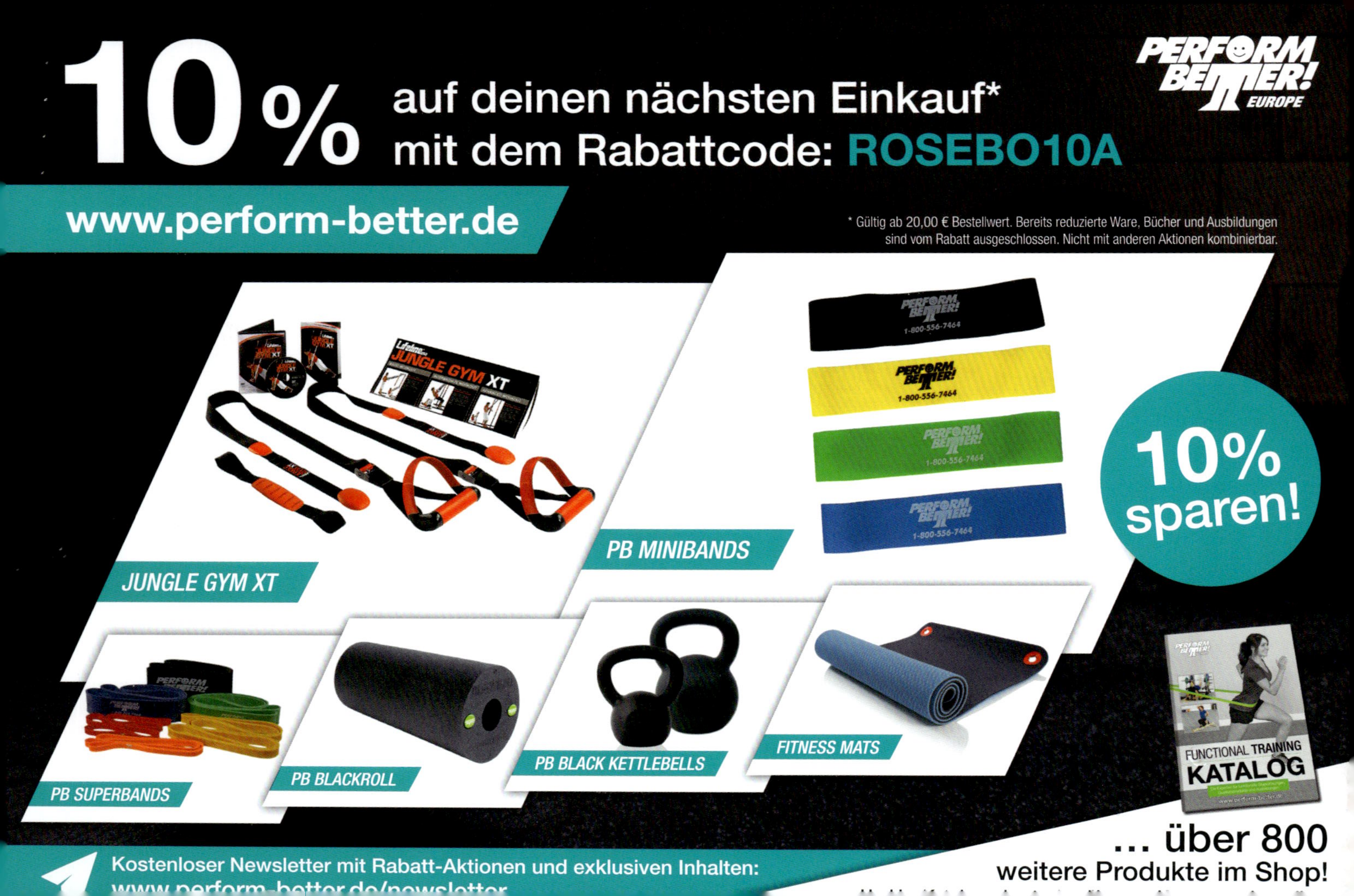

ZWEI KOMBINIERTE ÜBUNGEN

Wenn zwei Übungen dieselbe Muskelgruppe beanspruchen, empfehle ich eine kurze Ruhezeit zwischen den Belastungsperioden. Wenn du aber z. B. Ausfallschritte (Beine) und Klimmzüge (Rücken) verbindest, kannst du direkt von der einen zur anderen Übung wechseln. Hier ist es deine Kondition, die bestimmt, wie effektiv diese Trainingsform ist. Probiere es aus!

Zirkeltraining

Das Prinzip ist hier genau dasselbe wie bei den Wiederholungen. Du kannst selbst wählen, ob du nach 30 bis 60 Sekunden Belastung direkt zur nächsten Übung übergehst, oder ob du zwischen den Übungen 15 bis 30 Sekunden Pause einlegst. Jedenfalls kann ich garantieren, dass du bald leichter zwischen den Übungen wechseln kannst, wenn du regelmäßig auf diese Weise trainierst.

Die Stoppuhr hilft dabei, die Einheit effektiv zu machen, und sie empfiehlt sich bei knapper Trainingszeit. Wenn du mal nur 15 Minuten hast, kannst du beispielsweise eine gute Einheit für die Beine zusammenstellen. Kombiniere fünf verschiedene Beinübungen zu einem Zirkeltraining mit 40 Sekunden pro Übung und 20 Sekunden Pause. Das wiederholst du 3-mal, und schon hast du eine Supereinheit in knapper Zeit.

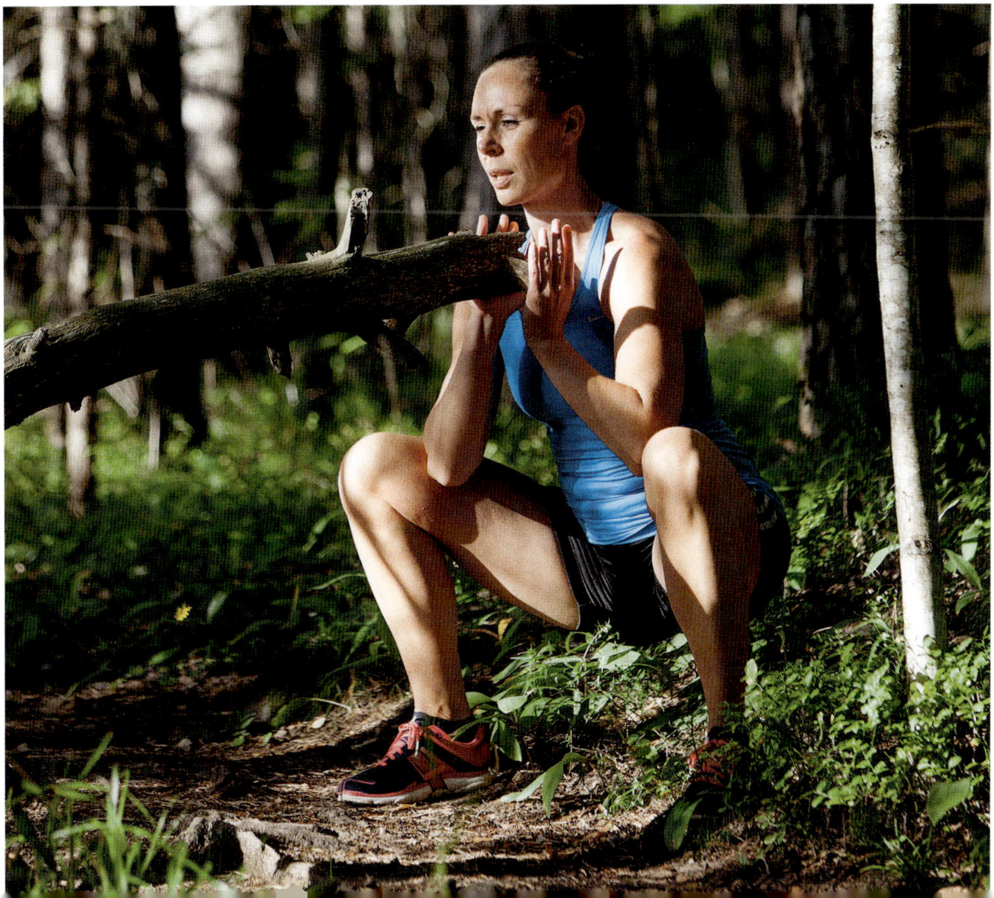

SO GESTALTEST DU TRAININGSEINHEITEN

	Eine Übung pro Durchgang	**Zwei kombinierte Übungen**	**Zirkeltraining**
Wiederholungen	Wiederhole die Übung x-mal. Pausiere kurz. Absolviere dieselbe Übung 3- bis 4-mal.	Wähle zwei Übungen aus. Wiederhole die eine Übung x-mal. Pausiere kurz oder geh sofort zur nächsten Übung weiter und wiederhole diese x-mal. Geh wieder zur ersten Übung. Absolviere die beiden Übungen 3- bis 4-mal.	Wähle die Übungen aus, die du machen möchtest. Entscheide, wie viele Wiederholungen du von jeder Übung ausführen möchtest und ob du zwischen den Übungen pausieren willst. Wiederhole den ganzen Zirkel, sooft du möchtest.
Stoppe die Zeit	Absolviere die Übung x Sekunden lang. Pausiere x Sekunden. Wiederhole das Ganze 3- bis 4-mal.	Wähle zwei Übungen aus. Absolviere die eine Übung x Sekunden lang. Pausiere kurz oder geh sofort zur nächsten Übung weiter und führe sie ebenso lange durch. Absolviere die beiden Übungen 3- bis 4-mal.	Wähle die Übungen aus, die du ausführen möchtest. Absolviere jede Übung x Sekunden lang. Pausiere kurz oder geh direkt zur nächsten Übung. Führe alle Übungen nacheinander durch Wiederhole den ganzen Zirkel, sooft du möchtest.

JETZT **BIST DU** DRAN

Das Wichtigste ist, eine Übung abzubrechen, wenn man merkt, dass die Technik schlecht wird, oder wenn man zu »schummeln« beginnt. Wenn du eine Übung noch nicht ganz schaffst, nimm andere Übungen, die dieselbe Muskelgruppe trainieren, und versuch es nach ein paar Wochen noch einmal.

Jetzt bist du mit dem Training dran. In den ersten Kapiteln schließe ich jedes Kapitel mit den Trainingsprogrammen ab, die gut für den Start geeignet sind. Wenn du bereit bist, kannst du diese durch Übungen aus allen Kapiteln ergänzen oder ersetzen. Ich werde viele gute Übungen sowohl für das Kraft- als auch für das Konditionstraining vorstellen und auch zeigen, wie man sie nach und nach schwerer und herausfordernder macht.

Vergiss nicht, dass der Trainingseffekt vorübergehend ist. Wenn man beginnt zu trainieren, sollte man sich auf eine lebenslange Veränderung einstellen. Viele glauben, dass man knochenhart trainieren muss, um besser in Form zu kommen. Tatsächlich braucht es nicht so viel, damit die Gesundheit enorm profitiert. Ich glaube an das Einfache – die Bewegungen, für die wir geschaffen sind. Man kann allerdings durch eine höhere Qualität der Trainingseinheiten raschere und bessere Resultate erzielen. Wenn man gut werden will, müssen die Einheiten hohe Qualität haben.

HINWEIS: Technik geht vor Tempo! Bist du bei der Technik unsicher, frag nach fachkundigem Rat.

Experimentiere ruhig. Denk daran, dass du selbst deine Einheiten bestimmst und dass du Übungen aus einem Programm durch solche aus anderen Kapiteln ersetzen kannst. Du allein bestimmst auch, ob du eine Übung auslässt oder, noch besser, zwei oder drei dazunimmst! Das Wichtigste ist, dass du etwas ausprobierst und die Trainingsform findest, die dir passt.

Am Ende jedes Kapitels findet sich eine Zusammenfassung der Übungen, die du einfach mit dem Handy fotografieren und so überallhin mitnehmen kannst. Ich gebe auch Tipps zur Zusammensetzung einer Einheit aus den Übungen des Kapitels.

Definition »physische Aktivität«

»Jede Körperbewegung, die durch die Skelettmuskulatur erzeugt wird und zu einem beträchtlichen Anstieg des Energieverbrauchs führt.«

Definition »Training«

»Geplante, strukturierte und wiederholte Körperbewegungen mit dem Zweck, eine oder mehrere Komponenten körperlicher Verfassung zu verbessern oder zu erhalten.«

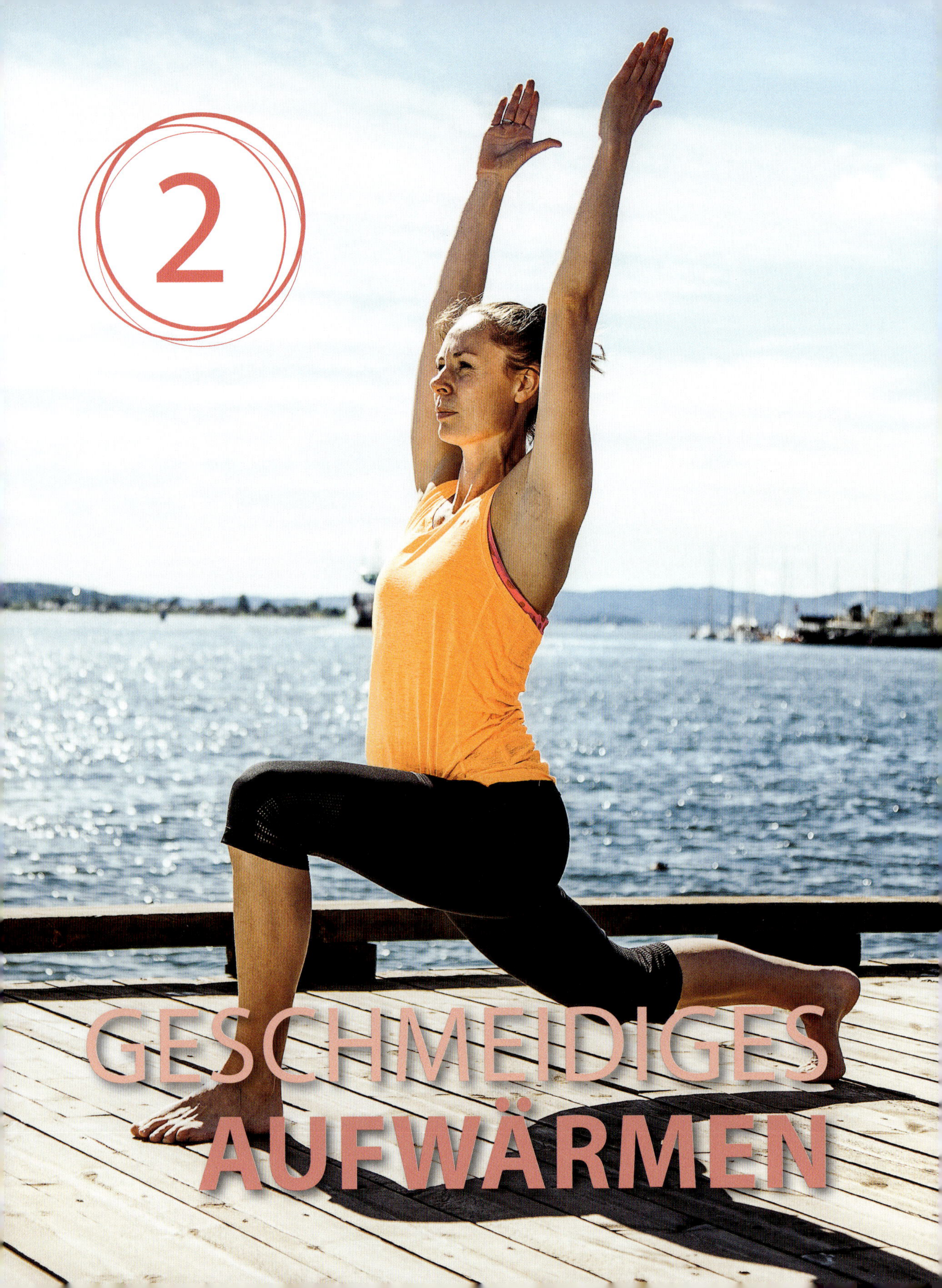

2 GESCHMEIDIGES AUFWÄRMEN

Übungen zum Aufwärmen bereiten den Körper auf die kommende Trainingseinheit vor und verringern die Verletzungsgefahr. Muskeln und Sehnen werden geschmeidiger, und der Körper kann flexiblere Bewegungen ausführen, wodurch sich Technik und Trainingseffekt verbessern. Je intensiver das Workout ausfällt, desto wichtiger ist das Aufwärmen. Ein ausreichender Bewegungsradius der Gelenke ist eine Voraussetzung dafür, dass man die richtige Technik für eine saubere Übungsausführung erlernen kann. Bewegliche Gelenke sind in vielen Sportarten wichtig – auch für das Fitnesstraining.

Statische Beweglichkeit *wird definiert als die maximale Beweglichkeit eines Gelenks oder einer Gelenkreihe. Die erreichte Position muss man halten können.*
Dynamische Beweglichkeit *wird definiert als die Fähigkeit, bei physischer Aktivität einen bestimmten Bewegungsradius ausführen zu können. Das Gelenk erreicht einen äußersten Beweglichkeitsgrad, ohne dass dieser gehalten wird.*

In diesem Kapitel stelle ich einige Aufwärmübungen vor, die mehrere Muskelgruppen gleichzeitig aktivieren und nebenbei die Beweglichkeit fördern. Die Übungen werden dich aufwärmen, indem du sie dynamisch ausführst. Durch beweglichere Gelenke erreichst du auch einen höheren Trainingseffekt. Ich möchte aber auch zeigen, dass es mehrere Arten des Aufwärmens gibt. Wenn du die Übungen statisch ausführst, also den größtmöglichen Bewegungsradius einige Sekunden lang hältst, wirst du insgesamt flexibler und beweglicher werden. Allerdings musst du diese statischen Übungen unbedingt ruhig und kontrolliert ausführen.

FROSCH

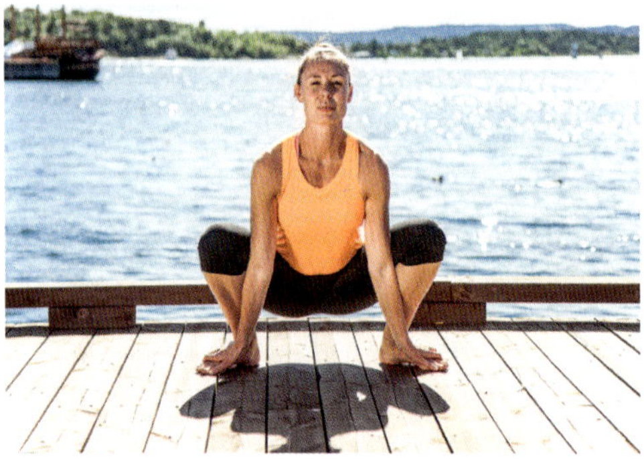
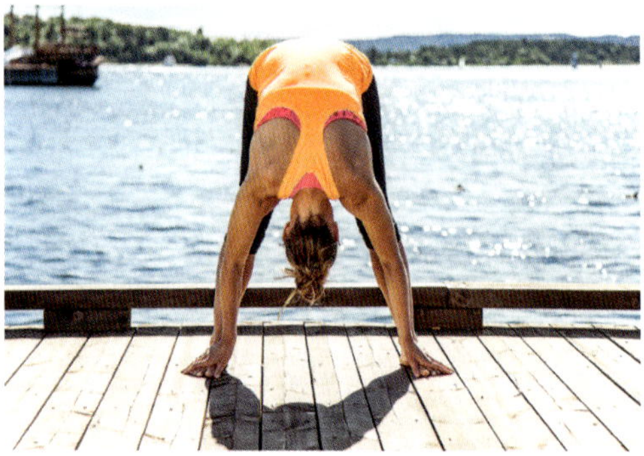

Geh aus dem mehr als schulterbreiten Stand so tief wie möglich in die Hocke und leg die Hände auf die Füße. Presse die Ellbogen von innen gegen die Schenkel, um die Hüften zu öffnen. Heb die Brust an und zieh die Schultern so weit wie möglich zurück. Heb das Gesäß an und streck die Kniegelenke so weit wie möglich, ohne dabei die Füße loszulassen. Wechsle zwischen den Positionen hin und her.

FINGER AN DIE ZEHEN

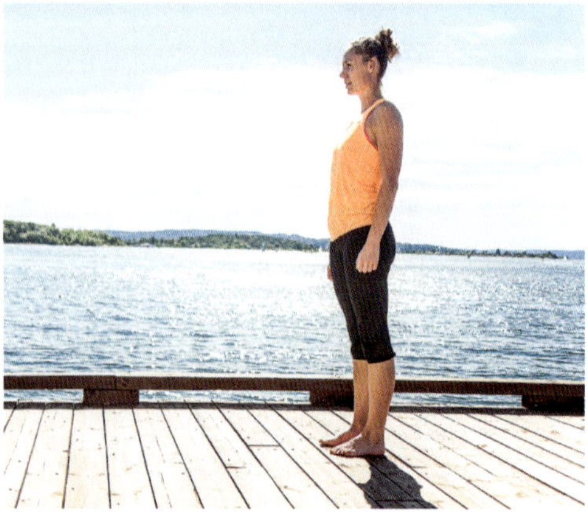
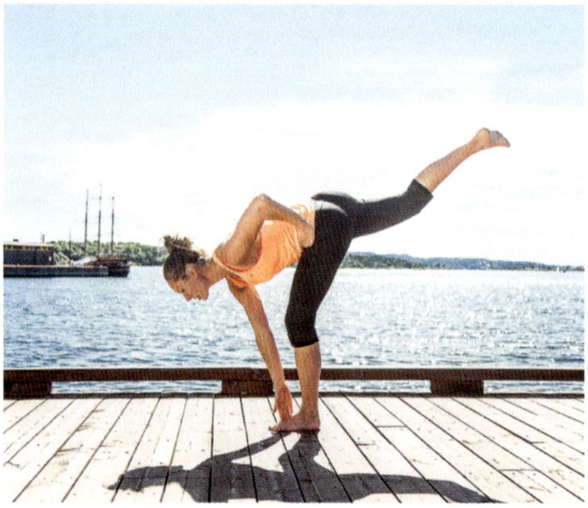

Stell dich aufrecht hin und zieh die Schultern zurück. Streck das rechte Bein nach hinten, während das linke Knie leicht angewinkelt ist. Führe die rechte Hand zum linken Fuß oder Schienbein; dabei konzentrierst du dich auf den linken Oberschenkel, der an der Rückseite leicht gespannt sein sollte. Achte auf einen geraden Rücken. Richte dich wieder auf, bevor du die Übung auf der anderen Seite wiederholst.

BERGSTEIGER

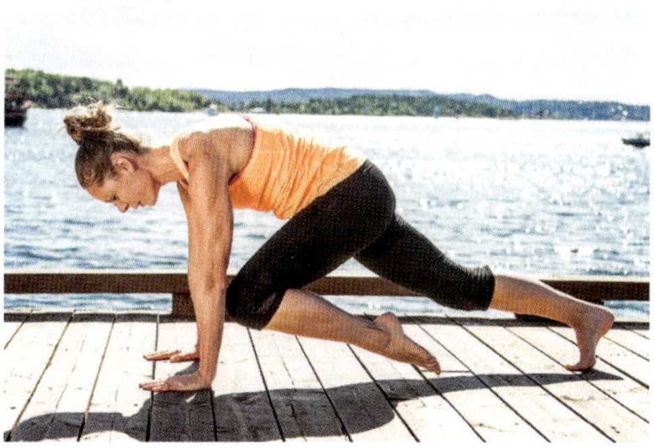
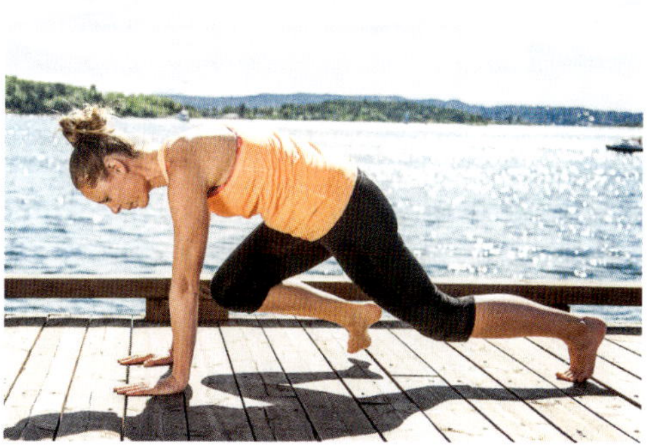

Geh in die Ausgangsposition des Liegestützes und stütz dich auf Hände und Zehen. Zieh die Knie abwechselnd nach vorn zu einem Ellbogen, entweder zu dem derselben Körperseite oder zum anderen. Führe die Züge rasch, aber kontrolliert aus und spann dabei deine Bauchmuskeln an.

KATZENBUCKEL – PFERDERÜCKEN

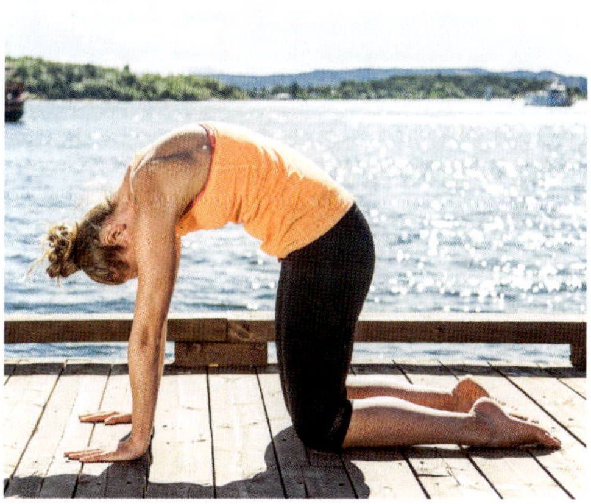
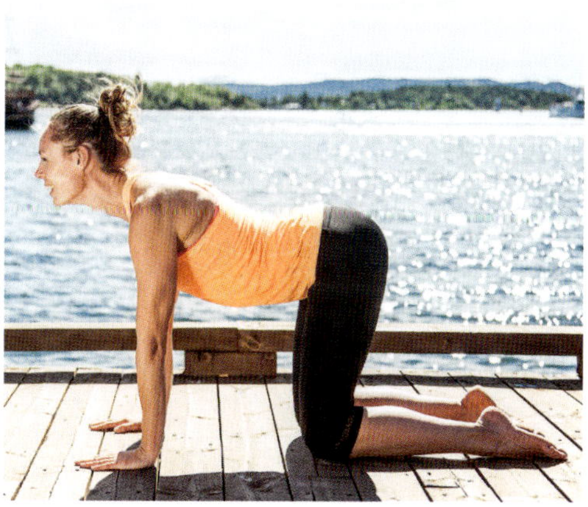

Geh in den Vierfüßlerstand. Mach einen Buckel, indem du die Hände in den Boden drückst, den Kopf in Richtung Beine drehst und auf den Bauch schaust. Halte die Position ein, zwei Sekunden lang. Senk dann die Brust und die Schultern nach unten und hinten. Führe den Kopf nach oben und schau nach vorn. Der Bewegungsablauf soll ruhig und gleichmäßig erfolgen, aber mit der ganzen Wirbelsäule ausgeführt werden.

STERNDREHUNG

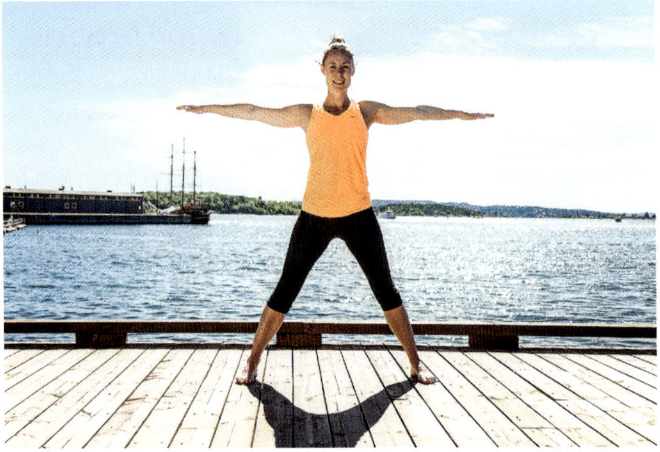

Beginne in der Sternposition. Stell dich aufrecht hin, spreiz die Beine mehr als schulterbreit und streck die Arme auf Höhe der Schultern zur Seite aus. Die Arme hältst du während der gesamten Übung hindurch gestreckt.

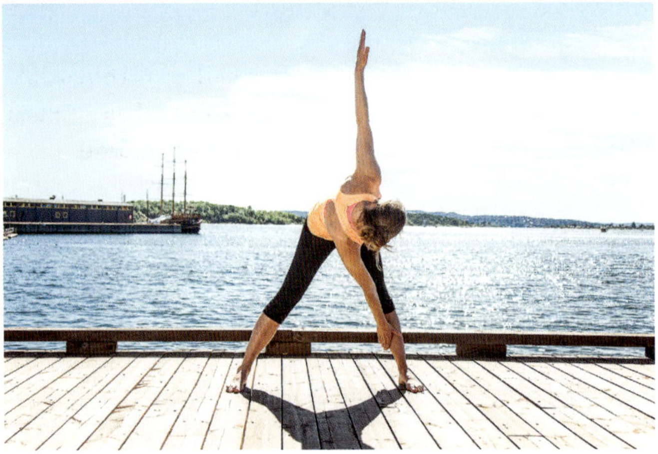

Dreh den Oberkörper nach links unten und führe den rechten Arm zum linken Schienbein oder Fuß. Schau dabei deiner linken Hand nach. Kehr zurück in die Ausgangsposition.

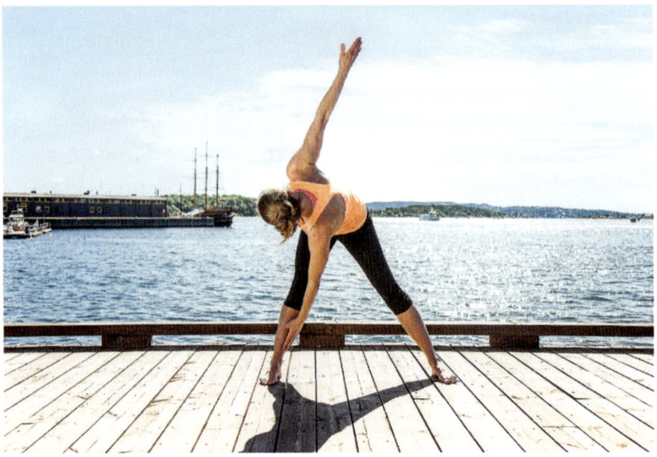

Wiederhole die Bewegung auf der anderen Seite.

TIEFER AUSFALLSCHRITT

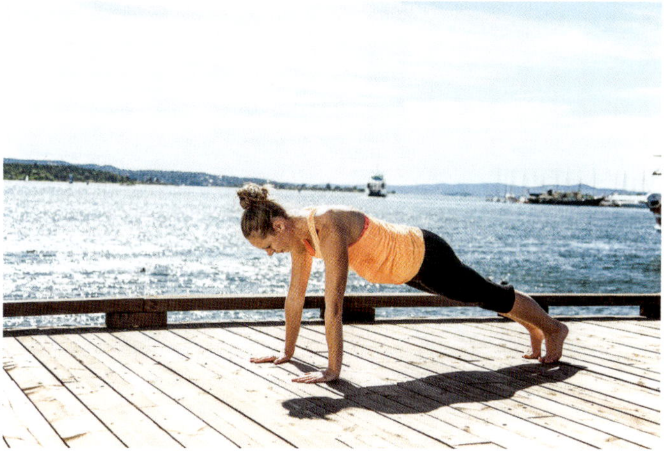

Geh in die Ausgangsposition des Liegestützes und stütz dich auf Hände und Zehen.

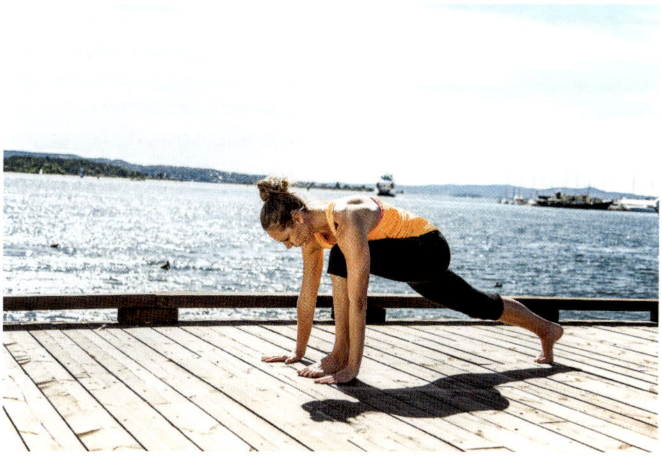

Führe ein Bein nach vorn und stell den Fuß neben die Hand derselben Körperseite.

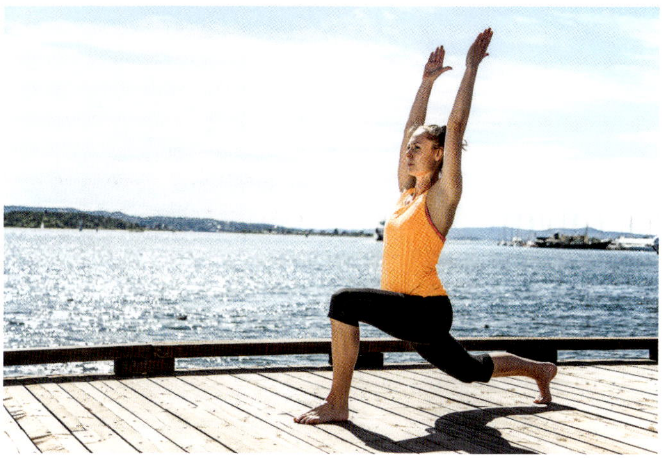

Richte den Oberkörper auf und streck die Arme gerade nach oben. Senk dabei das hintere Knie ab und schieb die Hüften vor. Bring dann wieder die Hände zum Boden und stell das Bein nach hinten, bevor du die Übung auf der anderen Seite wiederholst.

BRETT MIT DREHUNG

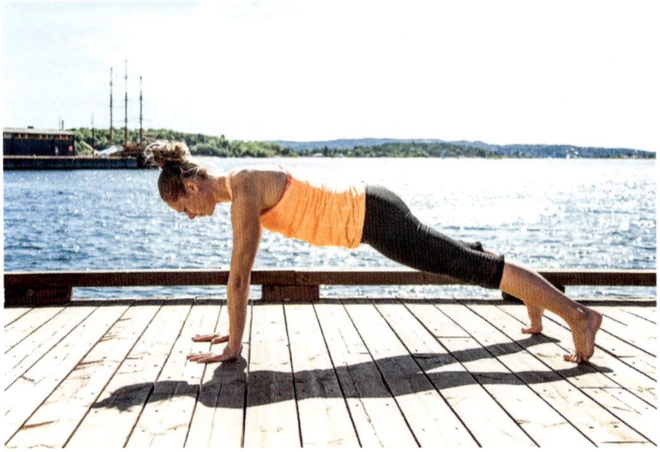

Geh in die Ausgangsposition des Liegestützes und stütz dich auf Hände und Zehen.

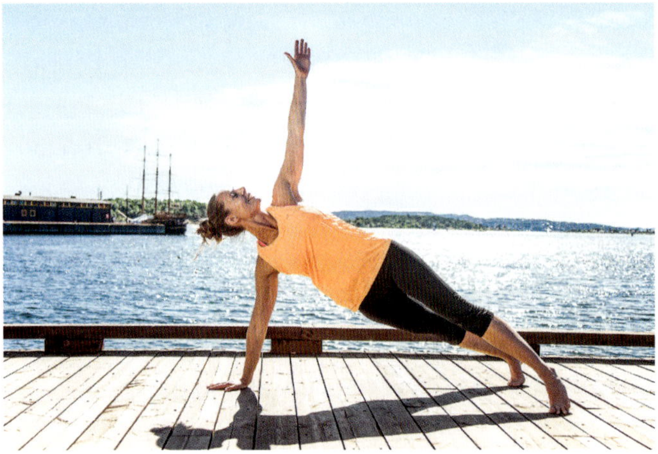

Dreh dich zu einer Seite auf und streck einen Arm gerade nach oben. Dreh auch den Kopf zum oberen Arm und folge deiner Hand mit dem Blick.

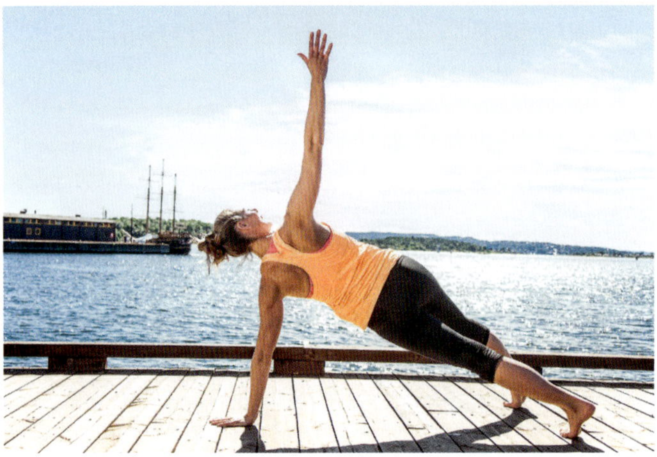

Kehr zurück in die Ausgangsposition und wiederhole die Drehung auf der anderen Seite.

AUSFALLSCHRITT MIT DREHUNG

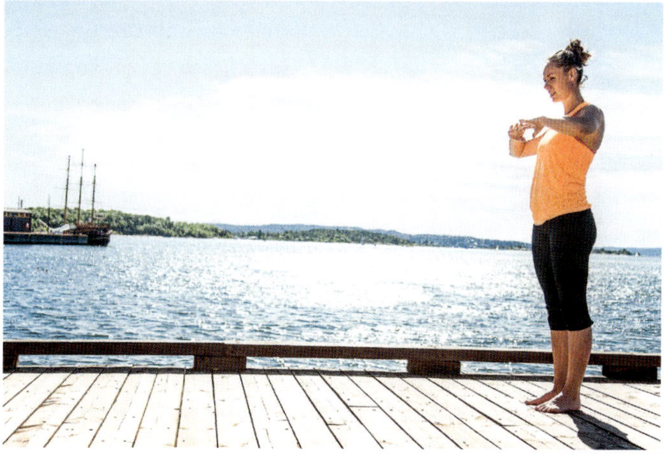

Stell dich aufrecht hin und führe die Hände vor der Brust zusammen, um die Drehung zu kontrollieren.

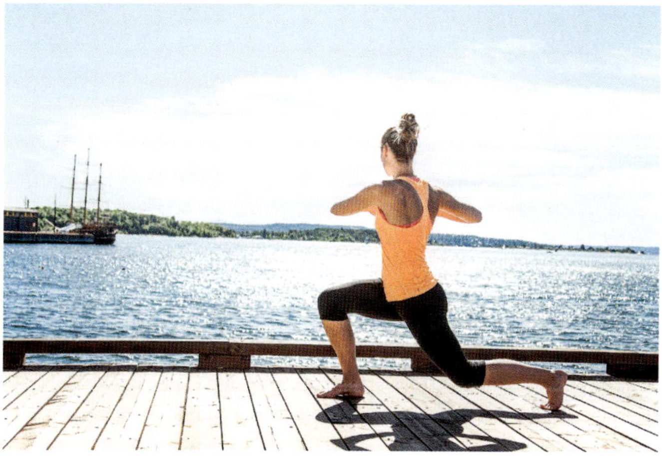

Geh mit dem rechten Bein einen Ausfallschritt nach vorn und dreh den Oberkörper über das vordere Knie nach rechts. Halte die Arme dabei auf Brusthöhe.

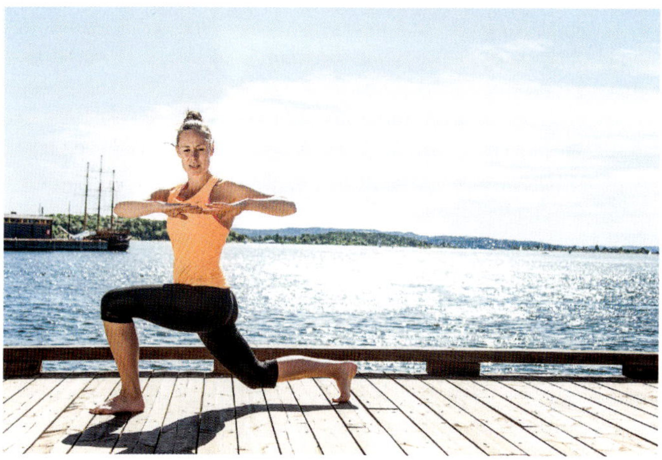

Schließ gleich einen weiteren Ausfallschritt nach vorn mit dem linken Bein an und dreh dabei den Oberkörper nach links.

SPINNE

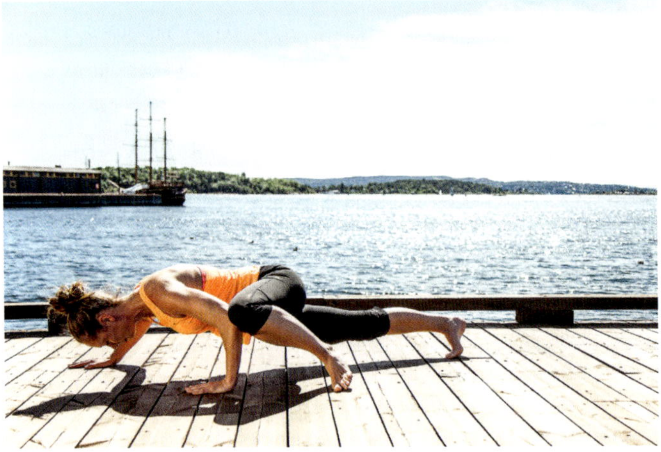

In der Ausgangsposition sind der rechte Arm und das rechte Bein gestreckt und Knie und Ellbogen links berühren sich. Der Rücken ist gerade, die Bauchmuskeln sind angespannt.

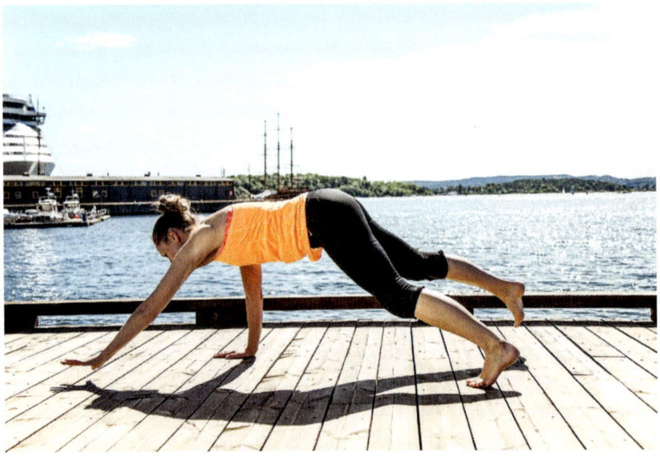

Mit der linken Hand weit nach vorn greifen. Der linke Fuß und der rechte Arm bleiben in Position, dabei streckt sich das linke Bein. Das rechte Knie wird nach vorn gezogen.

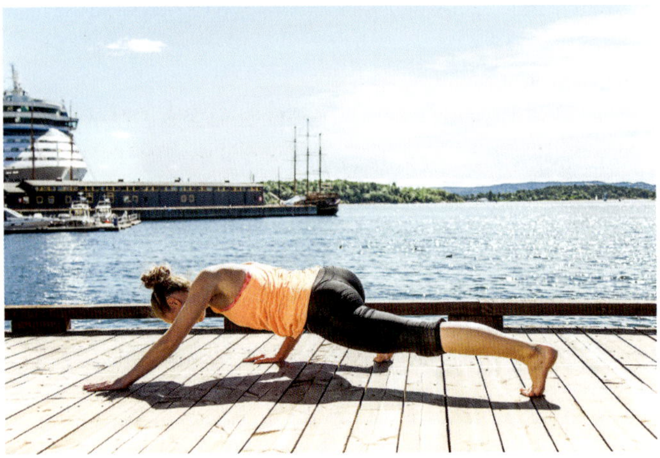

Beug den rechten Ellbogen und führe das rechte Knie zur Innenseite des Ellbogens.

HAND DIAGONAL ZUM FUSS

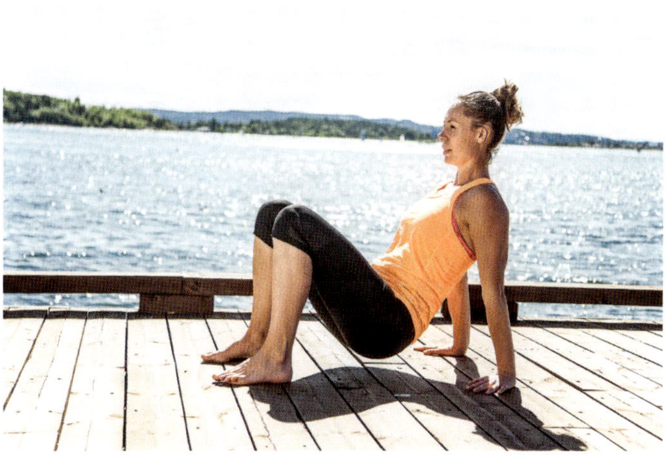

Stütz dich rücklings auf Hände und Füße, das Gesäß ist die ganze Übung hindurch angehoben. Spann die Bauchmuskeln an und zieh die Schultern zurück.

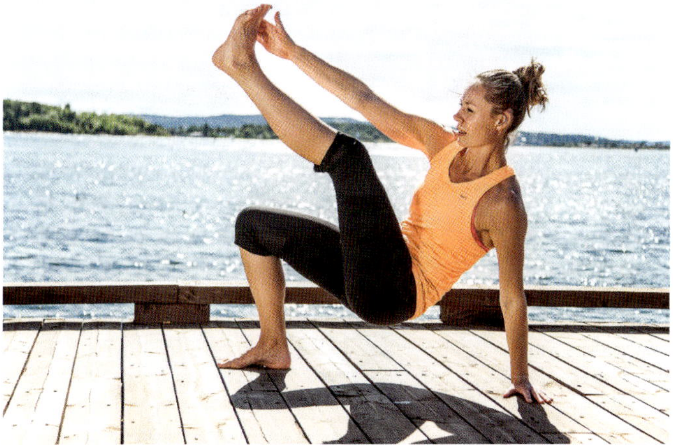

Heb das linke Bein und führe die rechte Hand zum linken Fuß oder Schienbein. Das Gesäß ist dabei möglichst hoch angehoben.

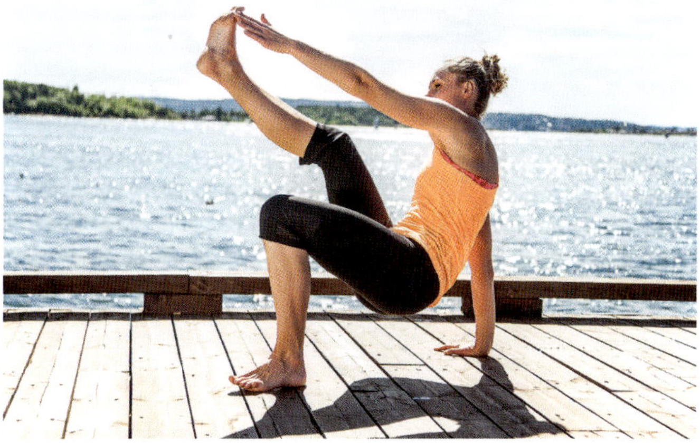

Geh zurück in die Ausgangsposition und wiederhole die Übung auf der anderen Seite.

RAUPE

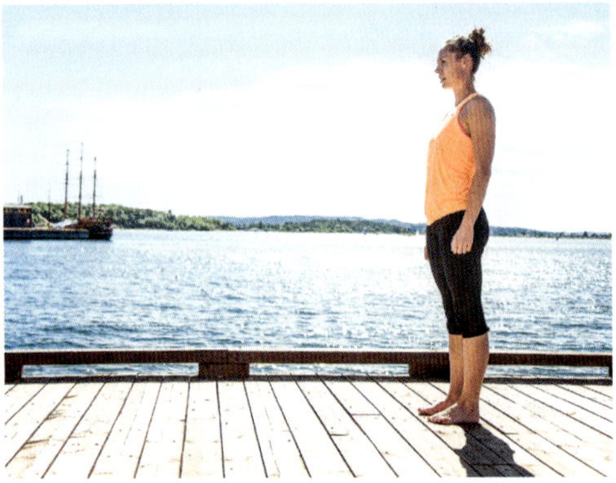

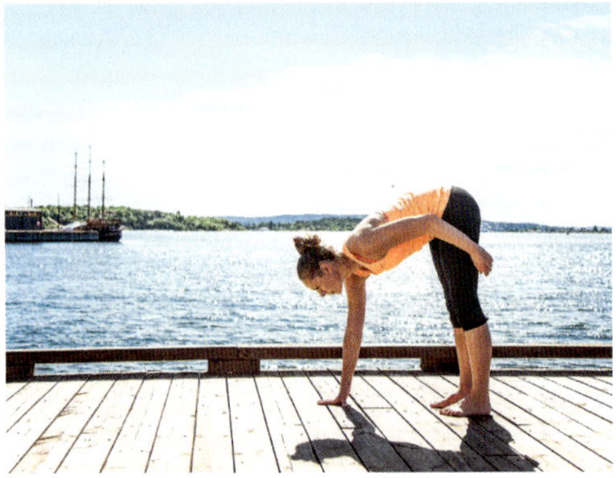

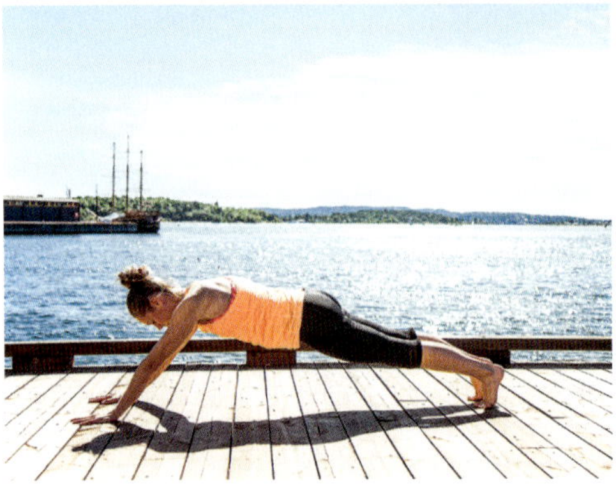

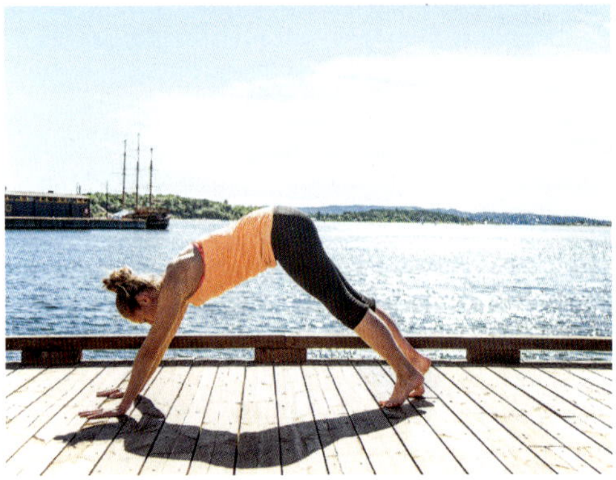

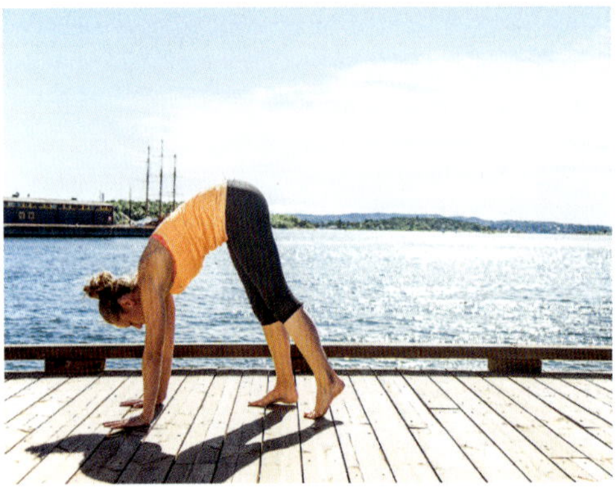

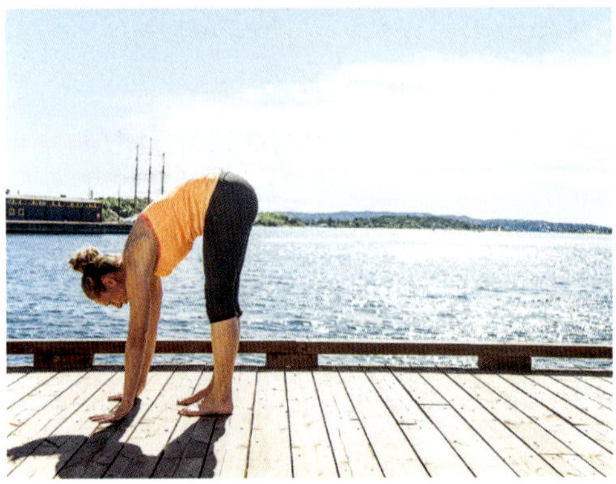

Beug dich aus dem aufrechtten Stand nach unten und führe die Hände nacheinander zum Boden. Geh auf den Händen möglichst weit nach vorn. Achte dabei auf nach unten gezogene Schultern und angespannte Bauchmuskeln. Wenn es auf den Händen nicht mehr weitergeht, bewegst du die Füße in kleinen Schritten vorwärts, bis du die Hände erreicht hast. Lass die Beine dabei weitgehend gestreckt. Richte dich vollständig auf und wiederhole die Übung.

GESCHMEIDIGES AUFWÄRMEN

1 FROSCH

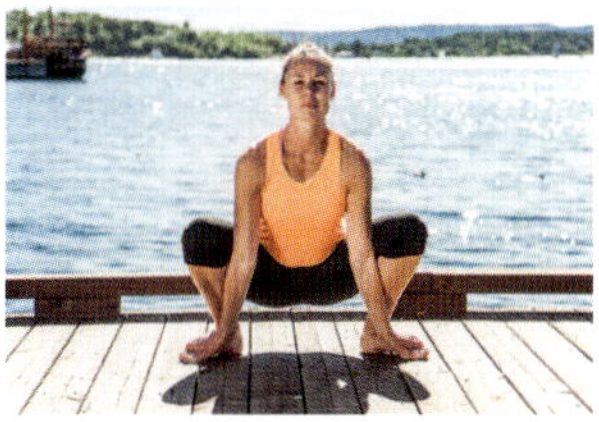

2 FINGER AN DIE ZEHEN

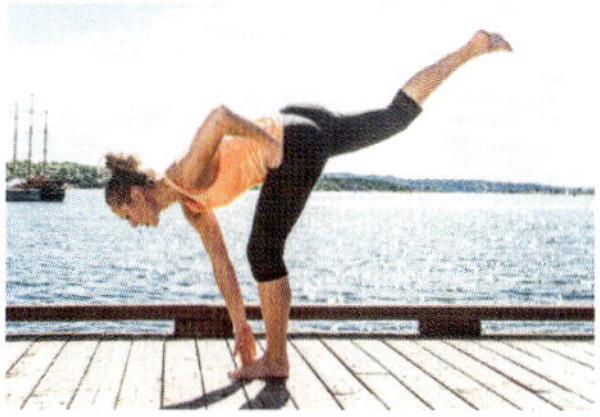

3 BERGSTEIGER

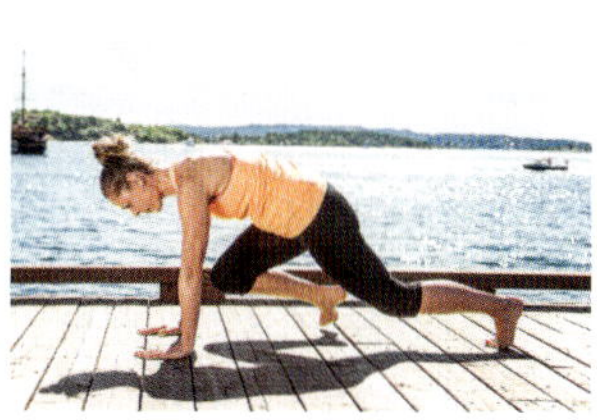

4 KATZENBUCKEL – PFERDERÜCKEN

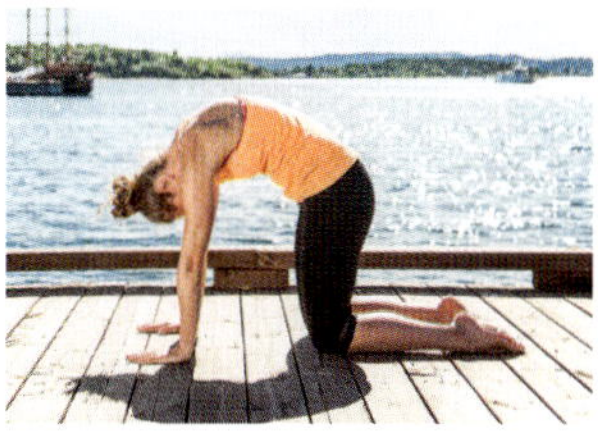

5 STERNDREHUNG

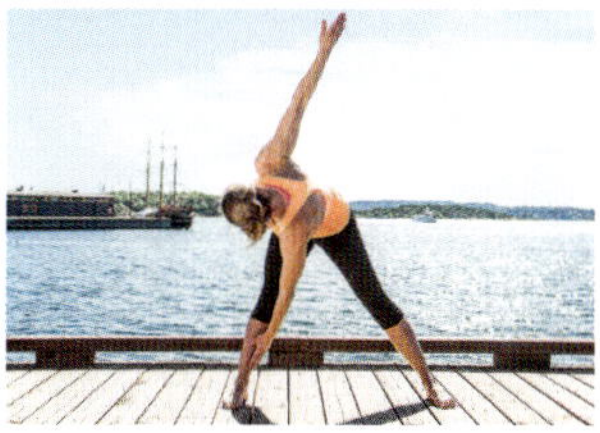

6 TIEFER AUSFALLSCHRITT

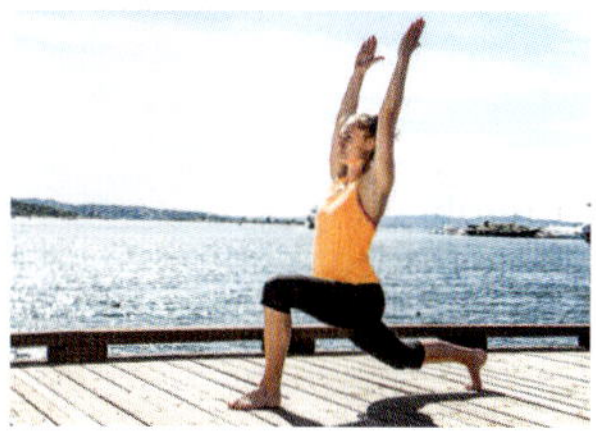

7 BRETT MIT DREHUNG

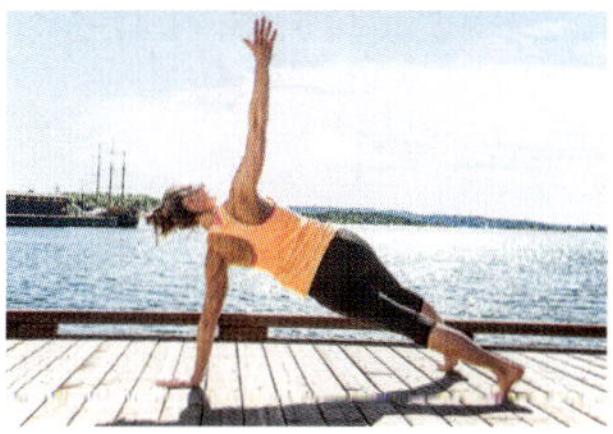

8 AUSFALLSCHRITT MIT DREHUNG

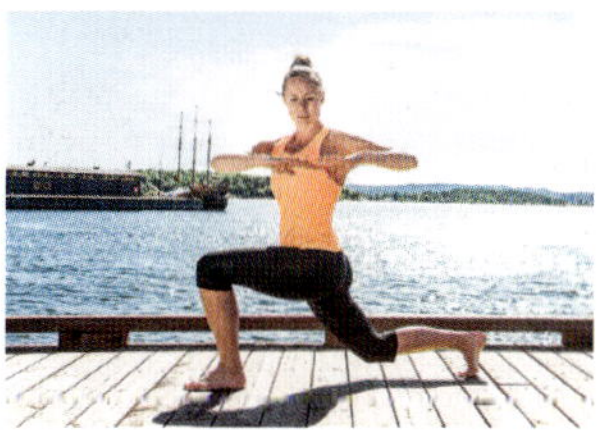

9 SPINNE

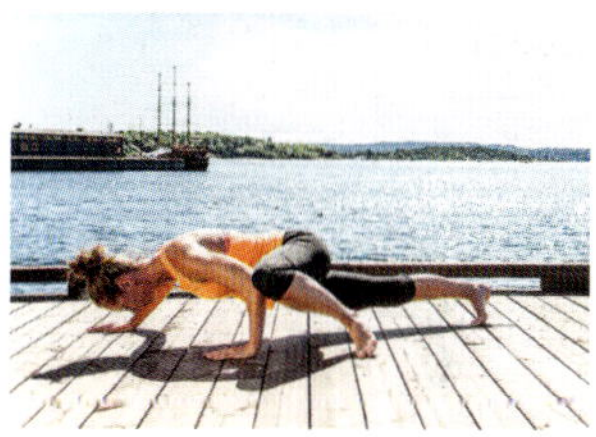

10 HAND DIAGONAL ZUM FUSS

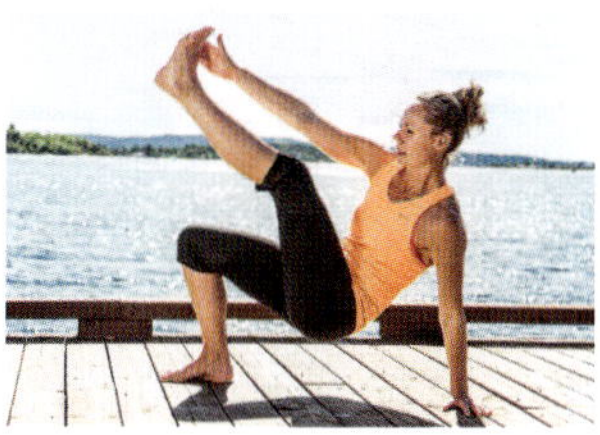

11 RAUPE

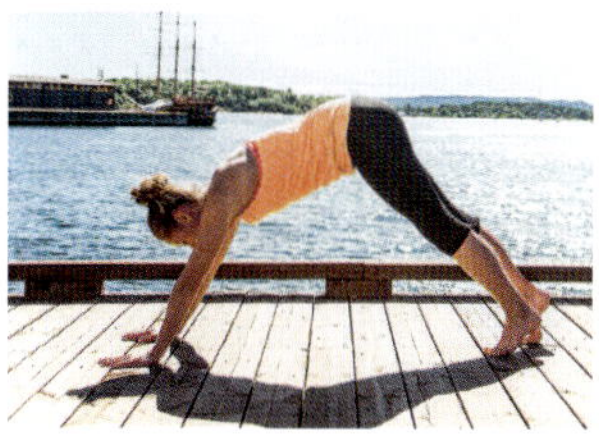

Tipps für das Trainingsprogramm

- Zum Aufwärmen empfehle ich, 4 Übungen aus diesem Programm auszuwählen.
- Absolviere jede Übung 1 Minute lang und führe das ganze Programm 3-mal durch.
- Falls du dich in manchen Extrempositionen steif fühlst, kannst du sie als Dehnübungen nutzen, indem du die Position länger hältst. Absolviere die Übung dann 2 Minuten lang.

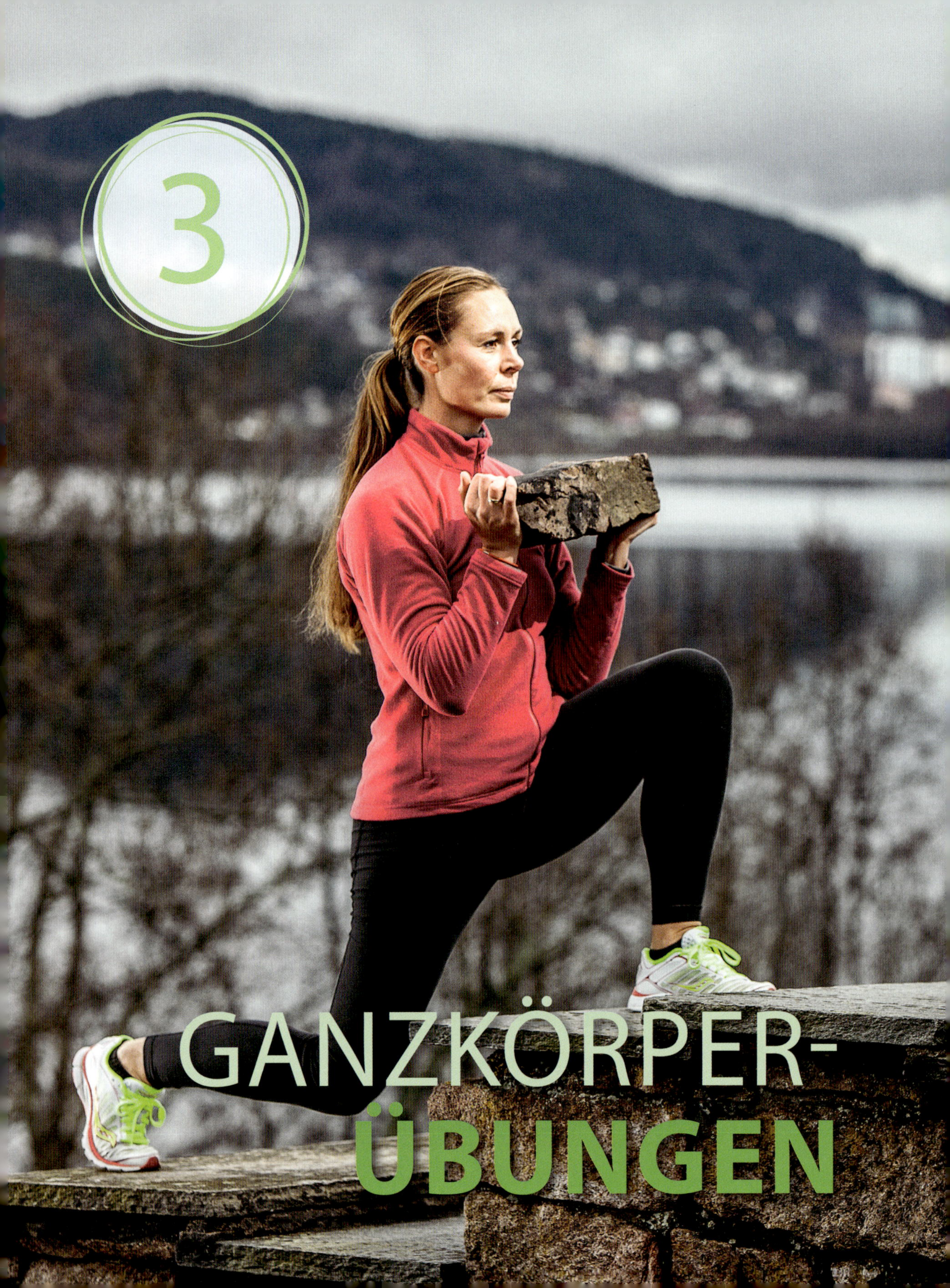

3

GANZKÖRPER-ÜBUNGEN

Krafttraining ist wichtig – vor allem weil wir heutzutage im Alltag unsere Muskulatur viel weniger einsetzen, als dies früher der Fall war. Krafttraining hilft dabei, den altersbedingten Verlust an Muskelmasse zu verlangsamen. Eine trainierte Muskulatur stabilisiert den Körper besser, und man profitiert von vielen gesundheitlichen Vorteilen: Muskeln und Knochengerüst werden stärker, das Osteoporose-Risiko und der Fettanteil sinken, das Immunsystem wird gestärkt und das hormonelle Gleichgewicht verbessert. Krafttraining reduziert für gewöhnlichauch das Risiko von Herz-Kreislauf-Erkrankungen, da es Blutdruck und Cholesterinspiegel senken kann. Studien ergaben, dass Menschen mit einem erhöhten Risiko von Zivilisationskrankheiten dieses schon nach 20 Einheiten mit Krafttraining um rund 25 Prozent reduzieren können.

In diesem Kapitel präsentiere ich Übungen für die großen Muskelgruppen in unserem Körper. Du kannst sie einzeln machen – aufgeteilt nach Muskelgruppen – oder alle zusammen in einer Einheit. Die Übungen eignen sich gut für den Anfang, ganz egal, ob du zum ersten Mal Krafttraining betreibst oder nach einer Pause wieder beginnen möchtest. Die Übungen bieten sich auch für die Ferien an, da sie keine besondere Ausrüstung erfordern und man sie daher jederzeit und überall ausführen kann. Zu guter Letzt sind sie auch die Grundlage für schwerere und komplexere Übungen.

KNIEBEUGE (GESÄSS UND OBERSCHENKEL)

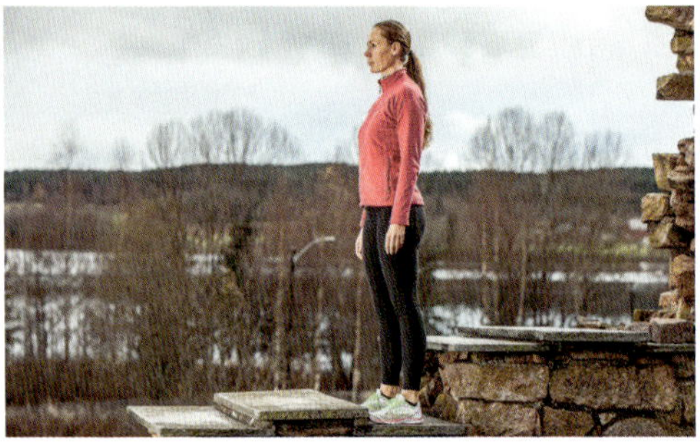
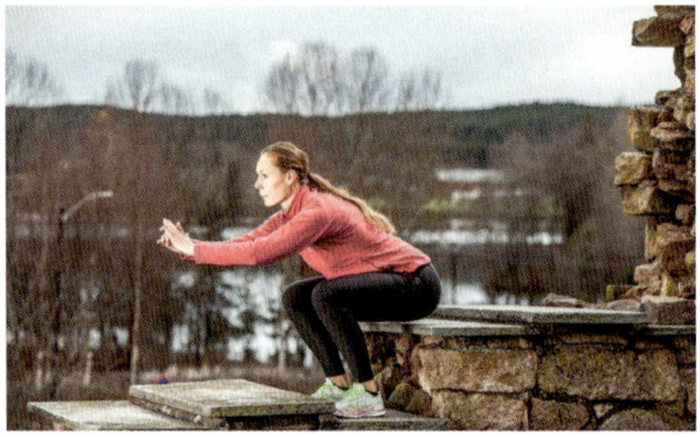

Stell die Füße schulterbreit auseinander. Schieb dein Gesäß nach hinten und senk den Körper ab, der Rücken bleibt dabei gerade. Halte das Gewicht auf den Fersen, damit die Knie nicht nach innen fallen und zu weit nach vorn kommen. Beim Aufstehen die Beckenmuskeln anspannen.

HINWEIS: Machst du die Übung vor einer Erhöhung wie einer Stufe oder einer Bank, kannst du messen, wie tief du kommst. Setz dich nicht hin, aber berühre die Stufe oder Bank leicht mit dem Po. Du solltest nie tiefer gehen, als Hüfte, Ober- und Unterschenkel es zulassen. Die Länge deiner Oberschenkel bestimmt, wie tief du mit geradem Rücken und Gewicht auf den Fersen kommst.

AUSFALLSCHRITT NACH VORN (GESÄSS UND OBERSCHENKEL)

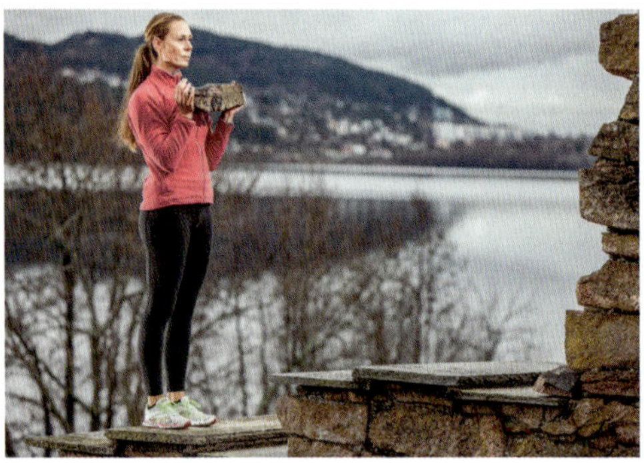
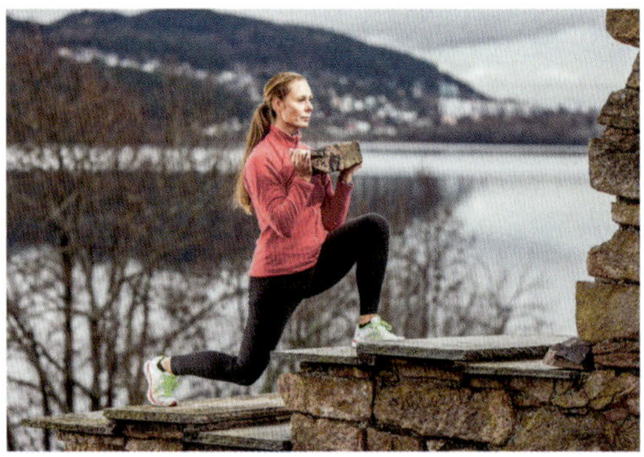

Stell die Füße hüftbreit auseinander. Führe einen Schritt nach vorn aus und geh in die Tiefe; das vordere Schienbein ist dabei möglichst senkrecht, und das Knie bleibt hinter den Zehen. Das hintere Knie geht gerade nach unten. Achte beim Wiederaufrichten auf einen geraden Rücken.

HINWEIS: Die Übung kannst du auch auf dem flachen Boden machen. Wenn du eine Erhöhung benutzt, werden die Gelenke stärker gebeugt. Du kannst nur ein Bein auf einmal trainieren oder die Beine abwechseln. Mit einem Gewicht in den Händen wird die Übung schwerer.

LIEGESTÜTZ (BRUST UND ARME)

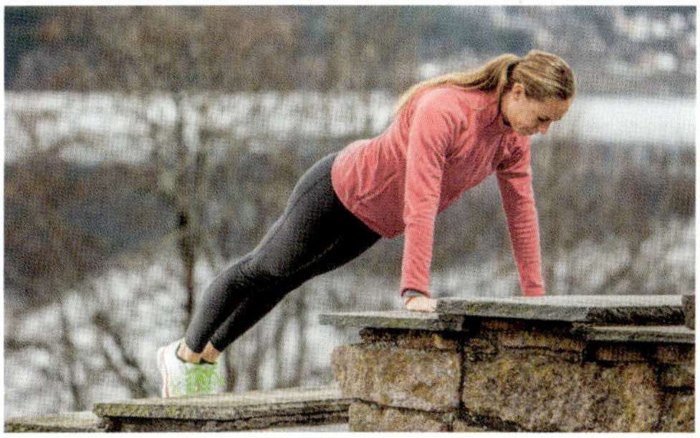

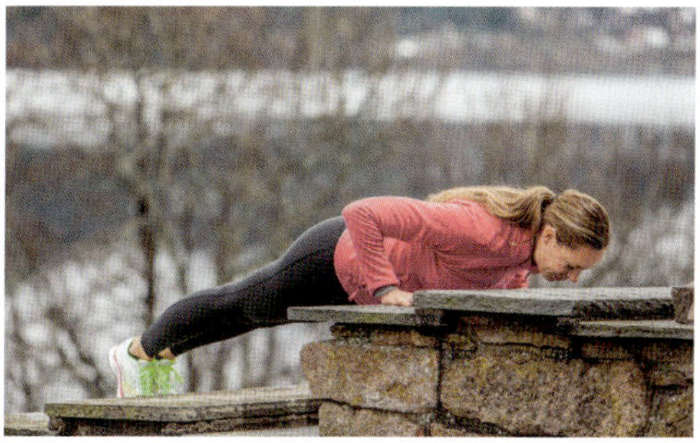

Stütz dich mit gestreckten Armen auf Hände und Zehen. Beug die Arme und senk die Brust zwischen die Daumen ab. Drück dich gleich wieder hoch. Die Bauchmuskeln sind dabei stets angespannt. Eine schmaler Abstand zwischen den Händen beansprucht den Trizeps mehr als ein breiter, der wiederum die Brustmuskeln stärker fordert.

HINWEIS Wenn du dich beim Hochdrücken nach hinten schiebst, ist die Belastung zu groß. Führe dann die Übung lieber auf den Knien oder mit den Händen auf einer Erhöhung aus, wie hier gezeigt. Schwerer wird die Übung, wenn du den Liegestütz auf dem flachen Boden absolvierst oder die Beine höher stellst, wie auf Seite 46 gezeigt. Das Wichtigste ist, mit der Brust möglichst tief bis zwischen die Daumen zu kommen, um die Brustmuskulatur so gut wie möglich zu dehnen.

DIP (TRIZEPS)

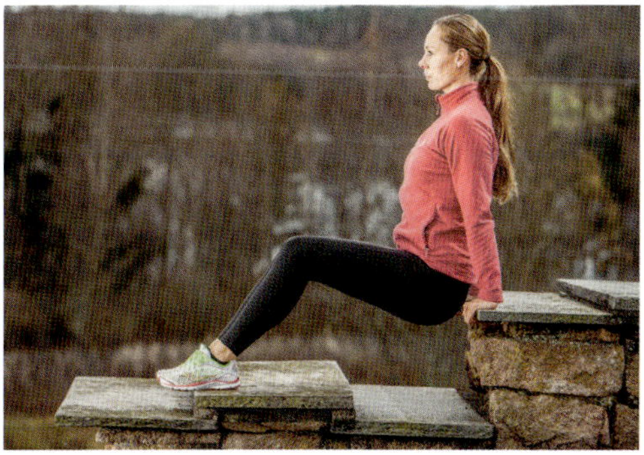

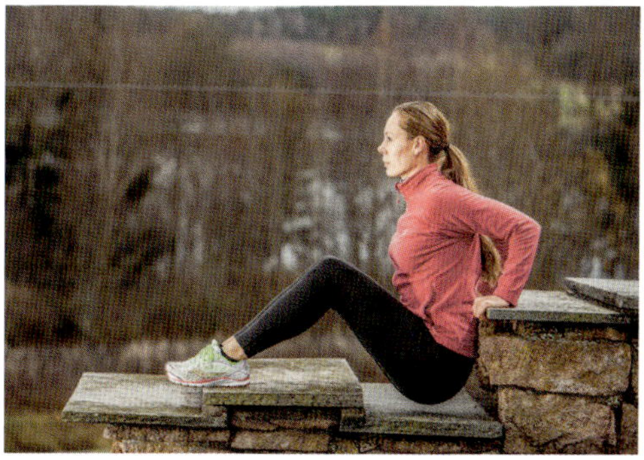

Beginne mit schulterbreit auf einer Stufe aufgesetzten Händen. Senk den Po zwischen den Händen ab – die Ellbogen zeigen dabei gerade und parallel nach hinten, nicht zur Seite. Halte den Rücken bei der Abwärts- wie bei der Aufwärtsbewegung gerade und stets dicht an der Erhöhung.

HINWEIS: Leichter wird die Übung, wenn du die Beine näher an den Körper ziehst. Für eine schwerere Version streckst du die Beine aus oder stellst sie höher, wie auf S. 47 gezeigt.

CRUNCH (BAUCH)

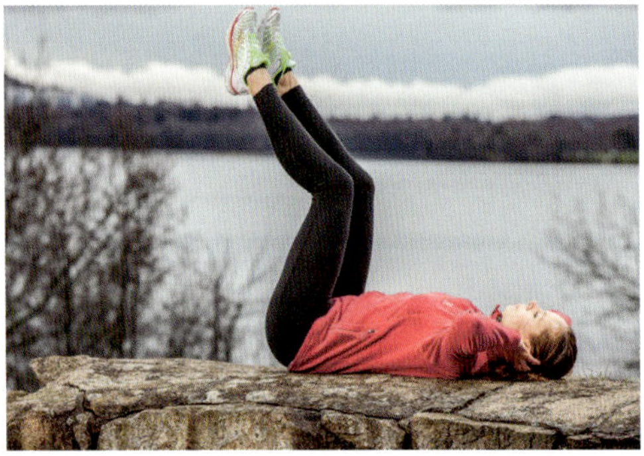

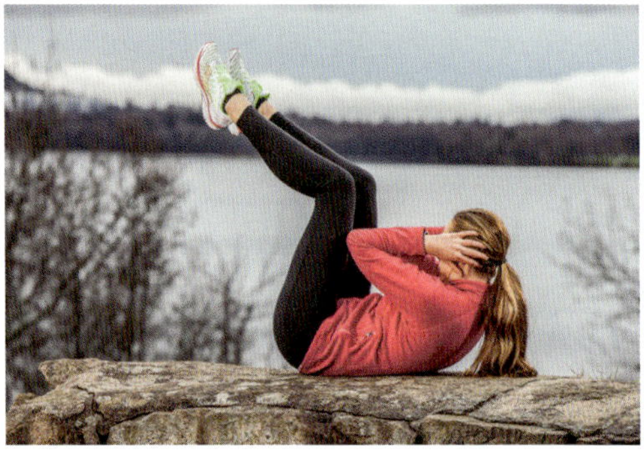

Heb die Beine und halte die Füße höher als die Knie – so hält der untere Rücken leichter den Kontakt zum Boden. Heb Kopf, Schultern und oberen Rücken vom Boden ab. Zieh dabei aber nicht mit den Händen am Kopf, sondern halte ihn zwischen den Fingerspitzen, während du die Ellbogen nach oben und vorn zu den Oberschenkeln führst. Der Trainingseffekt ist am größten, wenn du die Beine nicht beugst, sondern gerade nach oben streckst.

HINWEIS: Dies ist eine gute Anfängerübung für den Bauch, weil der untere Rücken dabei stets auf dem Boden bleibt. Halte die Endposition im Crunch ruhig einige Sekunden lang und spür die Spannung im Bauch, bevor du dich wieder absenkst.

SCHULTERBRÜCKE (GESÄSS, UNTERER RÜCKEN, OBERSCHENKEL HINTEN)

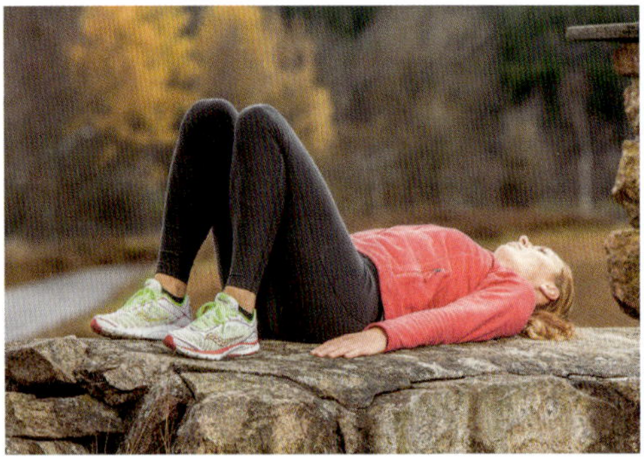

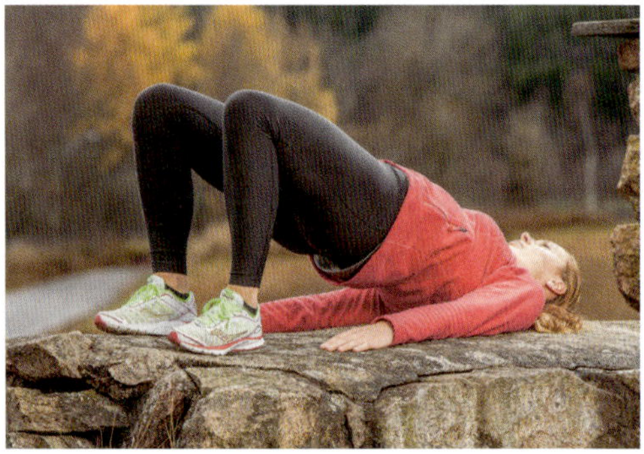

Setz die Füße mit hüftbreitem Abstand relativ nah am Gesäß auf, wie auf dem Bild gezeigt. Heb dann das Becken langsam so hoch wie möglich und achte auf Abstand zwischen den Knien.

HINWEIS: Du kannst die obere Stellung statisch kurz halten oder dich dynamisch auf- und abbewegen. Dabei kannst du wahlweise tendenziell mehr den Po oder den unteren Rücken trainieren, indem du in der angehobenen Stellung bewusst die Gesäßmuskulatur an- oder entspannst.

BEINSCHERE (BAUCH, HÜFTBEUGER, OBERSCHENKEL VORN)

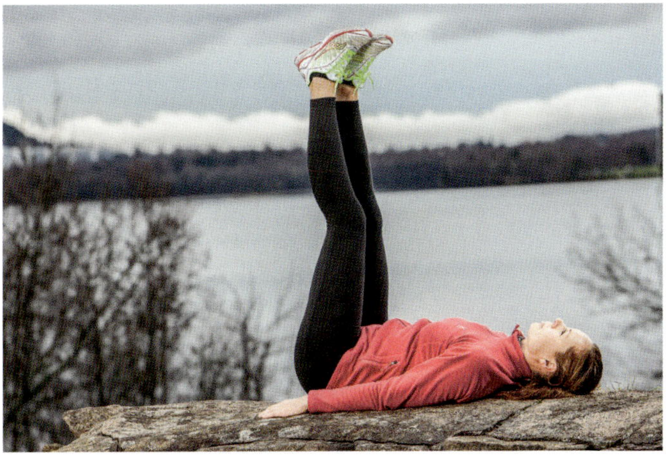

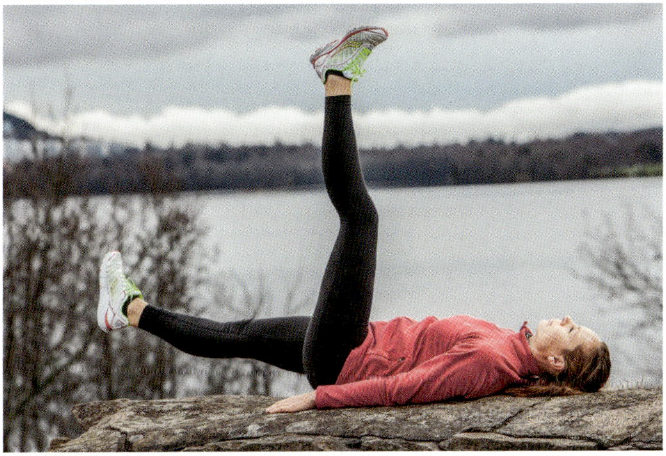

Leg dich auf den Rücken und streck beide Beine nach oben. Der untere Rücken sollte stets den Boden berühren. Senk ein Bein gerade ab, aber nur so tief, dass der untere Rücken am Boden bleibt und nicht ins Hohlkreuz fällt. Heb das Bein wieder an und senk gleich darauf das andere Bein.

HINWEIS: Achte auf den Druck, den der untere Rücken auf den Boden ausübt, um die Bauchmuskeln noch besser zu aktivieren.

GANZKÖRPERÜBUNGEN

1 KNIEBEUGE

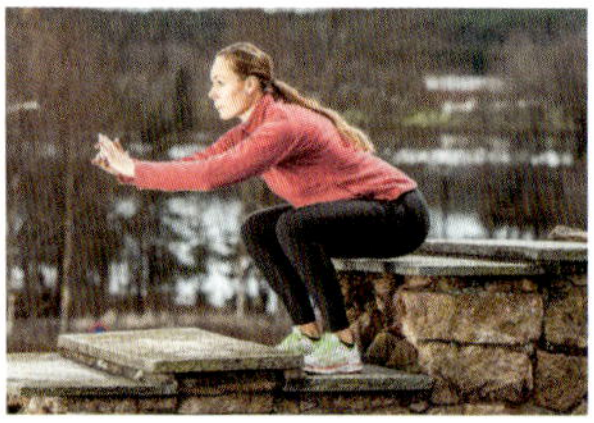

2 LIEGESTÜTZ

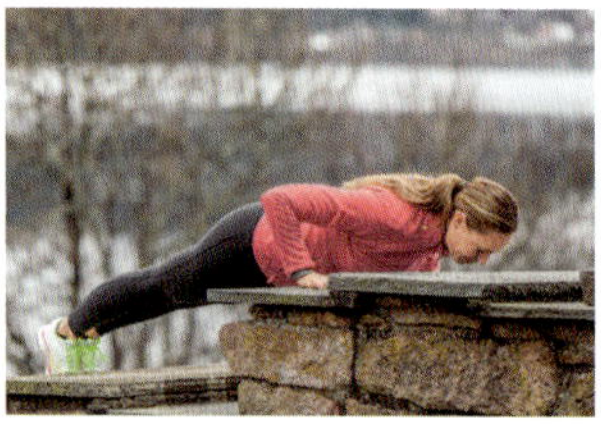

3 AUSFALLSCHRITT NACH VORN

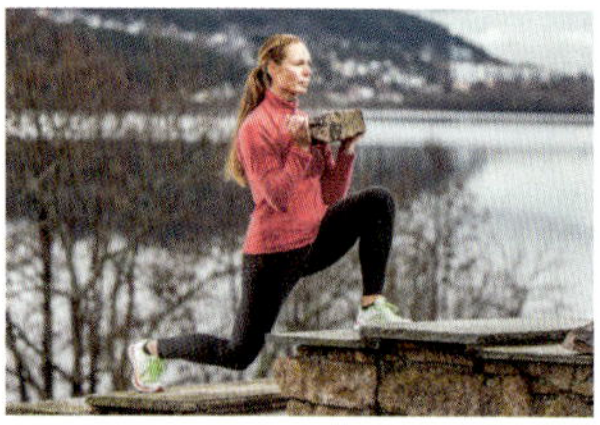

4 DIP

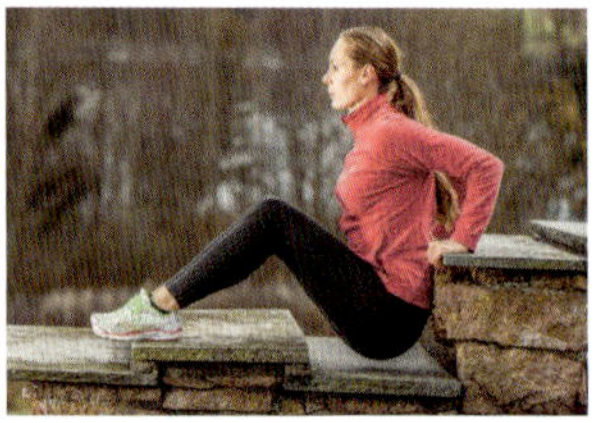

5 CRUNCH

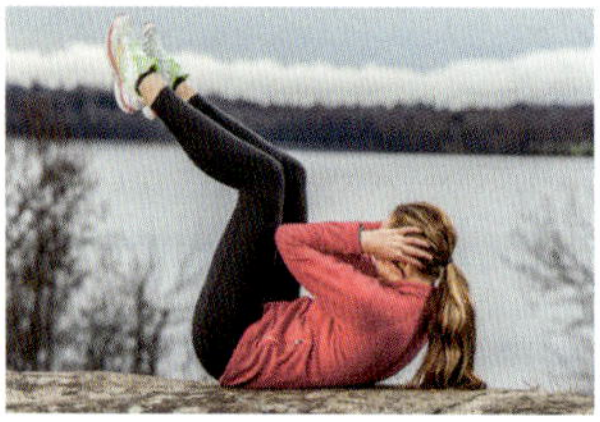

6 SCHULTERBRÜCKE

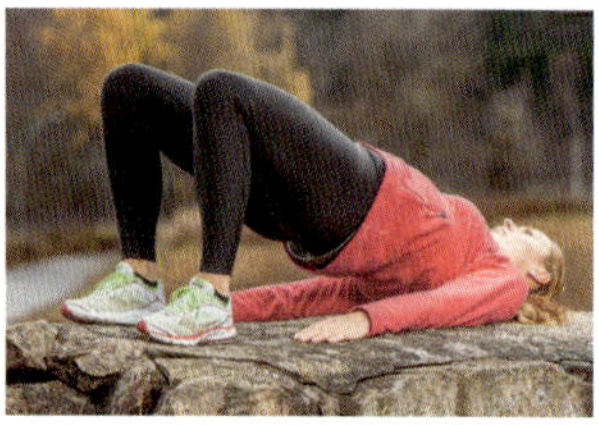

7 BEINSCHERE

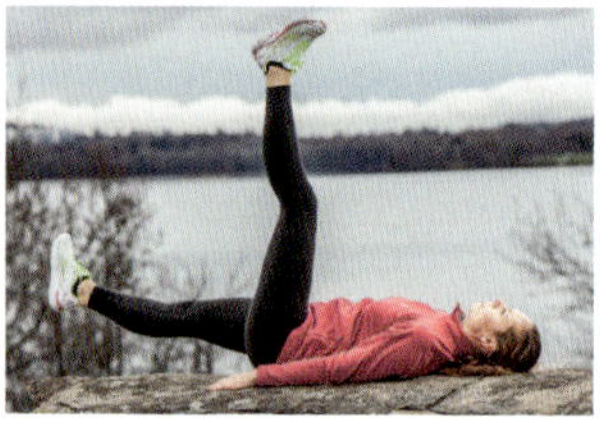

Tipps für das Trainingsprogramm

- Führe die erste Übung 30 Sekunden lang aus. Dann machst du 10 Sekunden Pause, in denen du dich auf die nächste Übung vorbereitest. Wenn du mit allen Übungen durch bist, kannst du eine kleine Pause anschließen, bevor du das ganze Programm noch 3-mal wiederholst, also insgesamt 4-mal absolvierst.
- In dieser Reihenfolge werden verschiedene Muskelgruppen nacheinander belastet. So kannst du ohne Pause von einer Übung zur nächsten übergehen.

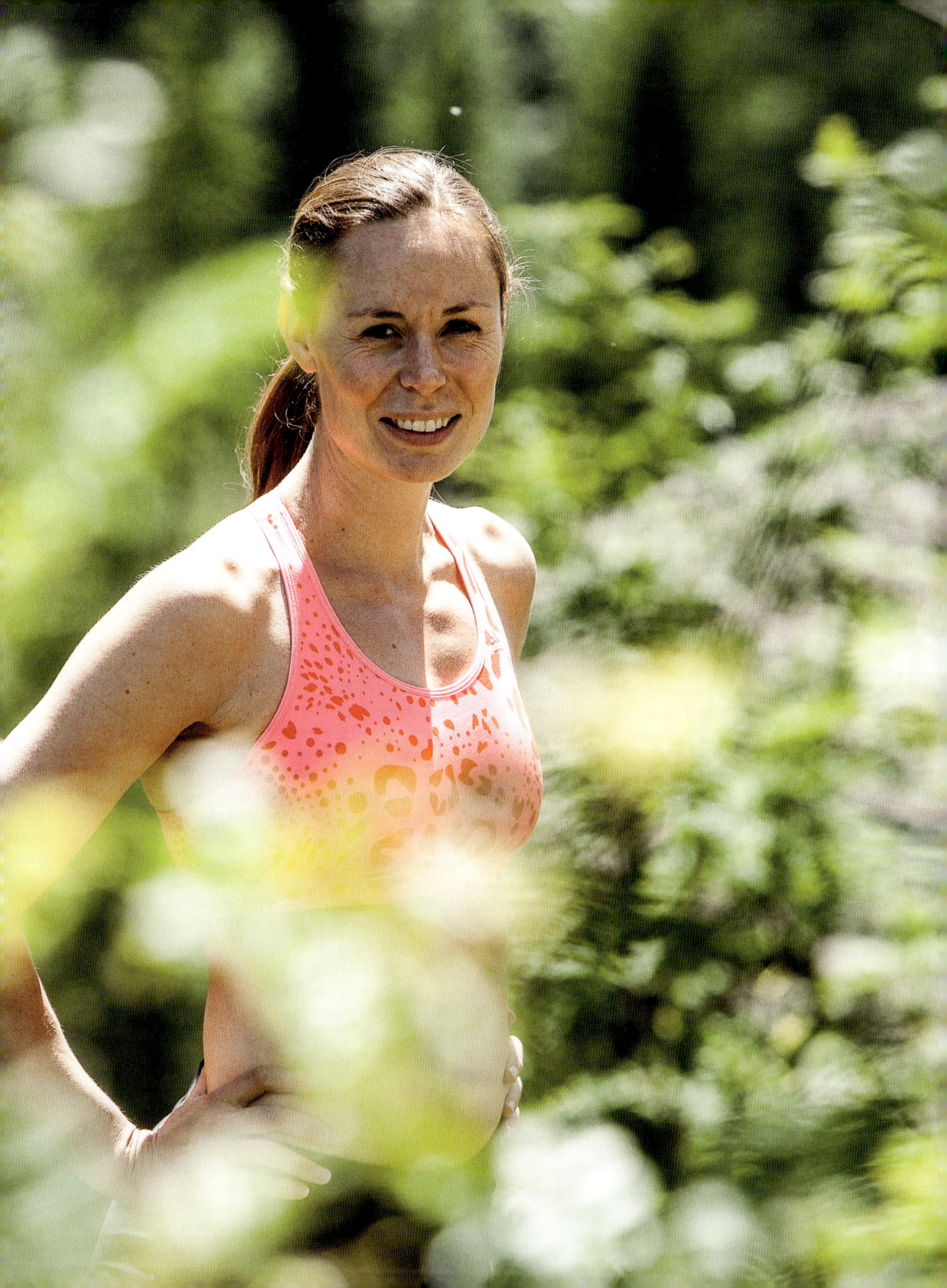

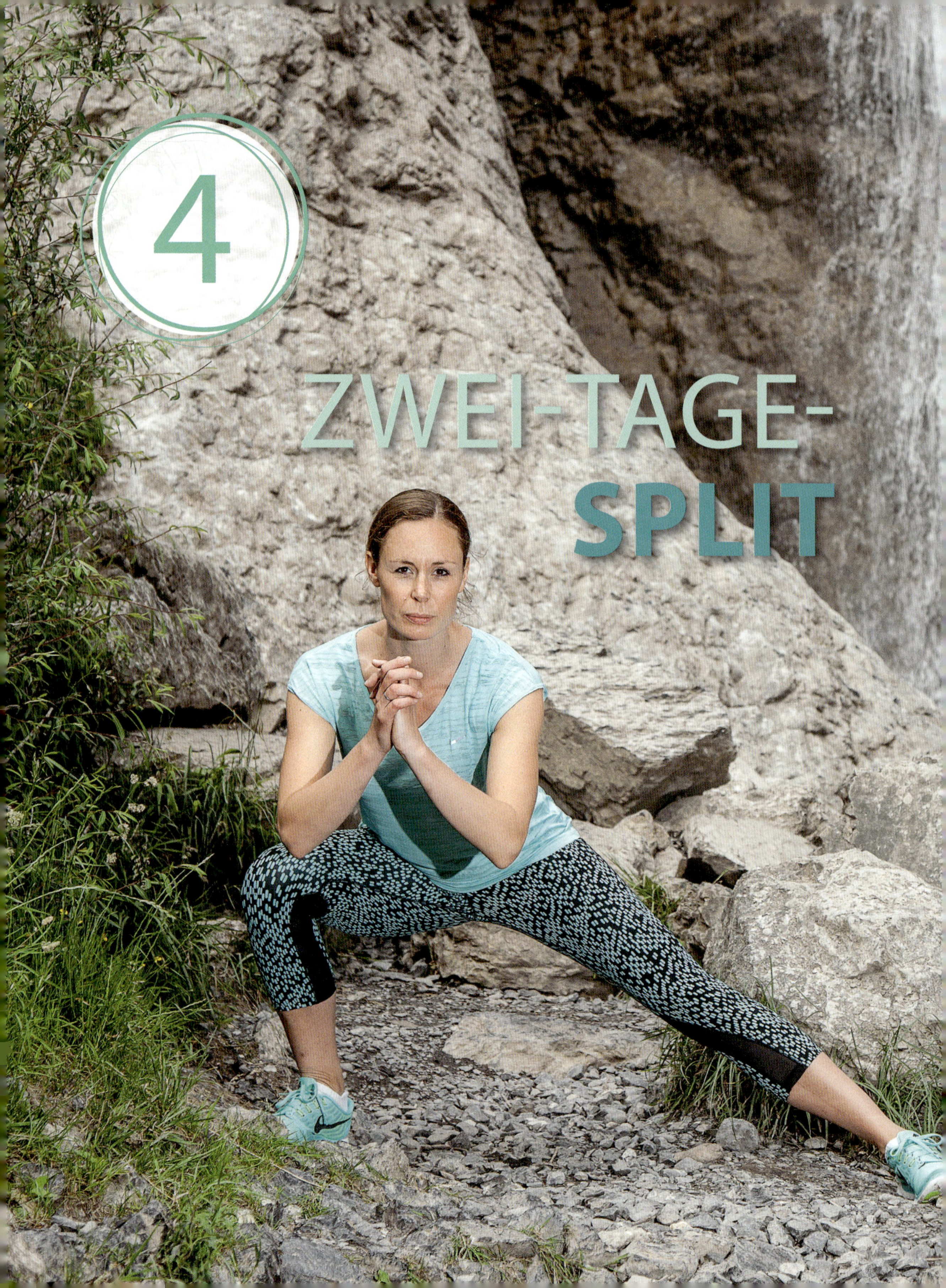
4
ZWEI-TAGE-
SPLIT

Ein starker Körper bewahrt nicht nur vor Verletzungen beim Sport, sondern auch bei allen körperlichen Aktivitäten im Alltag. Gelenkschäden hängen oft mit mangelnder Muskelkraft zusammen. Kräftigere Muskeln vermindern die Gefahr von Schmerzen, da sie die Gelenke besser stützen können, besonders entlang der Wirbelsäule im Rücken und im Nacken.

Ein Körper mit genügend Muskelmasse verbrennt mehr Energie, und der Energieumsatz bleibt nach einer harten Krafttrainingseinheit für mehrere Stunden erhöht. So verbrennt man sogar noch Energie, wenn man sich ausruht, was wiederum dabei hilft, das Gewicht zu halten.

Wenn du in der Woche zwei bis drei Krafttrainingseinheiten absolvieren möchtest, empfehle ich dir ein sogenanntes Split-Programm, bei dem an verschiedenen Tagen unterschiedliche Muskelgruppen trainiert werden. Auf den folgenden Seiten lernst du meinen Vorschlag kennen, bei dem einmal Oberkörper und Rumpf und das nächste Mal die Beine trainiert werden. Wenn man pro Muskelgruppe mehrere Übungen macht, legt man schneller an Kraft zu. Außerdem ermöglicht diese Methode das Training an zwei aufeinanderfolgenden Tagen. Auch hier in diesem Kapitel zeige ich dir wieder Übungen ganz ohne Geräte; du kannst sie jederzeit ganz nach deinen persönlichen Vorlieben durch Übungen aus späteren Kapiteln ergänzen.

Beine

Wenn deine Ziele straffere Beine und ein knackiger Po sind, dann nimm dir das folgende Programm vor. Bewegt man sich in der freien Natur, ist Kraft in den Beinen besonders wichtig. Beim Bergauflaufen wie auch beim Abbremsen bergab werden besonders die Oberschenkelmuskeln gefordert. Kräftige Oberschenkel sind aber auch eine wichtige Voraussetzung, um Knieverletzungen vorzubeugen. Kraft in den Fußgelenken hilft, Verstauchungen und Zerrungen zu vermeiden. Hinzu kommt, dass eine gute Bein- und Gesäßmuskulatur Rückenproblemen entgegenwirkt.

SUMO-KNIEBEUGE (OBERSCHENKEL AUSSEN, INNEN UND VORN, GESÄSS)

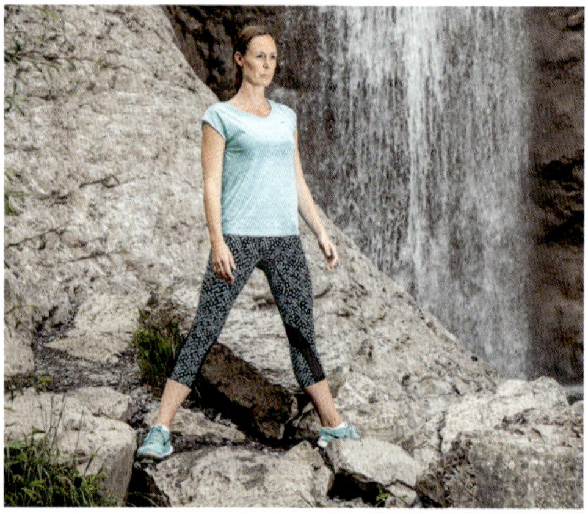

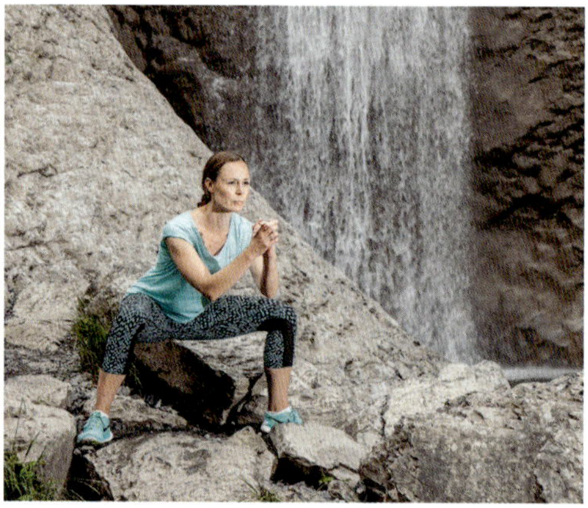

Beginne in einer mehr als schulterbreiten Fußstellung. Wie bei der normalen Kniebeuge schiebst du dein Gesäß nach hinten und hältst beim Absenken den Rücken gerade. Achte besonders darauf, die Knie bewusst nach außen zu drücken, sodass sie der Richtung der Füße folgen. Richte dich über einen kräftigen Druck auf die Fersen und Anspannen der Beckenmuskeln wieder auf. Bei dieser breiten Variante der Kniebeuge erreicht man eine tiefere Stellung. Je tiefer die Kniebeuge ist, desto stärker werden die Gesäßmuskeln und die Oberschenkelinnenseiten aktiviert.

HINWEIS: Du solltest nicht tiefer gehen, als es deine Beweglichkeit zulässt, da sonst die Knie nach innen fallen. Zum Aufwärmen vor dieser Übung empfehle ich dir den »Frosch« auf Seite 20, wenn du tiefer nach unten gehen und beweglicher werden willst.

BULGARISCHER AUSFALLSCHRITT (OBERSCHENKEL VORN, GESÄSS)

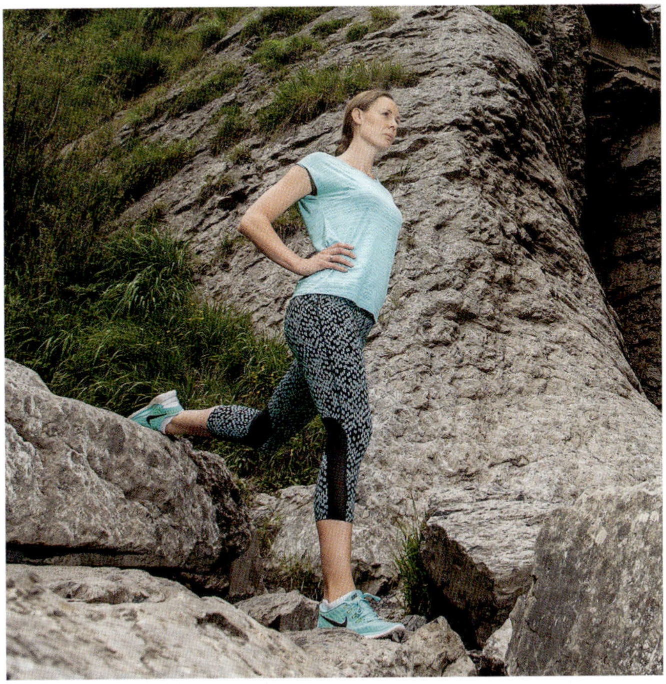

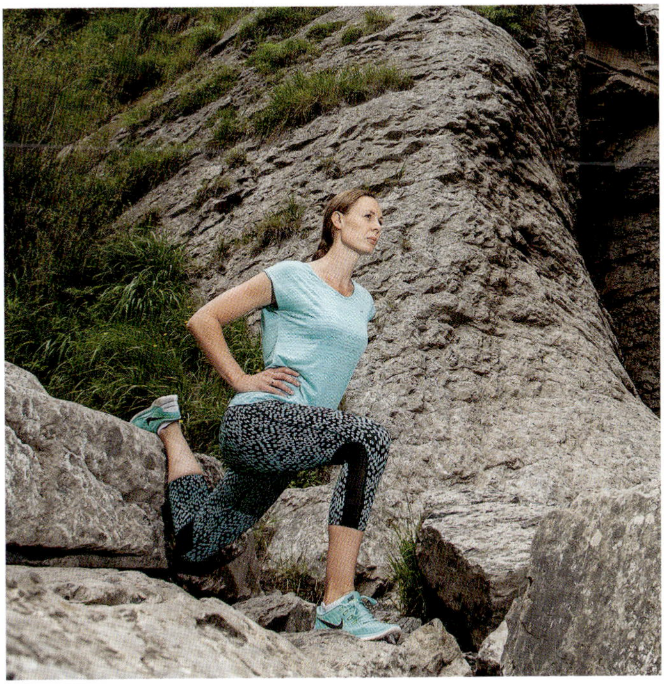

Leg den Fußrist auf eine kniehohe Erhöhung hinter dir. Dadurch wird die Übung schwerer und der Gleichgewichtssinn stärker gefordert, als wenn der hintere Fuß einfach auf dem Boden steht. Belaste die Ferse des vorderen Beins, während du dich langsam absenkst. Die Hüften gehen nach vorn, und das hintere Knie senkt sich gleichzeitig gerade nach unten ab. Das vordere Knie soll sich nicht über die Zehen hinaus nach vorn schieben. Der Rücken ist die ganze Bewegung hindurch gerade, der Fokus liegt auf der Gesäßmuskulatur des vorderen Beins.

HINWEIS: Viele spüren diese Übung zu Beginn besonders am hinteren Bein. Das liegt oft an einem zu straffen Hüftbeuger. Die Aufwärmübung »Tiefer Ausfallschritt« auf Seite 23 hilft, den Hüftbeuger vor dem bulgarischen Ausfallschritt zu dehnen.

SEITLICHER AUSFALLSCHRITT
(OBERSCHENKEL VORN UND INNEN, GESÄSS)

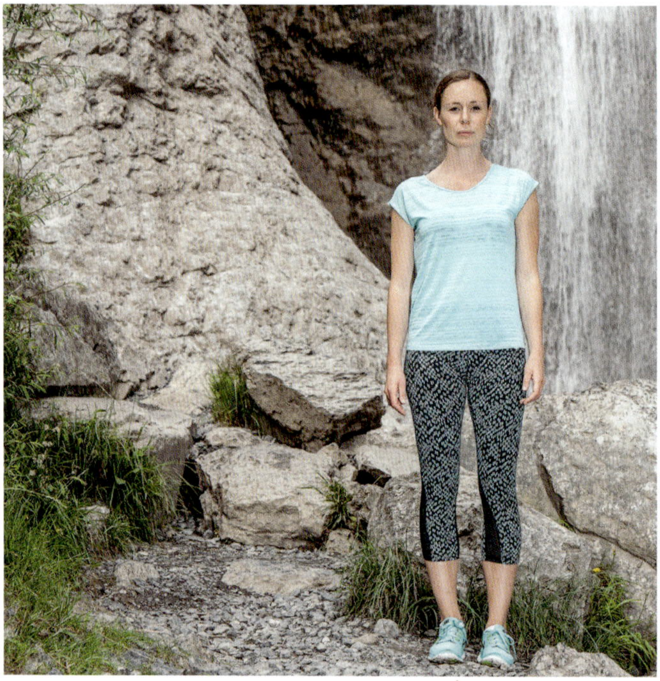

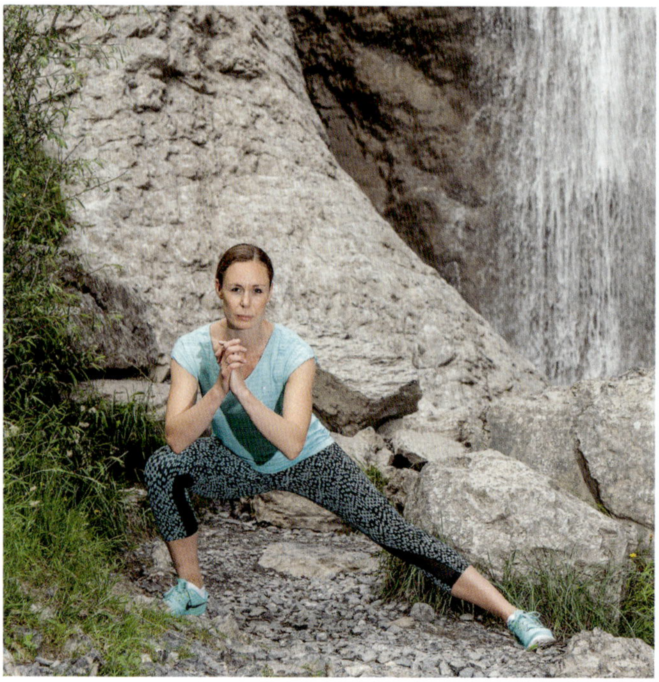

Beginne im aufrechten Stand und geh einen großen Schritt zur Seite. Schieb das Gesäß nach hinten und verlager dein Gewicht auf ein Bein, das du beugst, während du gleichzeitig das andere Bein streckst.
Achte darauf, dass Knie und Zehen in dieselbe Richtung zeigen und der Rücken gerade bleibt, auch wenn du dich nach vorn lehnst. Geh zurück in die Ausgangsposition und wiederhole den gleichen Schritt zur anderen Seite.

HINWEIS: Beginne mit einer für dich passenden Schrittbreite. Bei dieser Übung wirst du nach und nach beweglicher

STANDWAAGE (OBERSCHENKEL HINTEN, RÜCKENSTRECKER)

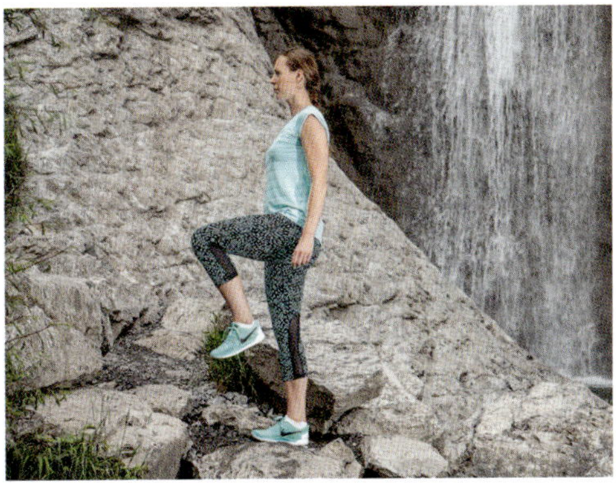

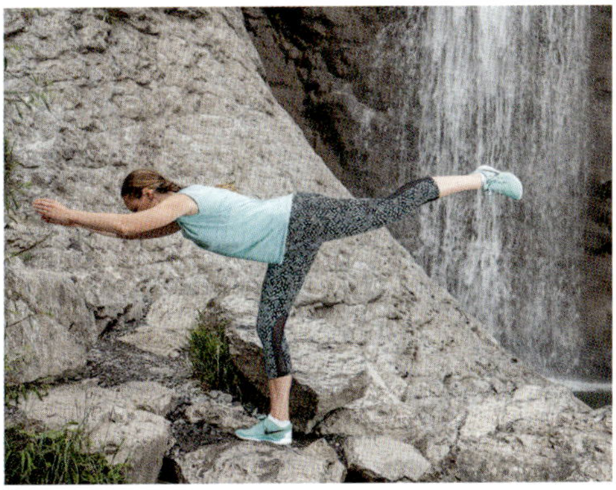

Stell dich auf ein Bein und heb das andere Bein angewinkelt an. Führe das freie Bein gestreckt nach hinten und oben, während du gleichzeitig den Oberkörper nach vorn beugst. Streck die Arme nach vorn und halte die Balance ein paar Sekunden lang. Achte darauf, dass du das Standbein streckst, bevor du wieder in die Ausgangsposition zurückkehrst.

HINWEIS: Durch das Ausstrecken der Arme nach vorn wird auch der Rückenstrecker trainiert. Achte darauf, die Schultern gesenkt zu halten.

WADENHEBEN (WADEN, FUSSGELENKE)

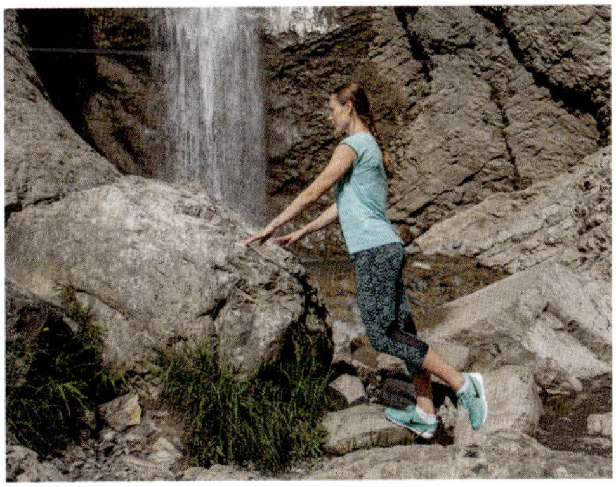

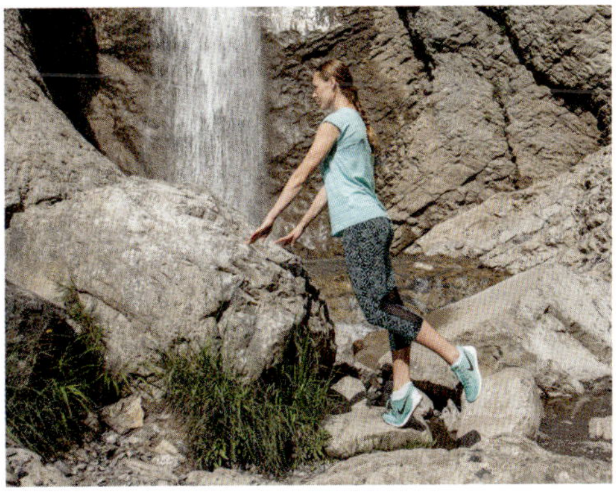

Stell dich auf eine Erhöhung und senk die Ferse ab. Heb sie wieder an und stell dich dann bei gestrecktem Knie auf die Zehen.

HINWEIS: Diese Übung ist wesentlich schwerer, wenn man sie einbeinig ausführt. Beginne also zunächst mit der beidbeinigen Variante. Sie ist besonders für Radfahrer und Läufer wichtig.

HÜFTSTRECKUNG MIT GEBEUGTEM BEIN
(GESÄSS, UNTERER RÜCKEN)

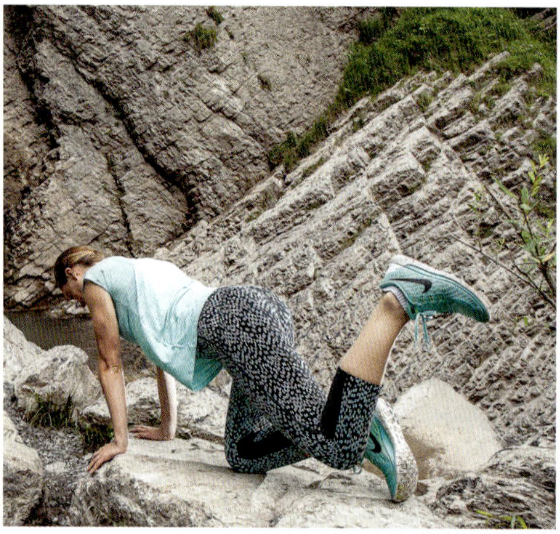
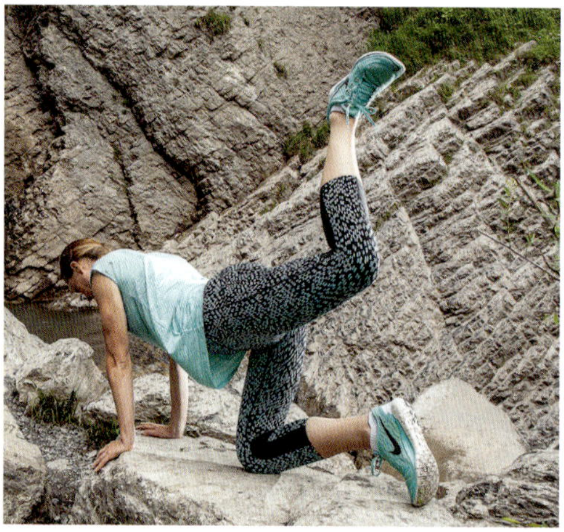

Geh in den Vierfüßlerstand. Winkle ein Bein an und heb es hoch, bis das Knie auf Höhe deines Gesäßes ist. Zieh die Fußspitzen an und drück die Ferse weit nach oben. Senk das Bein anschließend wieder ab.
Achte darauf, die Bauchmuskeln kräftig anzuspannen, damit du nicht zu stark ins Hohlkreuz fällst. Diese Übung trainiert neben dem Gesäß auch den unteren Rücken.

HINWEIS: Viele werden merken, dass ihnen manche Übungen mit einem Bein wesentlich schwerer fallen als mit dem anderen. Durch einbeinige Übungen wird man auf die weniger starke Seite des Körpers aufmerksam. Derartige Übungen trainieren die Stützmuskulatur und das Gleichgewicht besser als Übungen, die mit beiden Beinen absolviert werden. Oft ist es auch bei einbeinigen Übungen einfacher, die Wirbelsäule neutral zu halten. Übungen, bei denen man das Knie stark beugt, können zu gesunden Knien beitragen. Für manche ist es allerdings schwierig, mit der korrekten Technik tiefe Kniebeugen zu meistern. Bei einbeinigen Übungen fällt es oft leichter, auf eine verantwortliche Weise den gewünschten Beugungsgrad zu erreichen.

BEINE

1 SUMO-KNIEBEUGE

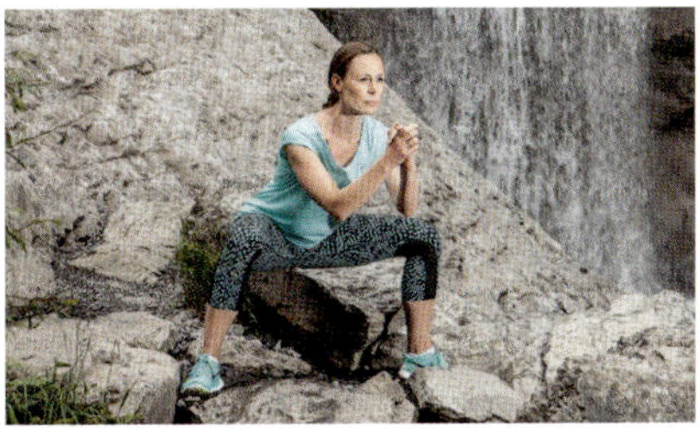

2 WADENHEBEN

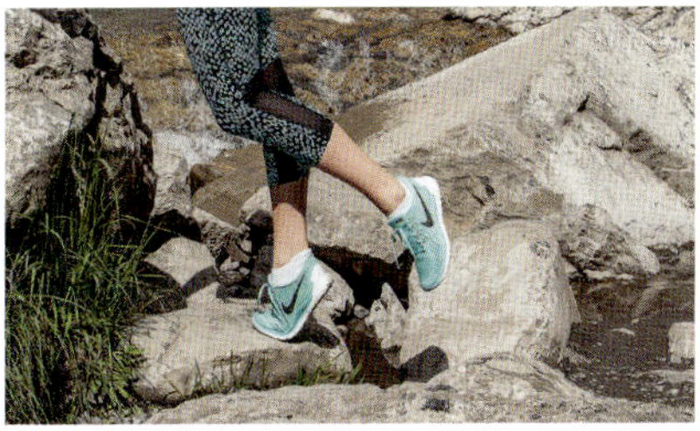

4 BULGARISCHER AUSFALLSCHRITT

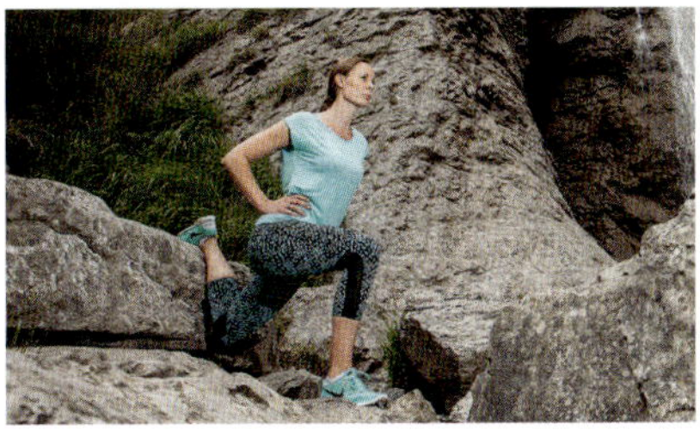

5 STANDWAAGE

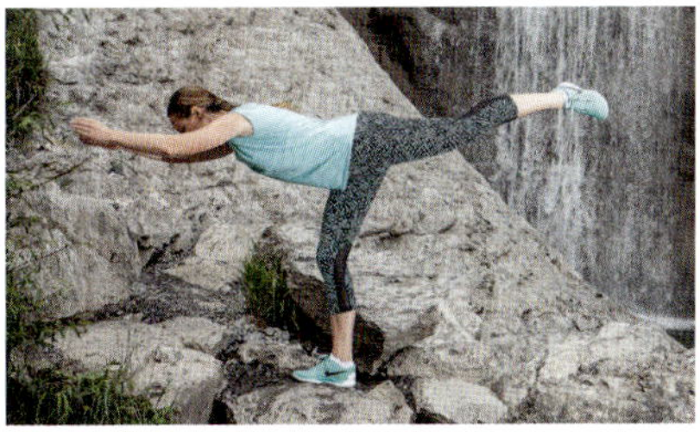

7 SEITLICHER AUSFALLSCHRITT

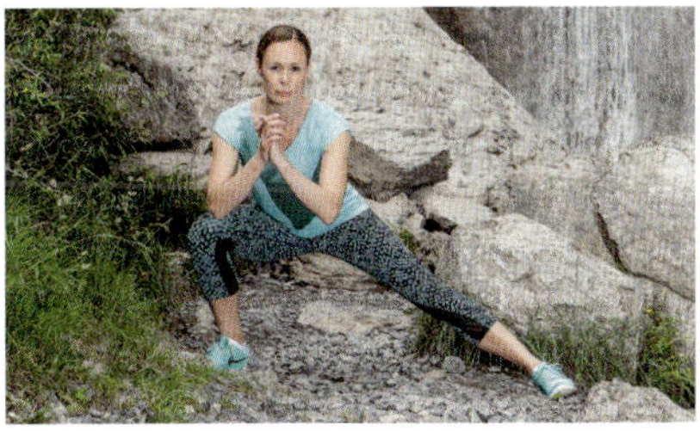

8 HÜFTSTRECKUNG MIT GEBEUGTEM BEIN

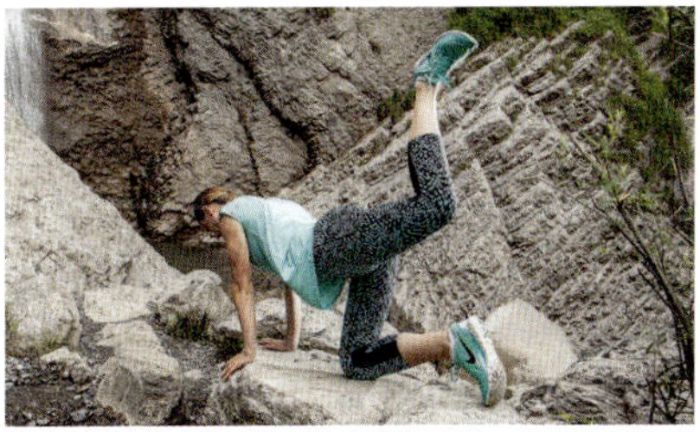

Tipps für das Trainingsprogramm

- Absolviere die erste und zweite Übung jeweils 40 Sekunden lang und je 3-mal ohne Pause (Sumo-Kniebeuge – Wadenheben links – Wadenheben rechts)
- Führe die dritte und vierte Übung jeweils 40 Sekunden lang und je 3-mal ohne Pause durch (bulgarischen Ausfallschritt links – dann rechts – Standwaage links – dann rechts)
- Absolviere die fünfte und sechste Übung jeweils 40 Sekunden lang und je 3-mal ohne Pause (Ausfallschritt beide Seiten abwechselnd – Hüftstreckung mit gebeugtem Bein links – dann rechts)

Oberkörper und Rumpf

Ein starker Oberkörper und Rumpf wird dir den Alltag erleichtern. Falls du einen Bürojob hast, macht er dich auch fit für den Schreibtischstuhl. Deine Haltung wird besser, und viele täglichen Verrichtungen fühlen sich bald viel leichter an.

NEGATIVLIEGESTÜTZ

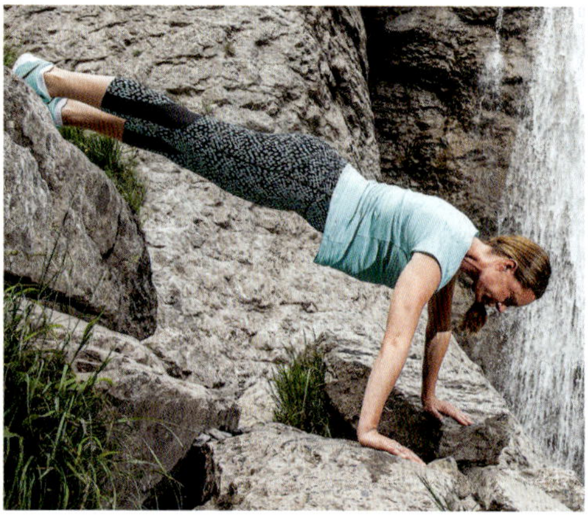

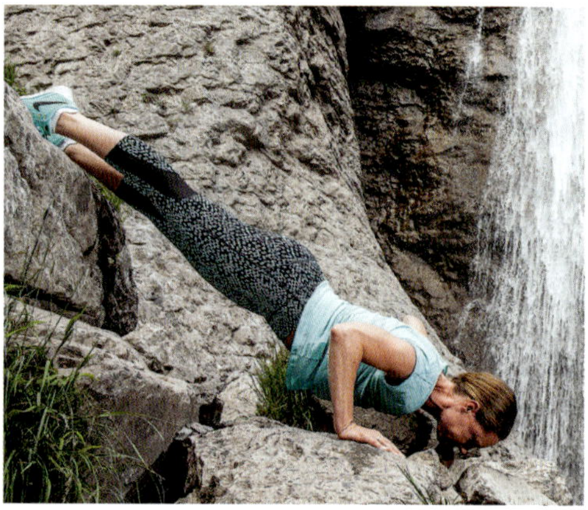

Dies ist eine schwerere Version des Liegestützes als im vorigen Kapitel. Indem die Beine höher positioniert sind, wird die Rumpfmuskulatur stärker beansprucht, und die Übung wird härter. Achte darauf, den Bauch kräftig anzuspannen und den Rumpf zu stabilisieren, um ein Hohlkreuz zu vermeiden. Halte die Daumen auf Schulterbreite und senk die Brust dazwischen ab.

HINWEIS: An meinen Schuhen sieht man deutlich, wie ich das Gewicht nach vorn verlagere, um die Schultern niedrig zu halten. Führe zunächst eine einfachere Version dieser Übung aus (Seite 33), bis du den Liegestütz auf dem flachen Boden schaffst. Erst dann gehst du weiter zum hier gezeigten Negativliegestütz.

PIKE-LIEGESTÜTZ (SCHULTERN, TRIZEPS)

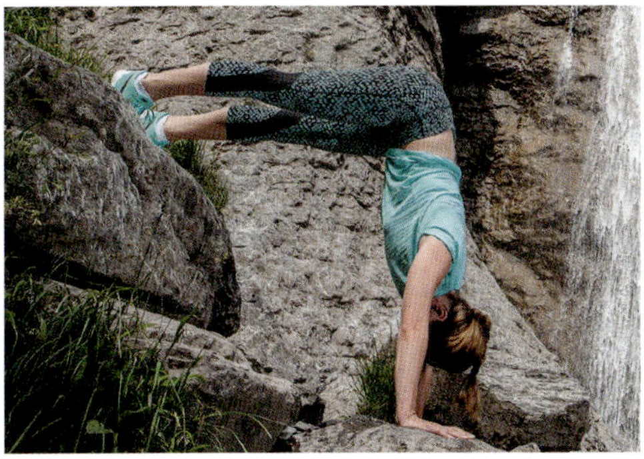

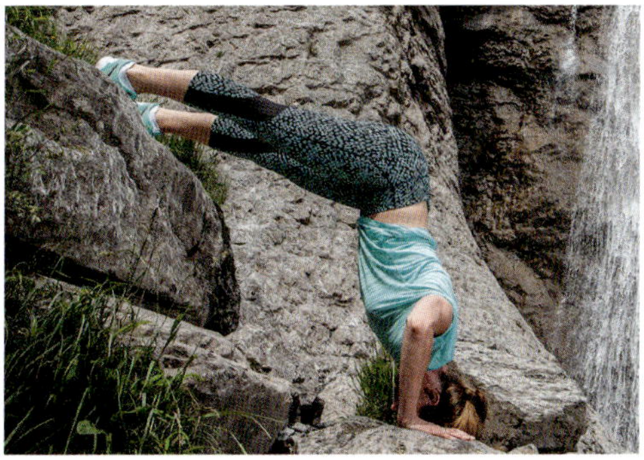

Dies ist eine Übung für die Schultern – eine Kopfüber-Version des Schulterdrückens. Senk den Kopf bis zwischen die Hände ab und drück dich wieder hoch in die Ausgangsposition. Zieh dabei bewusst das Kinn zur Brust, um ein Überstrecken des Nackens zu vermeiden.

HINWEIS: Um diese Übung zu bewältigen, musst du schon eine Weile trainiert haben und starke, stabile Schultern haben. Bei Nackenproblemen würde ich sie nicht empfehlen, sondern eher eine der Schulterübungen mit Fitnessband (Seite 92) absolvieren. Die Übung wird leichter, wenn man mit den Füßen auf dem Boden steht, oder schwerer, wenn man auf den Händen steht, entweder frei oder mit den Beinen an die Wand gelehnt.

DIP MIT ERHÖHTEN FÜSSEN (TRIZEPS)

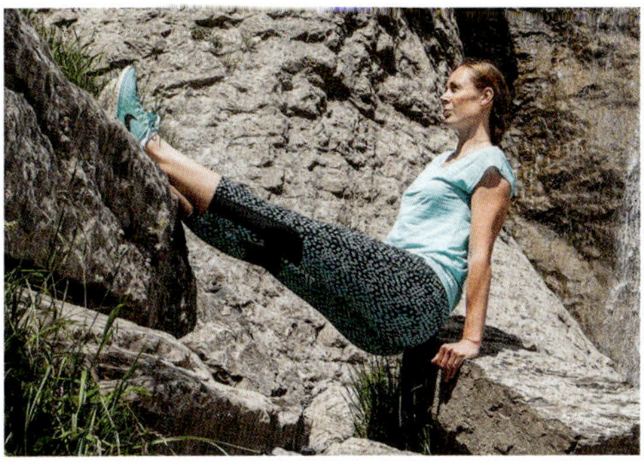

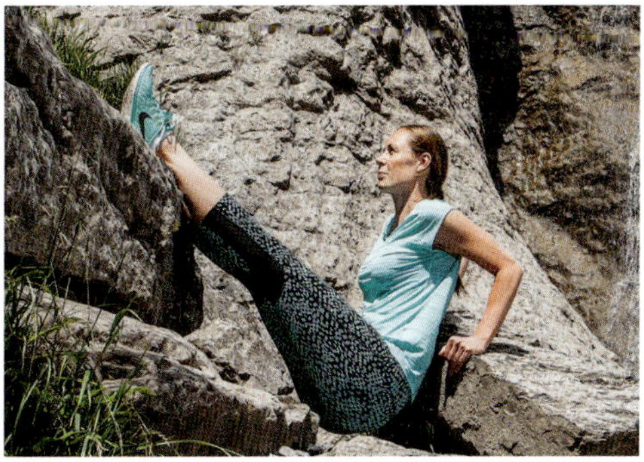

Das Prinzip ist das Gleiche wie beim Dip mit den Beinen auf dem Boden (Seite 33), aber in dieser Form ausgeführt, wird die Übung wesentlich schwerer. Beginne mit schulterbreit aufgesetzten Händen, als ob du dich auf die Daumen setzen wolltest. Senk den Po zwischen den Händen ab. Die Ellbogen zeigen dabei gerade und parallel nach hinten, nicht zur Seite. Halte den Rücken bei der Abwärts- wie bei der Aufwärtsbewegung gerade und dicht an der Erhöhung.

DIAGONALES RÜCKENSTRECKEN AUS DEM VIERFÜSSLERSTAND (UNTERER RÜCKEN, RÜCKENSTRECKER)

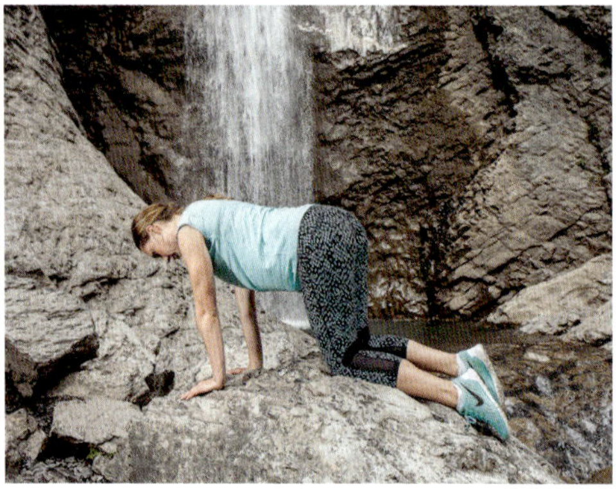

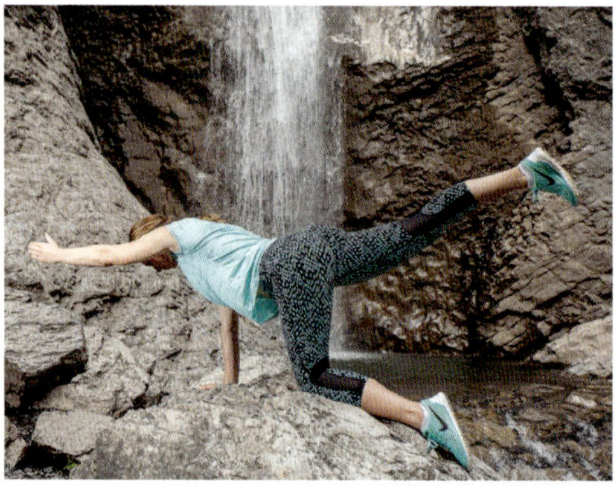

Geh in den Vierfüßlerstand. Streck den linken Arm und das rechte Bein aus. Halte die Stellung einige Sekunden und konzentriere dich darauf, den Körper schön lang zu machen, um den Rückenstrecker zu aktivieren. Du kannst die Seite wechseln oder die Übung mehrmals auf einer Seite machen und dann erst wechseln. Eine Version in Bauchlage findest du auf Seite 63.

SEITSTÜTZ (SCHRÄGE BAUCHMUSKELN)

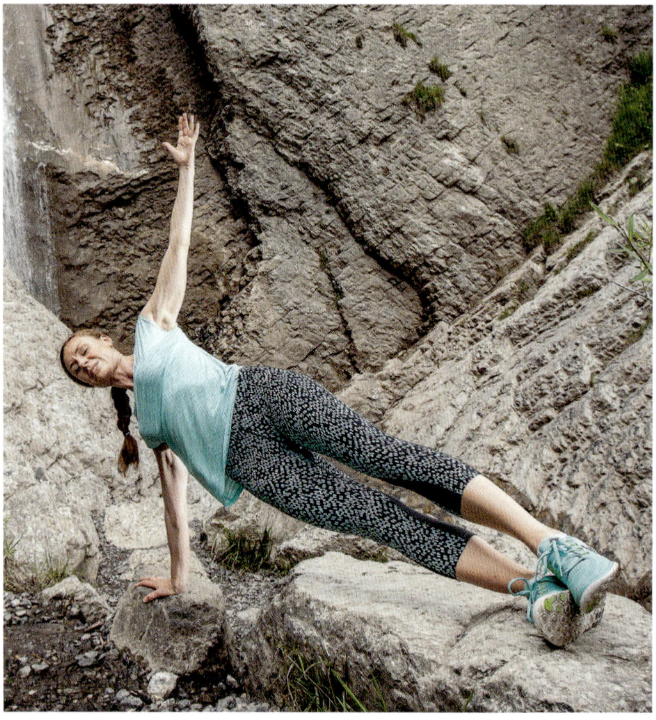

Platziere die Hand direkt unter dem Schultergelenk. Heb die Hüfte vom Boden und konzentriere dich darauf, den Körper gerade zu halten. Aktiviere die Muskeln an Bauch und unterem Rücken und halte den Körper von den Füßen bis zu den Schultern in einer geraden Linie. Richte den Fokus auf die Unterseite der Taille, sie soll nicht abfallen.

HINWEIS: Die Übung wird leichter, wenn du dich auf Unterarm und Knie stützt, und schwerer, wenn du das obere Bein abspreizt.

CRUNCH MIT ARMESTRECKEN (GERADE BAUCHMUSKELN)

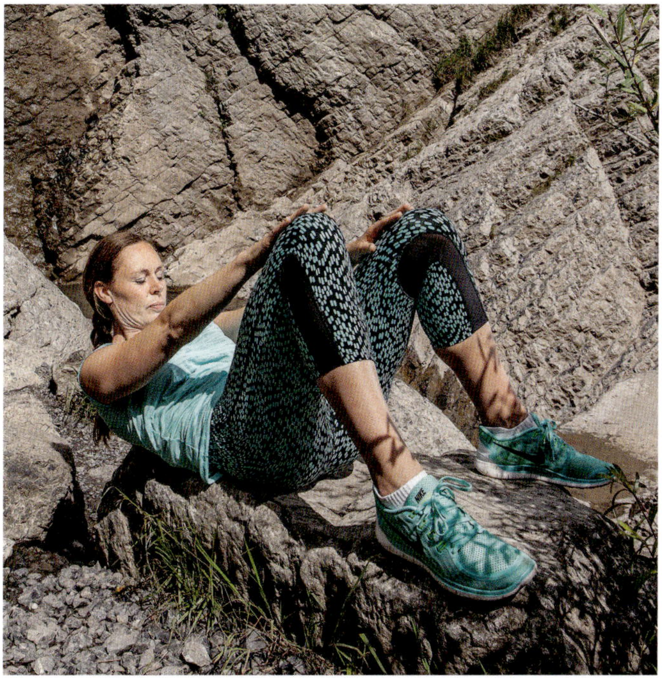

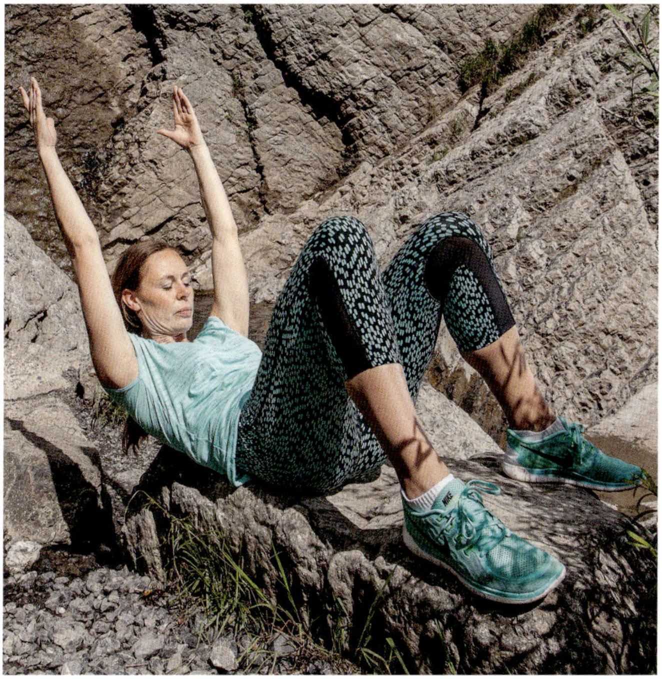

Begib dich in die Rückenlage, setz die Füße auf den Boden und beug die Knie im 90-Grad-Winkel. Drück den unteren Rücken bewusst gegen den Boden, während du Schultern und oberen Rücken vom Boden abhebst und dich in Richtung Knie aufrichtest. Streck dabei die Arme nach vorn und berühre die Knie mit den Händen. Führe aus dieser Positon heraus die Arme gestreckt nach hinten über den Kopf und halte die Stellung. Spür die Bauchmuskeln, indem du den unteren Rücken noch aktiver nach unten drückst. Führe die Hände langsam zurück an die Knie und senk den Oberkörper wieder ab.

OBERKÖRPER UND RUMPF

1 NEGATIVLIEGESTÜTZ

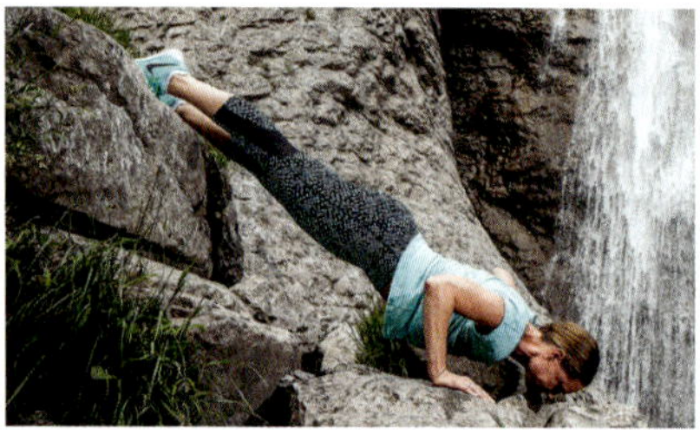

2 CRUNCH MIT ARMESTRECKEN

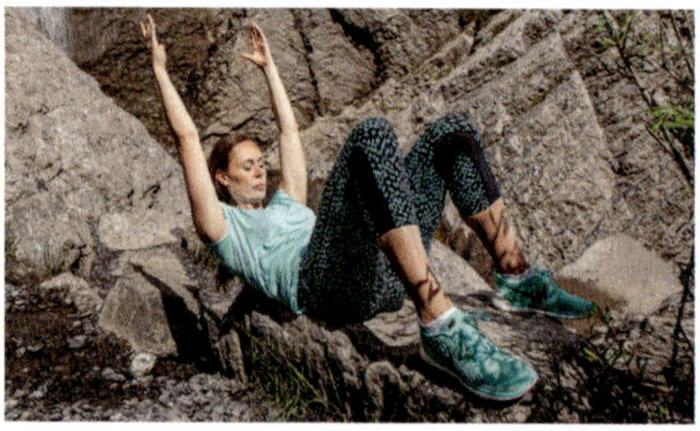

4 PIKE-LIEGESTÜTZ

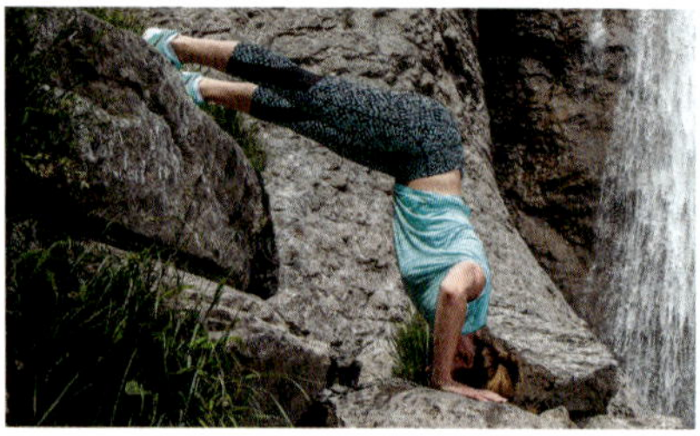

5 SEITSTÜTZ

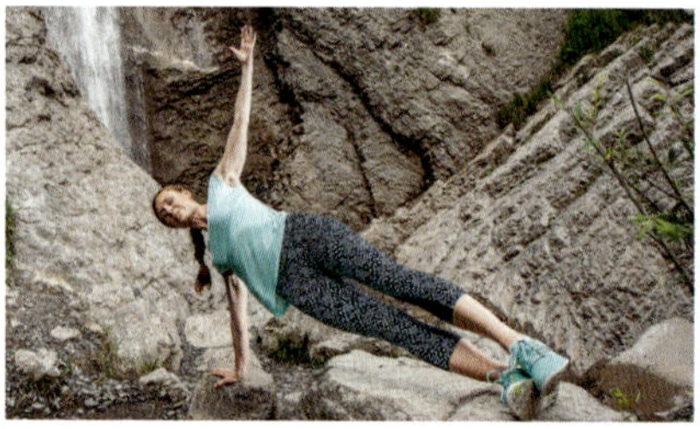

7 DIP MIT ERHÖHTEN FÜSSEN

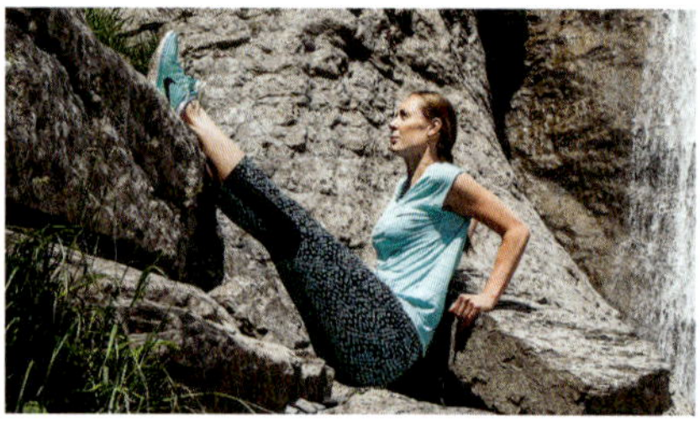

8 DIAGONALES RÜCKENSTRECKEN AUS DEM VIERFÜSSLERSTAND

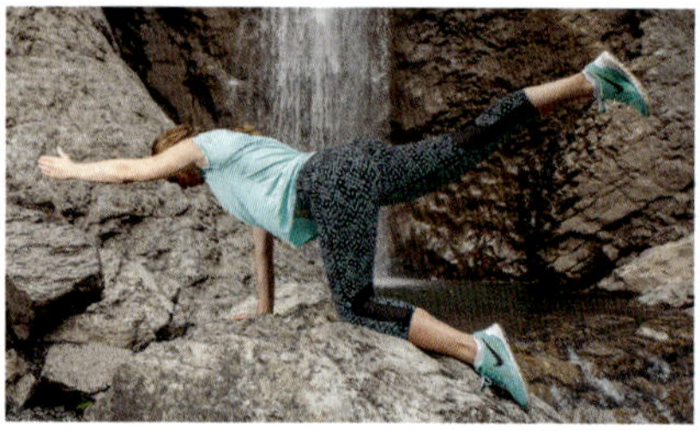

Tipps für das Trainingsprogramm

- Absolviere die erste und zweite Übung jeweils 40 Sekunden lang und je 3-mal ohne Pause (Liegestütz – Crunch mit Armestrecken)
- Führe die dritte und vierte Übung jeweils 40 Sekunden lang und je 3-mal ohne Pause durch (Pike – Seitstütz rechts – Seitstütz links)
- Absolviere die fünfte und sechste Übung jeweils 40 Sekunden lang und je 3-mal ohne Pause (Dips – diagonales Rückenstrecken aus dem Vierfüßlerstand links – diagonales Rückenstrecken aus dem Vierfüßlerstand rechts)

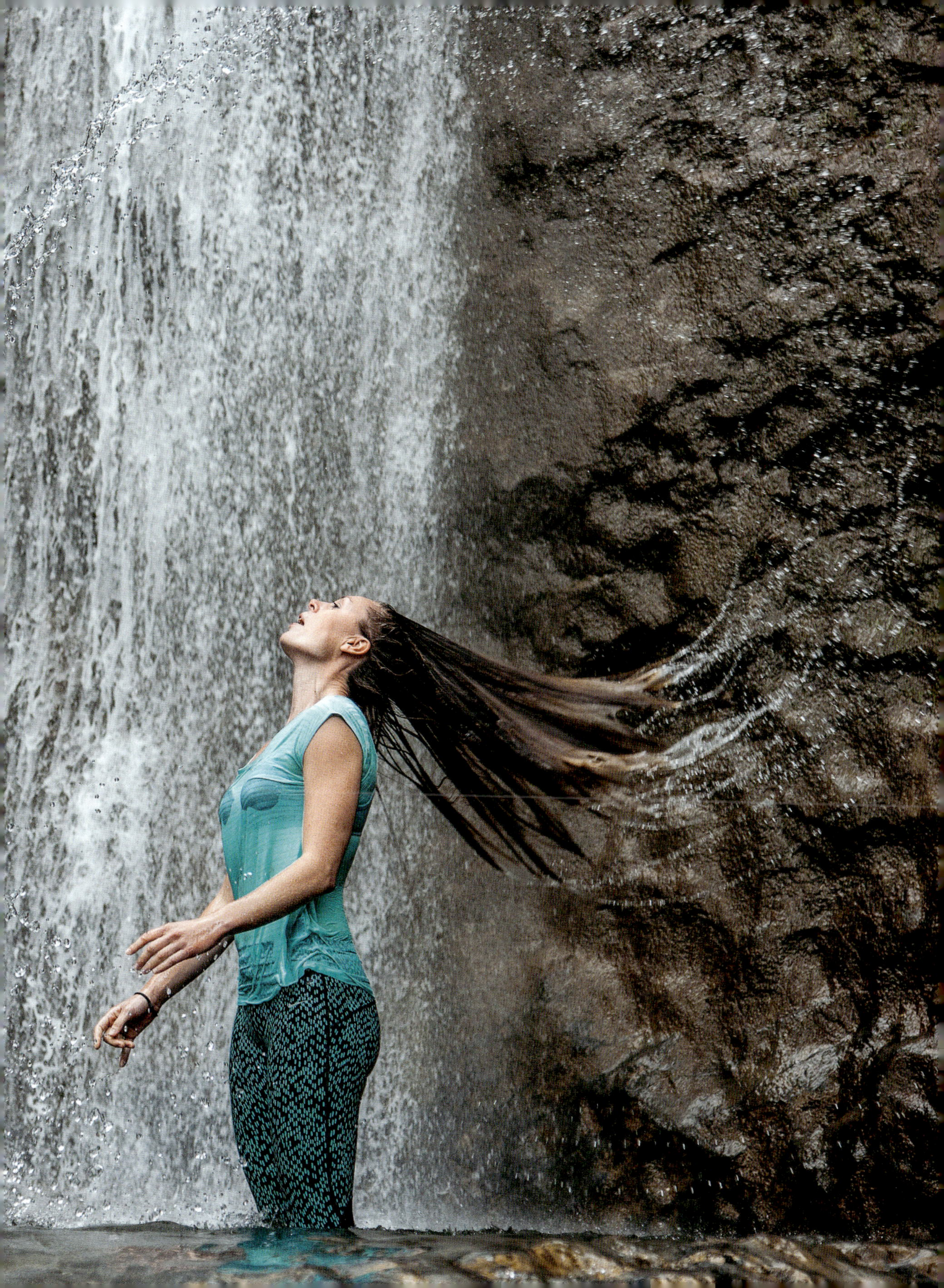

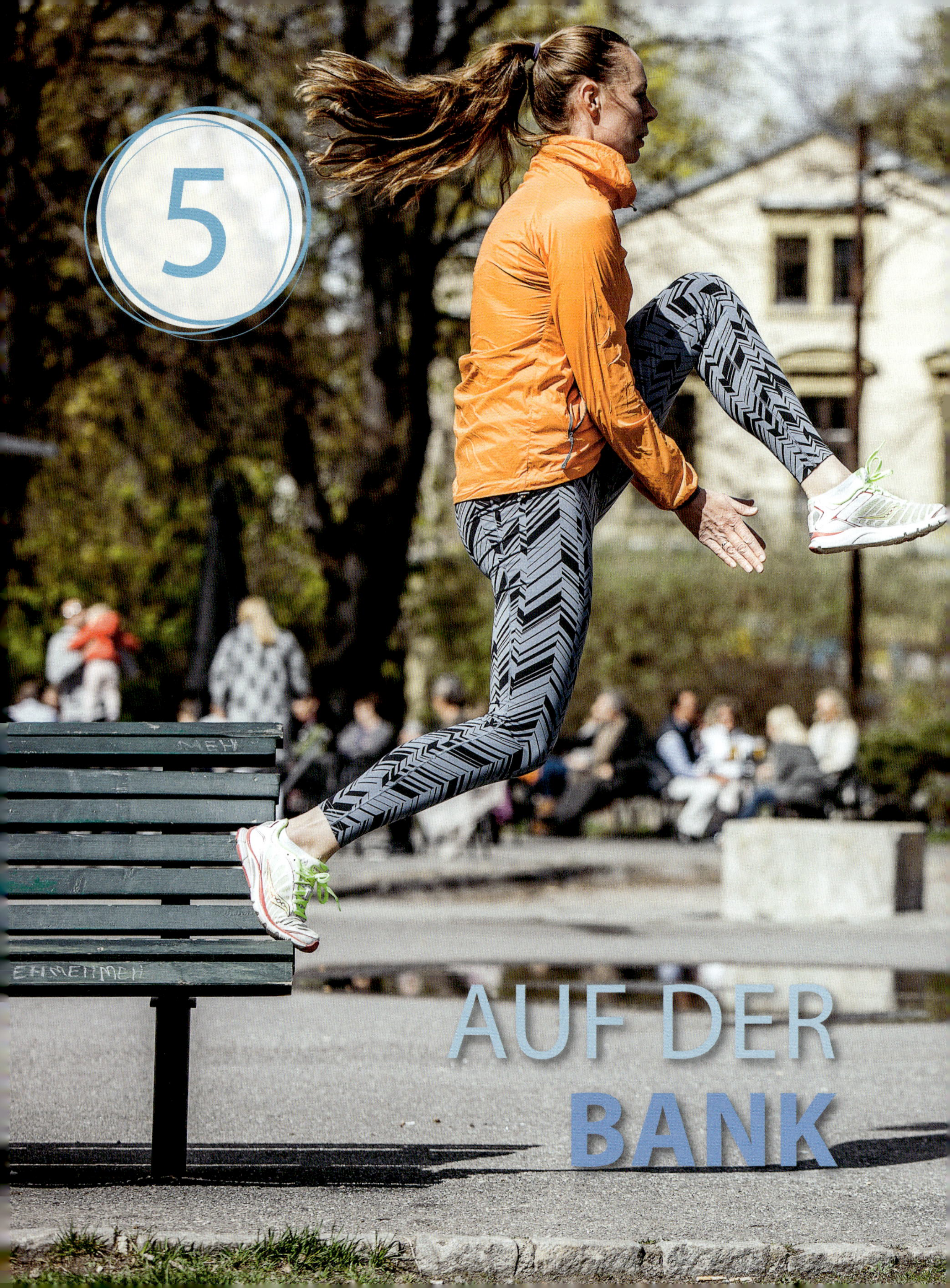

5 AUF DER **BANK**

Täglich eine halbe Stunde körperliche Aktivität, die vom Anspruch her etwa einem Spaziergang entspricht, reduziert bei gesunden Erwachsenen das Risiko von:

- Herz-Kreislauf-Erkrankungen
- Typ-2-Diabetes
- Schlaganfall
- Depressionen, Angst und psychischen Problemen
- verschiedenen Krebsarten
- Osteoporose
- Thrombosen
- Rheuma

Die regelmäßige körperliche Betätigung wird auch

- das Herz kräftigen
- zur Bildung neuer Gehirnzellen beitragen
- die Gedächtnisleistung verbessern
- mehr Energie geben
- das Immunsystem stärken

Schau dich einmal um und entdecke all die Möglichkeiten zum Trainieren, die dir dein Umfeld bietet. Überall in der Natur gibt es Stufen und andere Formen von Erhöhungen. Wie wäre es mit etwas Krafttraining während eines Spaziergangs im Park, etwa wenn du an einer Bank vorbeikommst? Es braucht nicht viel, um der Gesundheit einen großen Gefallen zu tun. In diesem Kapitel gebe ich dir Tipps für Bein- und Bauchmuskelübungen, die du ganz unkompliziert im Park machen kannst. Natürlich steht es dir auch frei, sie durch weitere Übungen zu ergänzen.

EINBEINIGER SPREIZSPRUNG (WADEN, OBERSCHENKEL VORN, GESÄSS)

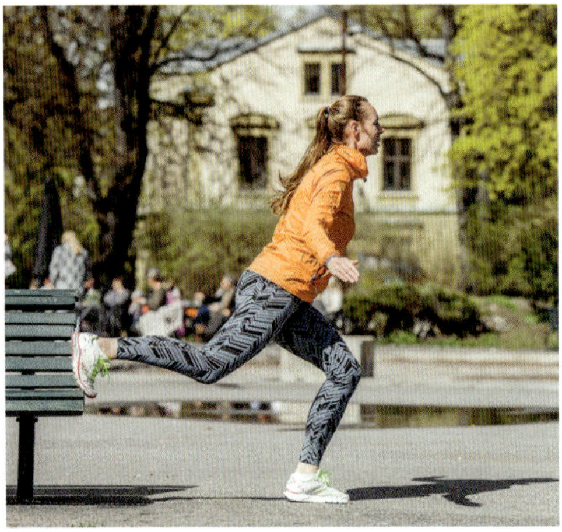

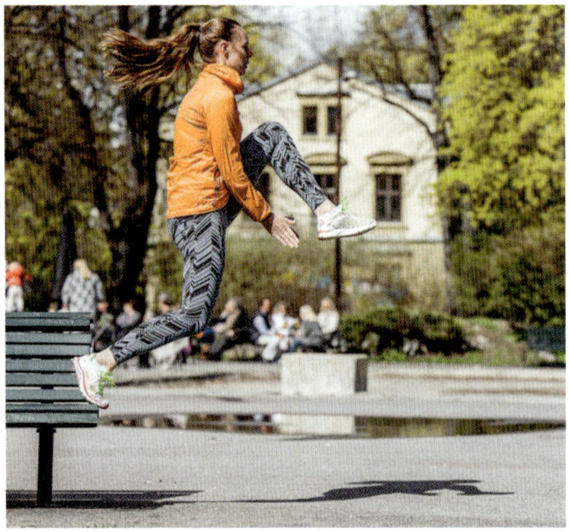

Diese Übung ist eine schwerere und explosivere Version des bulgarischen Ausfallschritts. Halte das hintere Bein immer auf der Bank, während du mit dem vorderen Bein hochspringst. Beginne mit kleinen Sprüngen und achte auf eine weiche Landung, bei der du dich abfederst, bevor du wieder abspringst. Später kannst du versuchen, während des Sprungs auf den Schenkel zu klatschen oder sogar beide Hände unter dem Bein zusammenzuführen.

SEITLICHES BEINHEBEN (OBERSCHENKEL UND GESÄSS AUSSEN)

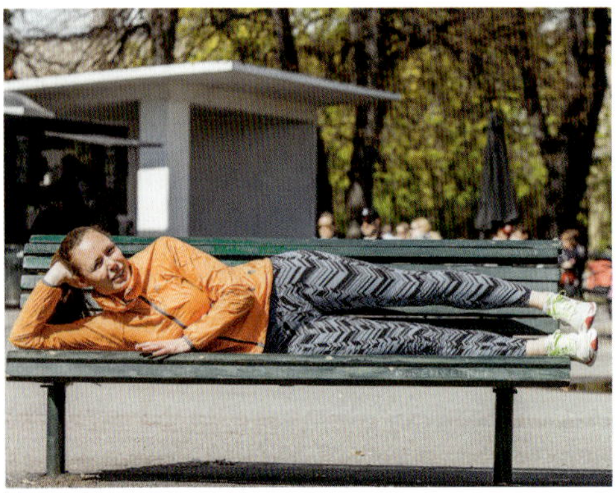

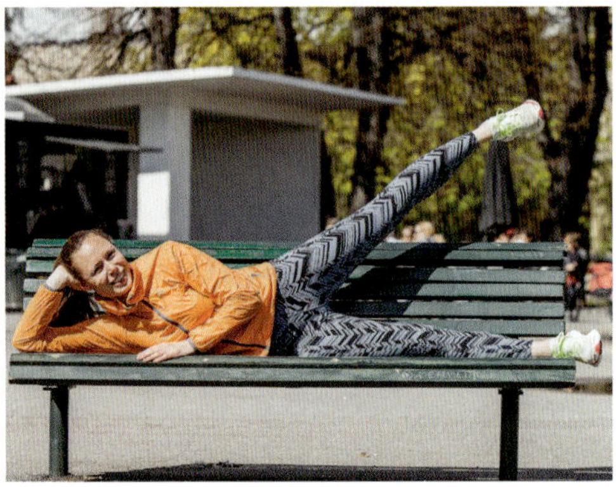

Leg dich auf die Seite und heb das obere Bein gestreckt an. Halte das Kniegelenk gerade und versuch, das Bein beim Heben eine Spur nach hinten zu führen. Dreh die Zehen des oberen Fußes leicht nach unten in Richtung Bank. Senk das Bein wieder ab und tippe mit dem oberen auf den unteren Fuß, bevor du das Bein für die nächste Wiederholung wieder anhebst.

EINBEINIGE SCHULTERBRÜCKE
(OBERSCHENKEL HINTEN, GESÄSS, UNTERER RÜCKEN)

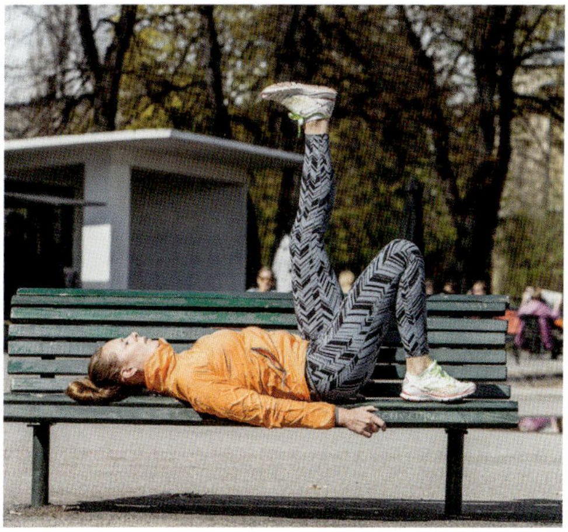

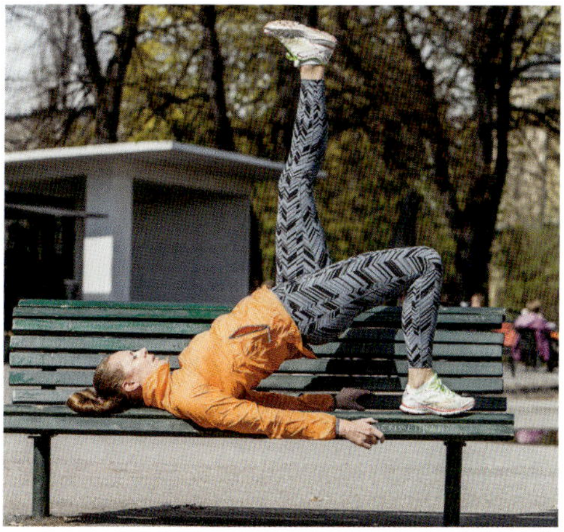

Leg dich auf den Rücken und stell einen Fuß nah an den Po auf. Streck das andere Bein senkrecht nach oben. Heb dann das Becken möglichst hoch an und gib dabei Druck auf die Ferse des Standbeins. Wiederhole die Übung mit dem anderen Bein.

SCHRÄGER CRUNCH (SCHRÄGE BAUCHMUSKELN)

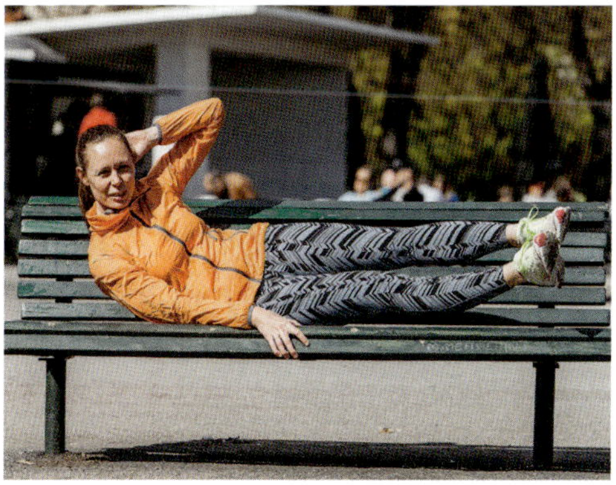

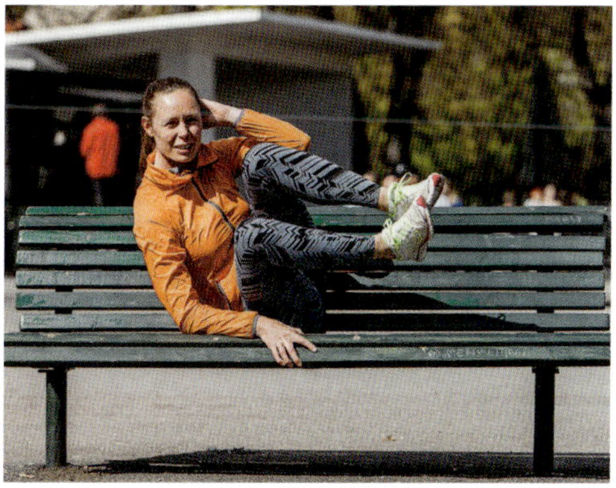

Leg dich auf die Seite und hebe Beine und Oberkörper an, sodass nur eine Gesäßhälfte und der Unterarm die Bank berühren. Halte dich ruhig mit einer Hand fest, während du die Finger der anderen Hand locker an den Hinterkopf legst. Krümme dich seitlich zusammen, bis sich Knie und Ellbogen berühren. Streck dich langsam wieder und halte dabei die Spannung in der Taille. Wiederhole die Übung auf der anderen Seite.

BECKENLIFT (OBERSCHENKEL HINTEN, GESÄSS, UNTERER RÜCKEN)

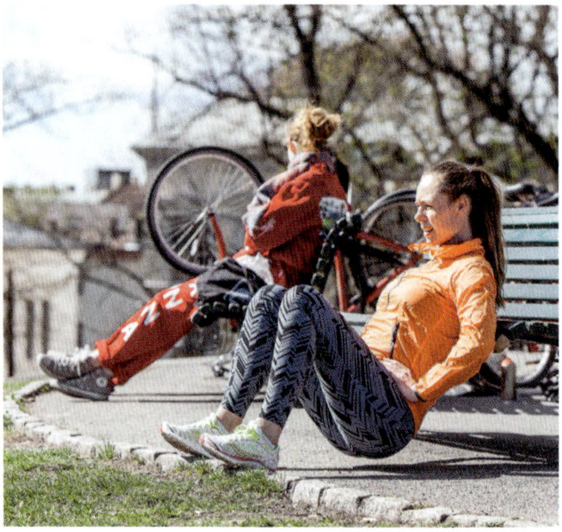

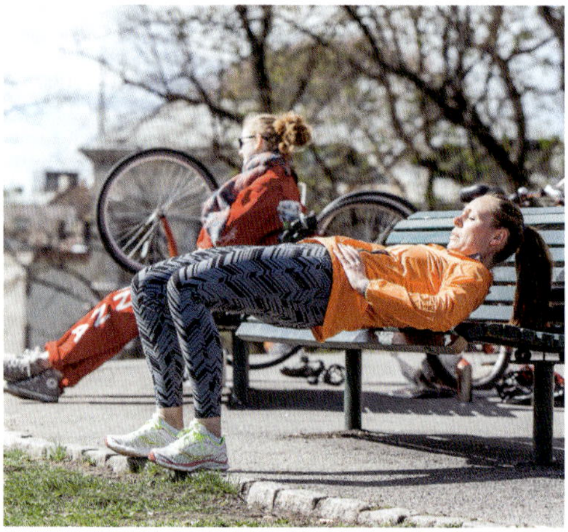

Lehn dich mit den Schulterblättern gegen die Kante der Bank und heb dein Gesäß ein wenig vom Boden ab. Drück dein Becken nun hauptsächlich mit der Kraft aus den Gesäßmuskeln nach oben, bis dein Körper von der Brust bis zu den Knien eine gerade Linie bildet. Spann in der obersten Position die Gesäßmuskeln ganz bewusst kräftig an und senk das Becken dann wieder bis knapp oberhalb des Bodens ab. Das ist eine Wiederholung. Falls nötig, kannst du den Kopf mit den Händen stützen. Die Übung wird schwerer, wenn du sie einbeinig ausführst (Seite 113).

L-SITZ (GERADE BAUCHMUSKELN, HÜFTBEUGER, OBERSCHENKEL VORN)

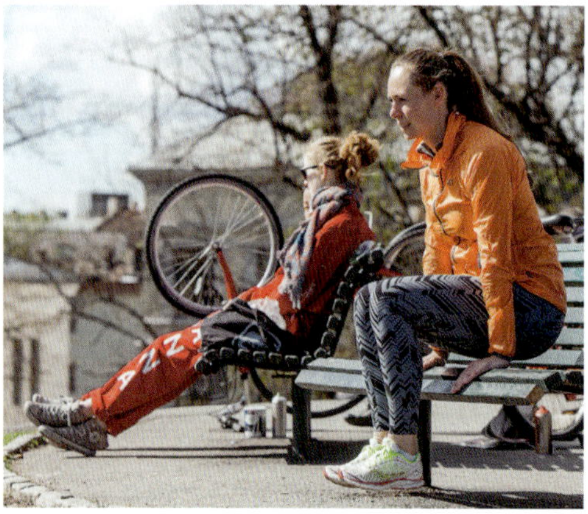

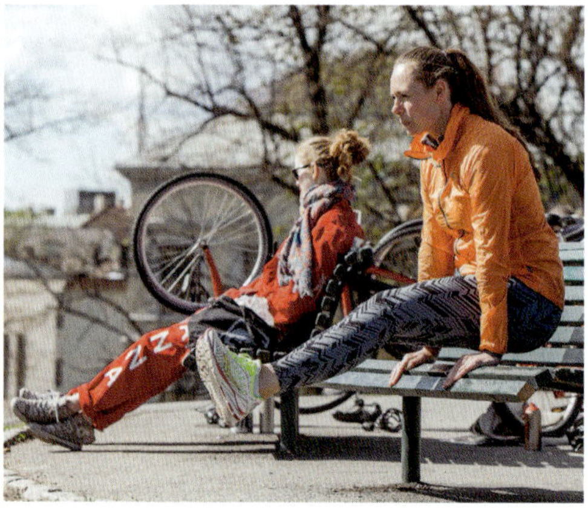

Leg die Hände auf die Bank und stemm dich nach oben, sodass dein Po angehoben ist. Selbst wenn du die Füße auf dem Boden lässt, ist das schon eine tolle Bauchmuskelübung! Versuch zunächst, die angewinkelten Beine anzuheben. Wenn du das schaffst, kannst du die schwerere Version probieren und die Beine gerade nach vorn ausstrecken. Halte die Stellung so lange wie möglich!

AUF DER BANK

1 EINBEINIGER SPREIZSPRUNG

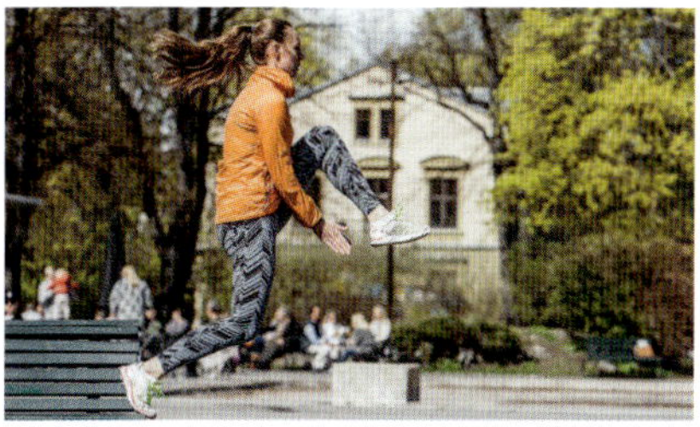

2 SCHRÄGER CRUNCH

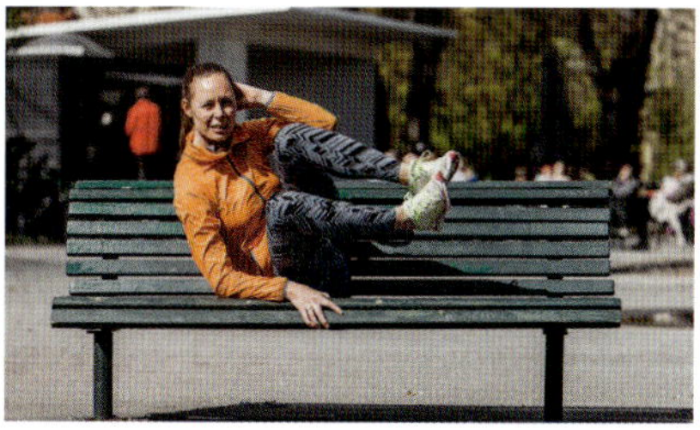

4 SEITLICHES BEINHEBEN

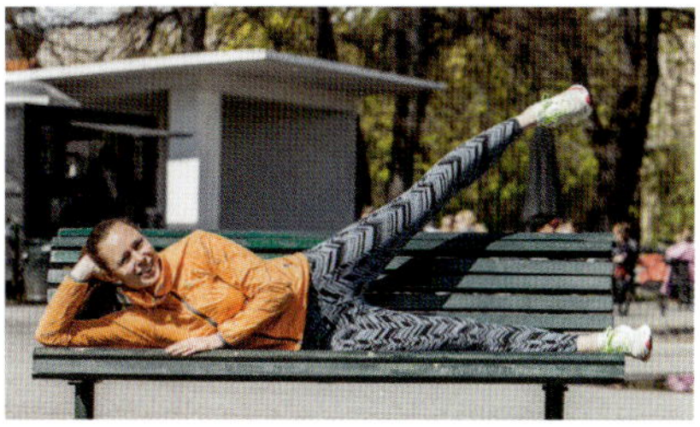

5 EINBEINIGE SCHULTERBRÜCKE

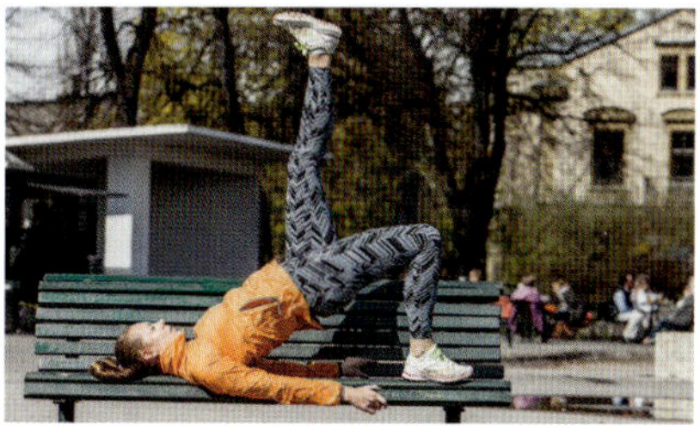

7 BECKENLIFT

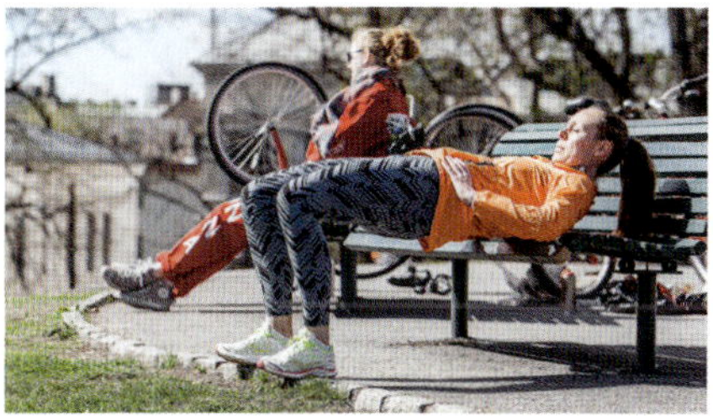

8 L-SITZ

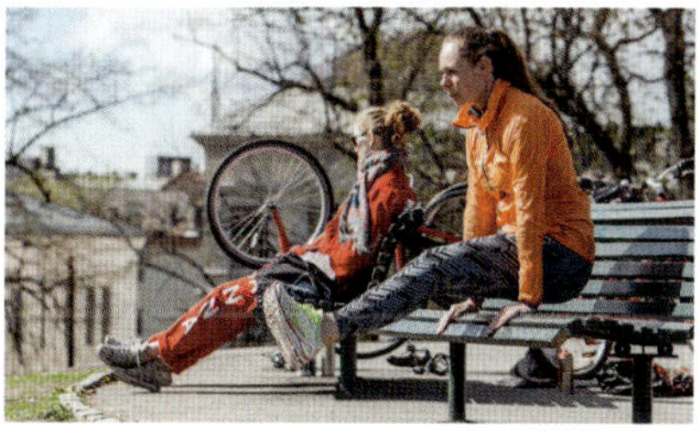

Tipps für das Trainingsprogramm

- Absolviere jede Übung 10- bis 15-mal.
- Die vier ersten Übungen machst du abwechselnd rechts und links und gehst erst zur nächsten Übung über, wenn du damit fertig bist. Die beiden letzten Übungen kannst du abwechselnd ausführen. Den L-Sitz hältst du so lange wie möglich!

6 EIN STARKER RUMPF

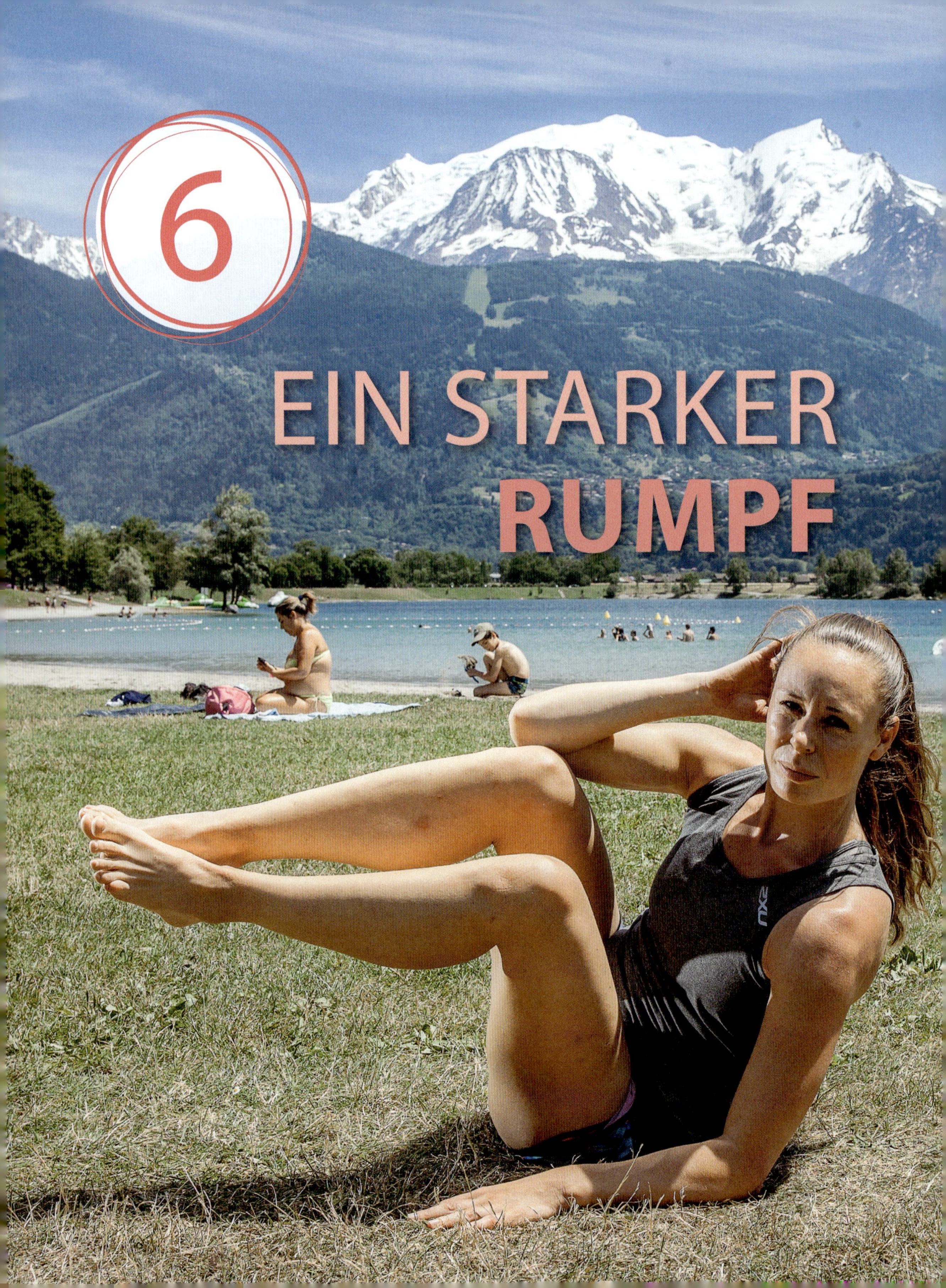

Je härter man trainiert und je schwieriger die Übungen sind, die man absolviert, umso wichtiger ist eine starke Rumpfmuskulatur. Sie trägt dazu bei, Verletzungen zu vermeiden – besonders am Rücken –, ermöglicht es, dass man im Krafttraining immer mehr Gewicht auflegen kann, und fördert die Leistung beim Ausdauer- und Konditionstraining.

Der Rumpf – unsere Körpermitte – ist bei jeder Bewegung aktiv. Da viele von uns aber den größten Teil des Tages im Sitzen verbringen, wird die Rumpfmuskulatur nur wenig gefordert. Das führt dazu, dass sie schneller schwach wird – ein Problem, das unsere Ahnen nicht kannten, denn sie waren im Grunde den ganzen Tag über aktiv.

Den Rumpf trainiert man am effektivsten, indem man sich zunächst vor Augen führt, welche Muskulatur man mit einer Übung gezielt erreichen möchte. Diese Übung gilt es dann langsam und kontrolliert zu absolvieren. Mein Tipp: Führe speziell die Rumpfübungen bewusst kontrolliert aus und konzentriere dich dabei auf die Muskulatur, um die es konkret geht.

Bauch

SIT-UP (GERADE BAUCHMUSKELN)

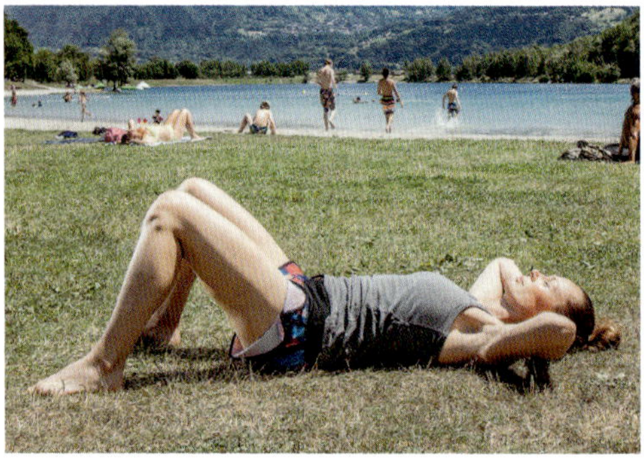

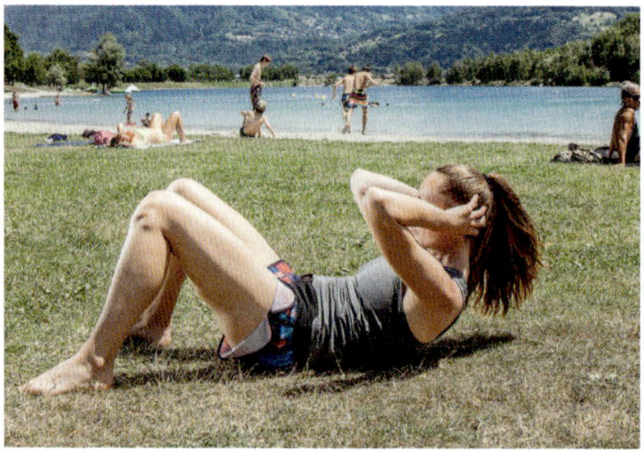

Beim traditionellen Sit-up richtet man sich aus der Rückenlage in die sitzende Position auf. Dabei wird der untere Rücken vom Boden abgehoben, wodurch die Übung technisch anspruchsvoll wird. Dies hier ist eine sicherere Variante, bei der der untere Rücken stets am Boden bleibt. Zieh nicht am Kopf, sondern stütz ihn nur mit den Fingerspitzen hinter den Ohren. Spann die Rumpfmuskeln an und heb Kopf, Schultern und oberen Rücken vom Boden ab. Halte die Position einige Sekunden – ebenso wie die Spannung im unteren Rücken bei der Abwärtsbewegung.

UMGEKEHRTER CRUNCH MIT BEINABSENKEN (GERADE BAUCHMUSKELN, HÜFTBEUGER)

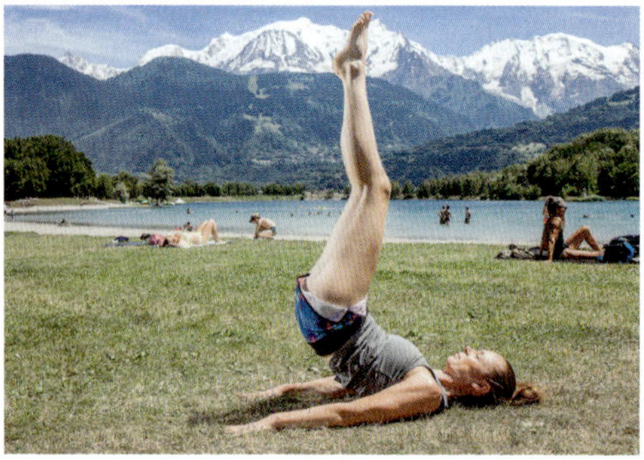

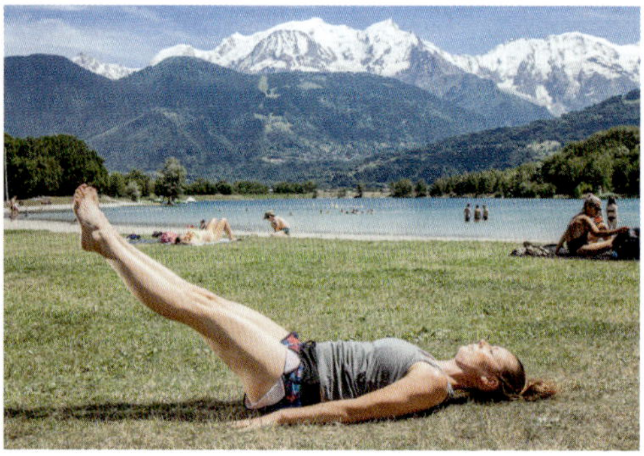

Anstatt den Oberkörper zu krümmen, streckst du hier die Beine nach oben, hebst Becken und unteren Rücken vom Boden ab und ziehst den Unterkörper in Richtung Kopf. Bring Becken und unteren Rücken wieder langsam zurück auf den Boden und senk dann die gestreckten Beine ab. Anschließend hebst du die Beine wieder in die Senkrechte und schließt die nächste Wiederholung an.

RADFAHRER-CRUNCH (GERADE UND SCHRÄGE BAUCHMUSKELN)

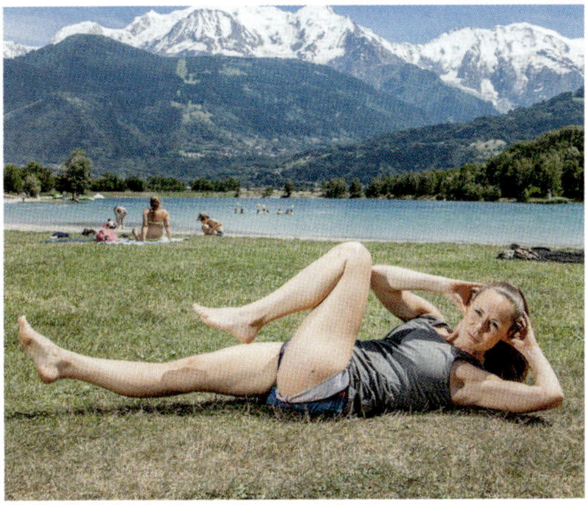

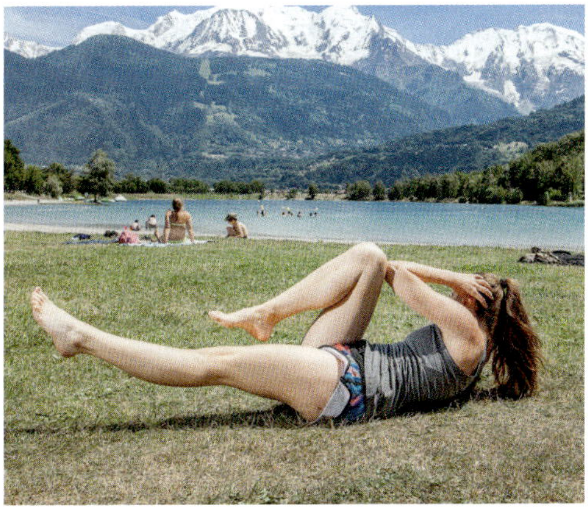

Kopf, Schultern und oberer Rücken sind die ganze Zeit vom Boden abgehoben, während du mit den Beinen »Rad fährst«. Ellbogen und Knie berühren sich diagonal, bevor du dich zur anderen Seite hin drehst. Führe diese Übung langsam und kontrolliert aus. Konzentiere dich in erster Linie auf saubere Drehungen und nicht auf das Tempo.

DIAGONALER TWIST (SCHRÄGE BAUCHMUSKELN, HÜFTBEUGER)

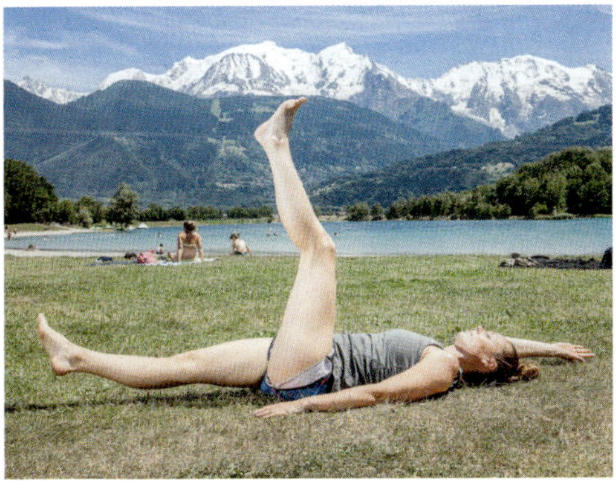

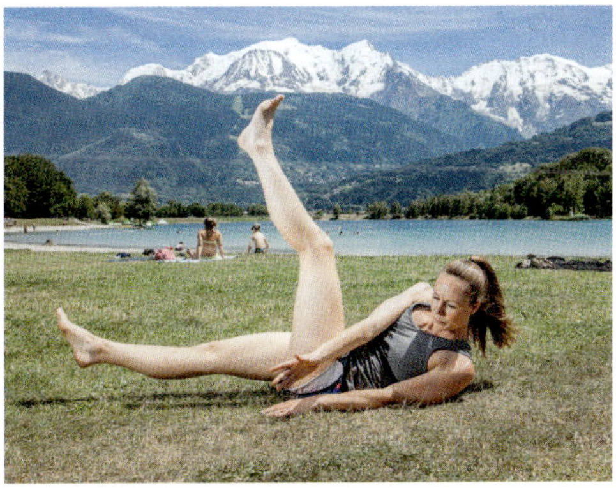

Das ist eine schwierige Übung, die Ruhe und Konzentration erfordert. In der Ausgangsposition sind Arm und Bein derselben Körperseite ausgestreckt; das Bein berührt den Boden nicht. Das andere Bein wird senkrecht nach oben gehalten. Den gestreckten Arm führst du über den Kopf zur Außenseite des gegenüberliegenden Beins. Der kleine Finger soll neben dem Bein den Boden berühren.

UNTERARMSTÜTZ (OBERSCHENKEL HINTEN, GESÄSS, UNTERER RÜCKEN)

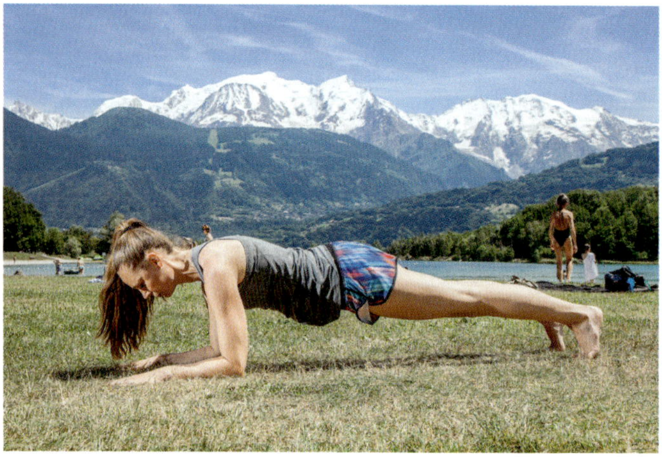

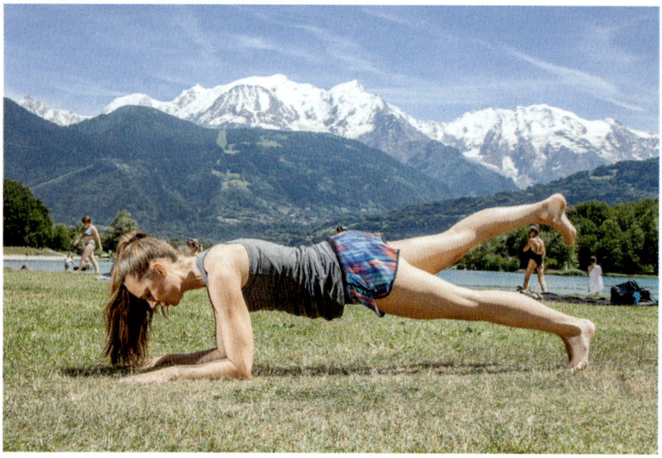

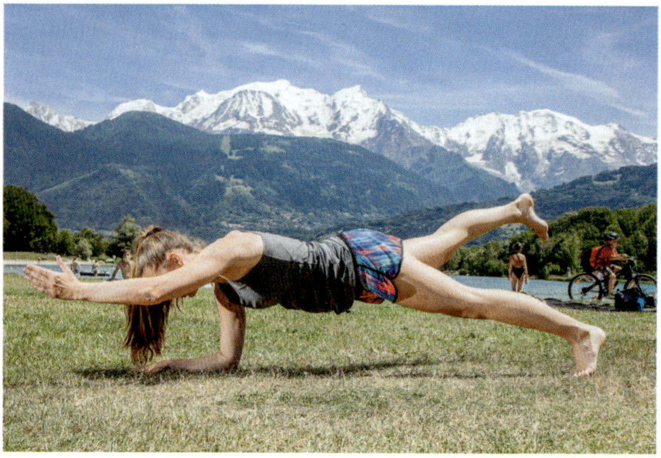

Beim Unterarmstütz ist es sehr wichtig, dass du nicht ins Hohlkreuz fällst, also das Becken absinken lässt. Außerdem solltest du während der ganzen Übung hindurch den Bauchnabel einziehen und ganz bewusst die Gesäßmuskeln anspannen, um die Beckenposition besser zu kontrollieren. Achte darauf, dass du die Schultern von den Ohren entfernt hältst und zwischen den Schulterblättern nicht einsinkst. Absolvierst du die Übung auf den Knien, ist sie leichter; schwerer wird sie dagegen, wenn du zusätzlich ein Bein, einen Arm oder diagonal beides anhebst, wie auf dem untersten Bild. Beende die Übung, wenn du merkst, dass deine Bauchmuskeln den unteren Rücken nicht mehr in der geforderten Position stabilisieren können und du mit dem Becken nach unten absinkst.

Rücken

DIAGONALES RÜCKENSTRECKEN IN BAUCHLAGE
(UNTERER RÜCKEN, RÜCKENSTRECKER)

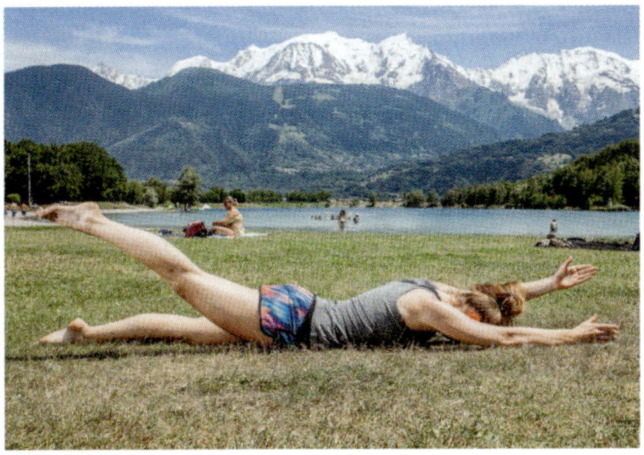

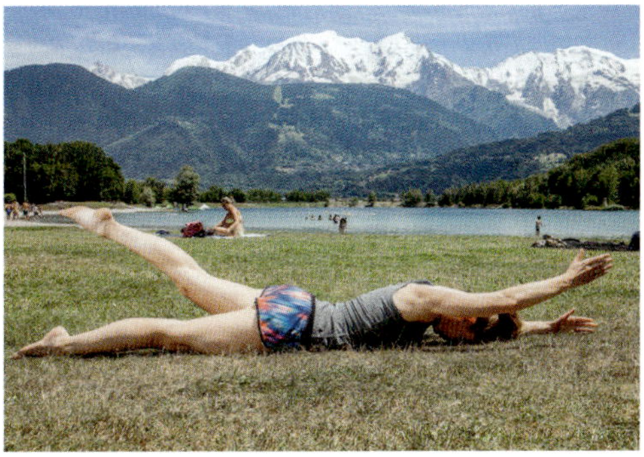

Diese Übung lässt sich in Bauchlage ebenso wie auf Knien (Seite 48) absolvieren. Halte jede Streckung einige Sekunden, um den unteren Rücken wirklich zu spüren, und streck Arm und Bein gleichzeitig in einer langen Bewegung aus. Schau gerade nach unten zum Boden, sodass der Nacken die Verlängerung des Rückens bildet und nicht überstreckt.

SCHWIMMER (UNTERER UND OBERER RÜCKEN, RÜCKENSTRECKER)

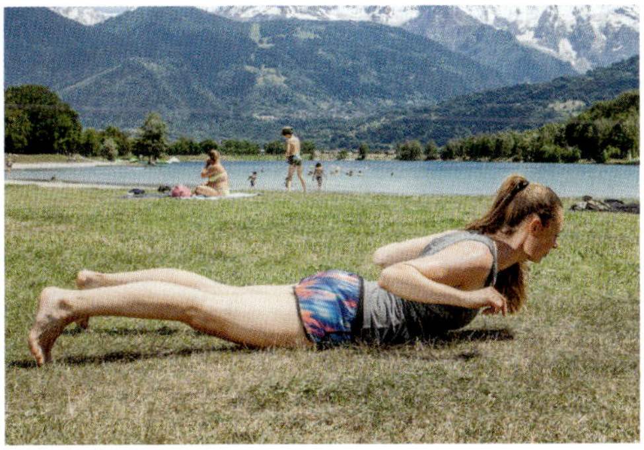

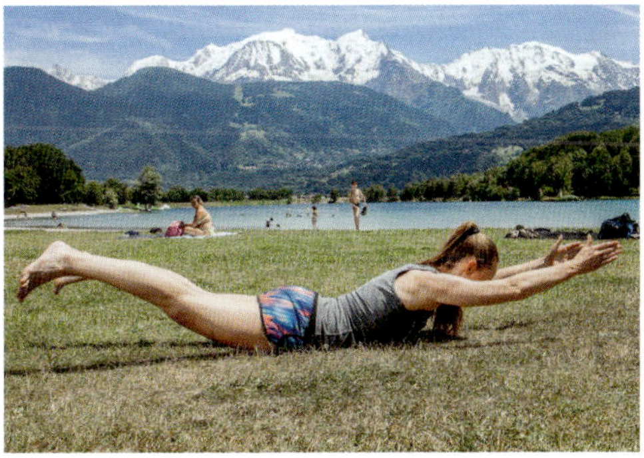

Den Schwimmer kannst du auf verschiedene Arten ausführen. Mit angehobenen Beinen wird die Belastung für den unteren Rücken stärker, als wenn du die Beine auf dem Boden lässt. Heb daher die Beine erst an, wenn du eine gewisse Grundkraft im Rücken aufgebaut hast.
Spann Gesäß- und Bauchmuskeln an und heb Oberkörper und Arme hoch. In der Ausgangsposition sind die Arme nach hinten angewinkelt. Streck dann die Arme gerade nach vorn aus, dabei zeigen die Daumen nach oben. Halte den Blick ständig nach unten gerichtet und zieh die Schulterblätter in der Rückwärtsbewegung der Arme kräftig zusammen.

TISCH (GESÄSS, UNTERER RÜCKEN, OBERSCHENKEL HINTEN, SCHULTERN)

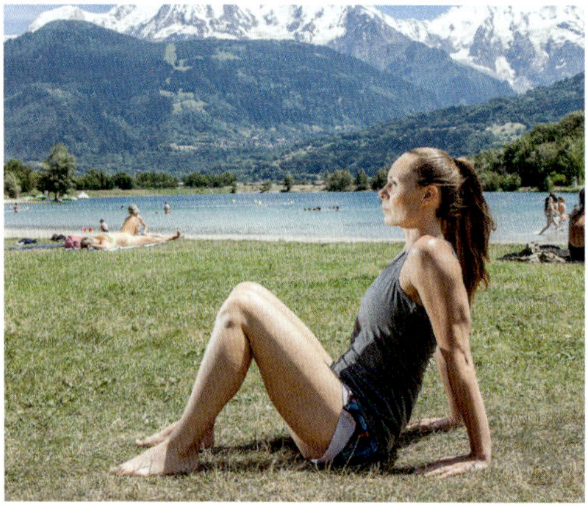

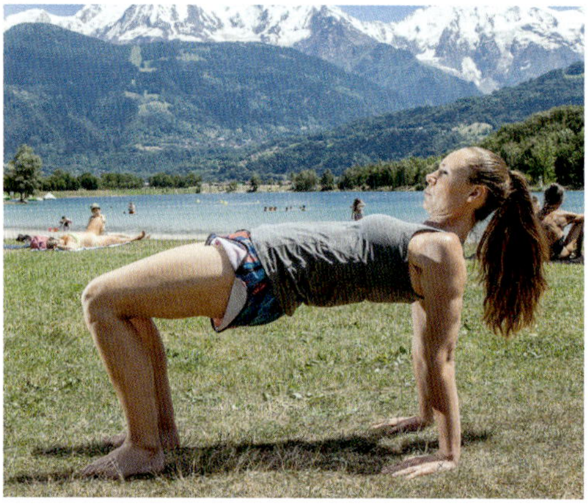

Das ist eine Variante der Schulterbrücke, bei der man sich auf die gestreckten Arme stützt anstatt mit den Schultern auf dem Boden zu liegen. Beim Heben der Hüften sollte der Blick nach vorn gerichtet sein, damit der Kopf nicht nach hinten hängt. Neben den Hüften wird hier auch die Brust kräftig angehoben, und das erfordert Armkraft!

SCHULTERBLÄTTER ZUSAMMENZIEHEN (RÜCKENSTRECKER, OBERER RÜCKEN)

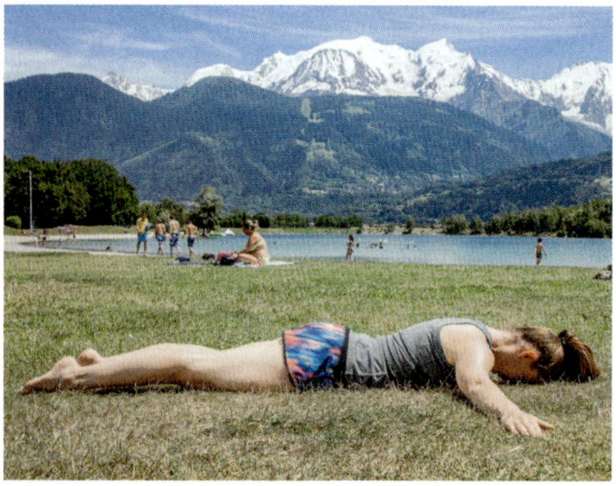

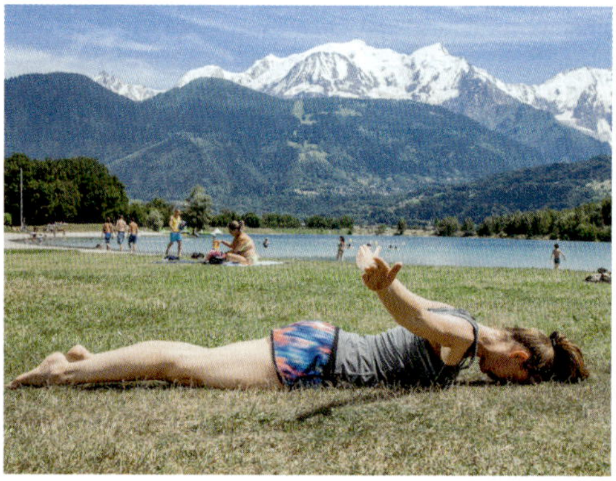

Diese Übung beansprucht in erster Linie die Muskulatur zwischen den Schulterblättern, gleichzeitig ist aber der gesamte Rückenstrecker aktiv – vom Nacken bis zum unteren Rücken. Streck die Arme seitlich aus und halte die Stirn ständig auf dem Boden. Heb die Arme an und achte darauf, die Schulterblätter zusammenzuziehen. Die Übung fördert auch eine gute Haltung.

EIN STARKER RUMPF

A

1 CRUNCH

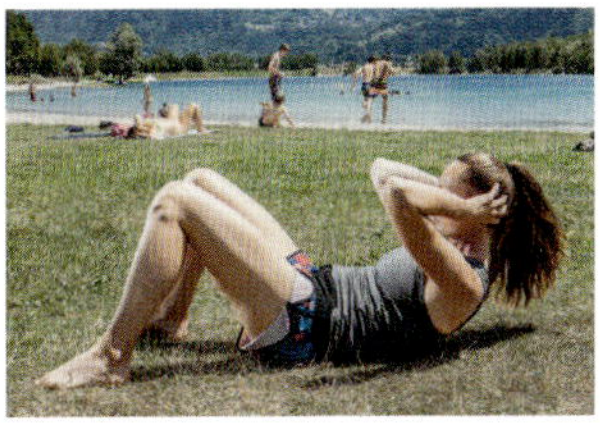

2 SCHULTERBLÄTTER ZUSAMMMENZIEHEN

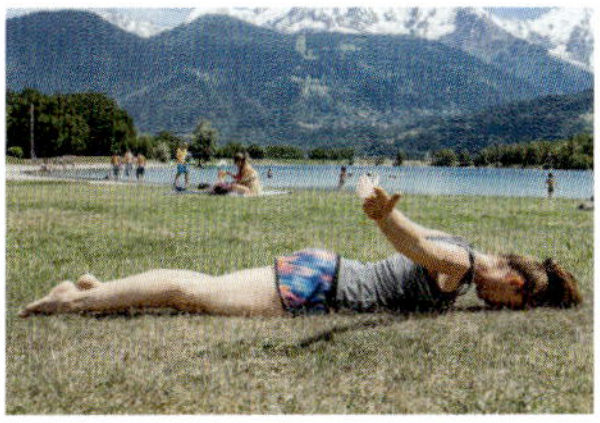

3 UNTERARMSTÜTZ

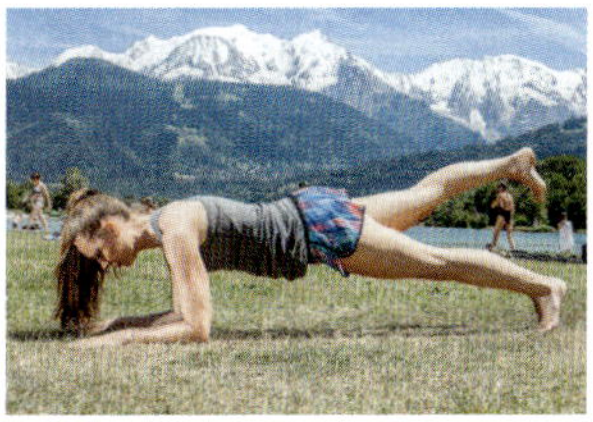

4 SCHWIMMER

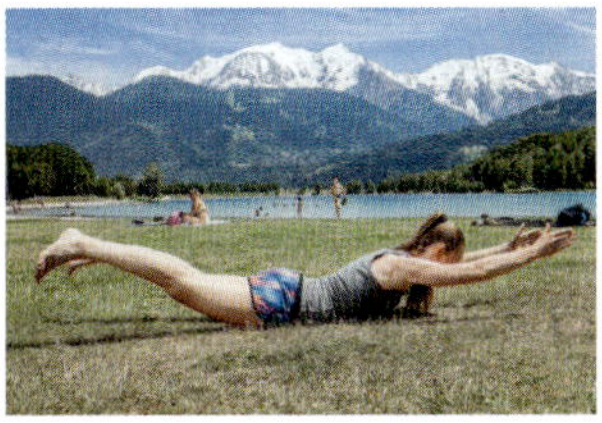

5 RADFAHRER-CRUNCH

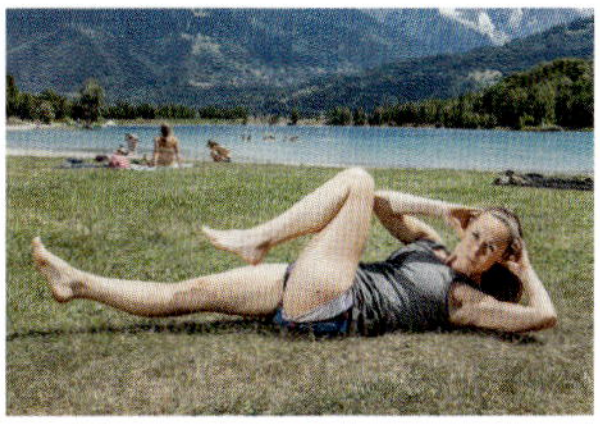

B

1 UMGEKEHRTER CRUNCH

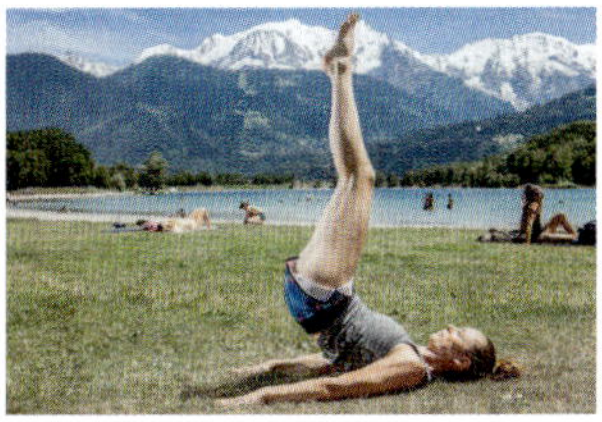

2 TISCH

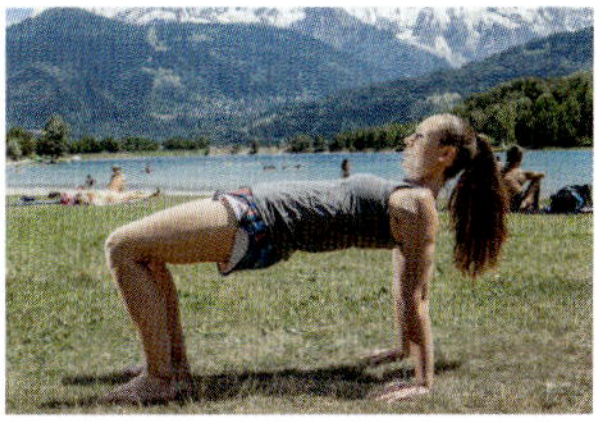

3 DIAGONALER TWIST

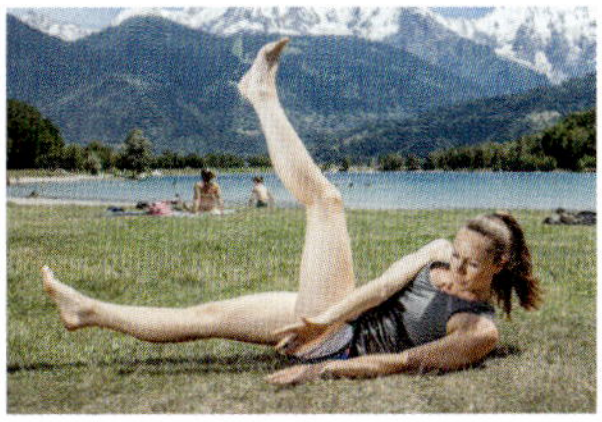

4 DIAGONALES RÜCKEN-STRECKEN

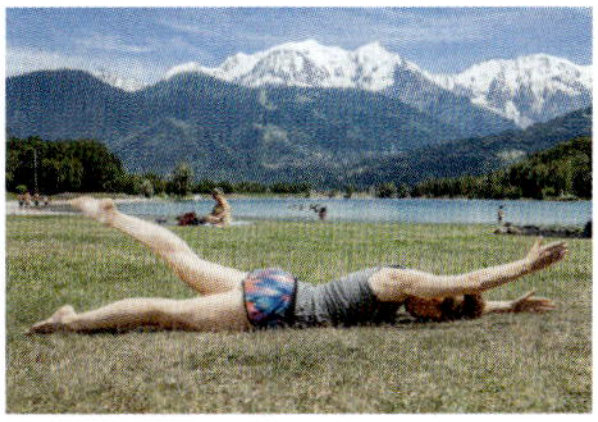

Tipps für das Trainingsprogramm

Wähle eins der beiden Programme aus und führe die Übungen als Zirkeltraining durch. Absolviere jede Übung 30 bis 45 Sekunden lang und pausiere dann 15 Sekunden, in denen du dich auf die nächste Übung vorbereitest. Wiederhole alles 3-mal.

A Crunch, Schulterblätter zusammenziehen, Unterarmstütz, Schwimmer, Radfahrer-Crunch
B Umgekehrter Crunch, Tisch, diagonaler Twist (jede Seite einmal), diagonales Rückenstrecken

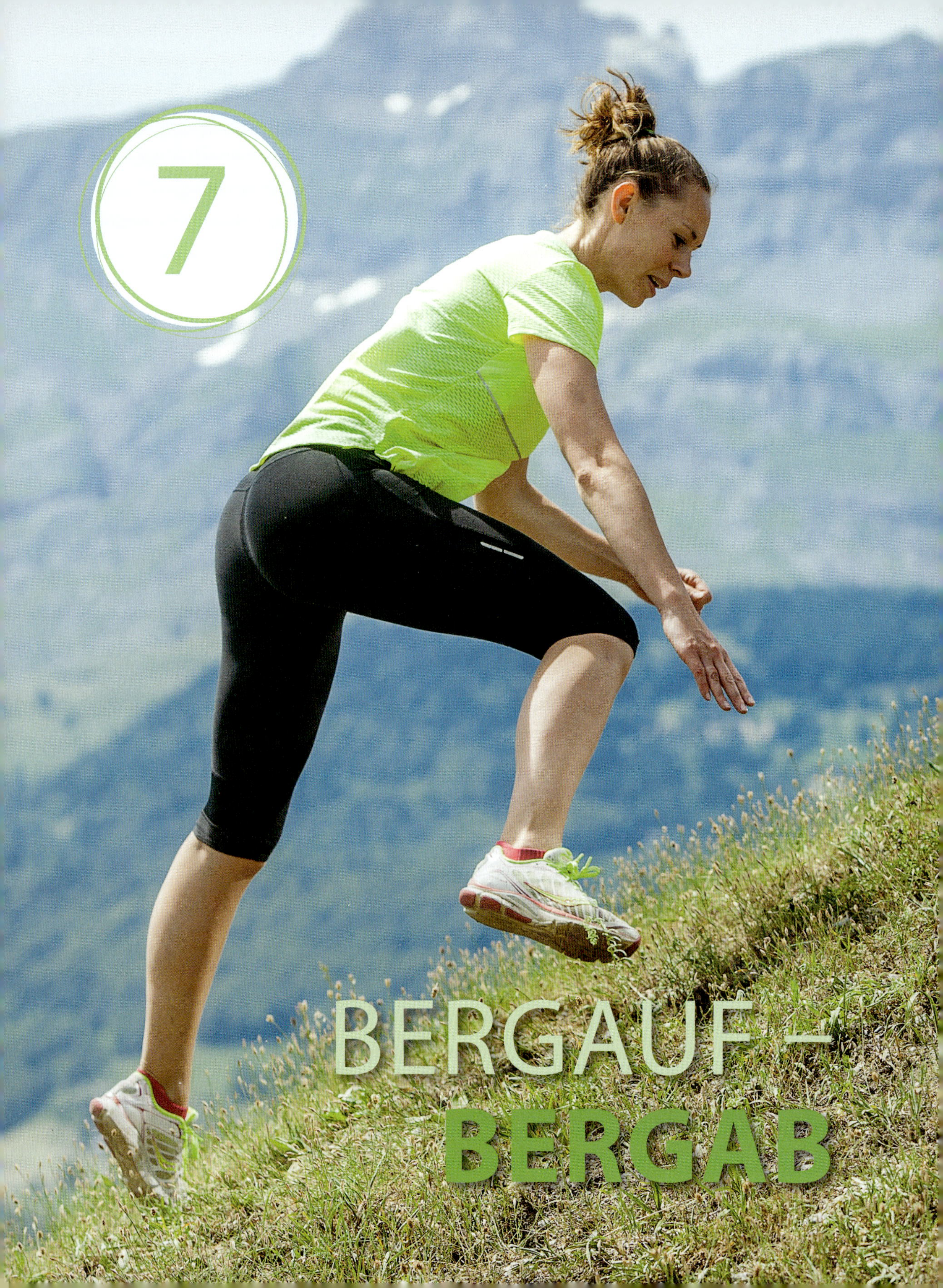

7 BERGAUF – BERGAB

Training an einem Hang ist ein regelrechter Konditionsbooster, da der Puls die ganze Steigung hindurch gleichbleibend hoch ist. Das führt natürlich auch zu einer hohen Verbrennung während des Workouts. Abhängig von der persönlichen Grundkonstitution, wird sich bei den meisten eine mehr oder weniger starke Verbesserung bei Schnelligkeit und Schnellkraft einstellen. Außerdem schult das Training am Hang den Gleichgewichtssinn beim Gehen wie beim Laufen. Fünf Prozent Steigung reichen für ein effizientes Workout völlig aus, doch je steiler der Hang, desto besser für den Trainingseffekt. Die Steigung zwingt den Körper zu größerer Anstrengung als auf flachem Terrain. Auch das Verletzungsrisiko ist meiner Meinung nach niedriger, da Knie und Sprunggelenk weniger stark belastet werden.

Ein kleiner Hang genügt, um interessante Abwechslung in dein Training zu bringen. In diesem Kapitel zeige ich dir einige alternative Übungen für den ganzen Körper, die sich gut an einer Steigung machen lassen. Man braucht durchaus keinen so steilen Hang wie auf den Bildern. Ist die Steigung länger, kann man die Übungen mit einem Berglauf verbinden, um gleichzeitig auch noch die Kondition zu stärken. Auf diese Weise absolvierst du eine hervorragende ganzheitliche Trainingseinheit.

RÜCKWÄRTSGEHEN ODER -LAUFEN

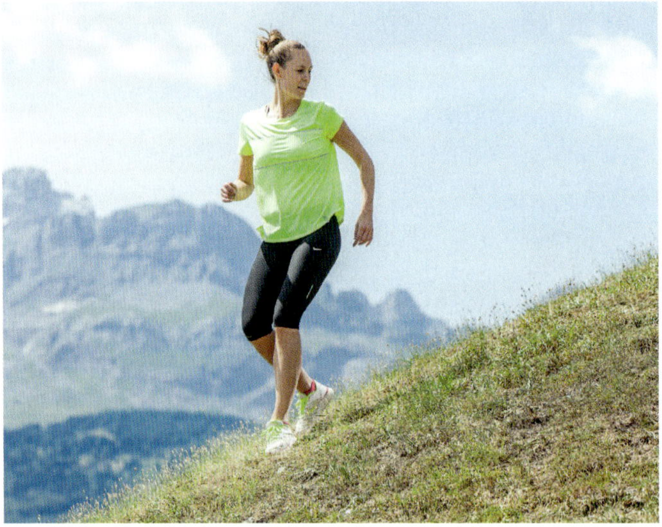

Lauf oder geh rückwärts den Hang hinauf – dies ist eine super Übung für die Oberschenkel. Halte den Rücken dabei gerade und achte darauf, abwechselnd über beide Schultern nach hinten zu schauen, um den Kopf nicht ständig in eine Richtung zu drehen.

BÄRENGANG

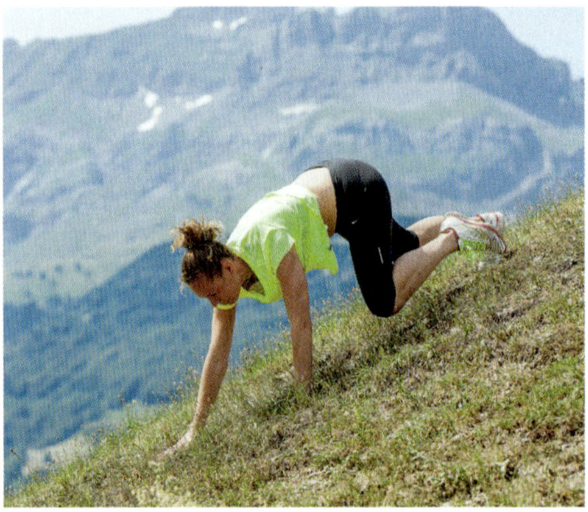

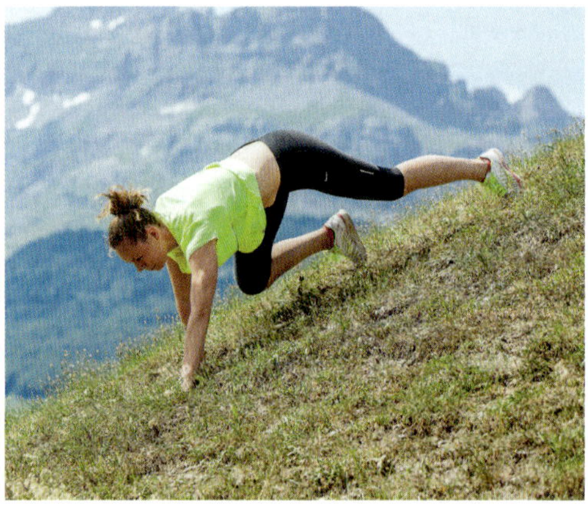

Den Bärengang übst du am besten erst im Flachen oder bergauf. Die Alternative, die ich hier zeige – nämlich bergab –, stellt hohe Ansprüche an Schulterstabilität, Armkraft und Rumpfmuskulatur. Halte die Bauchmuskeln dabei kräftig angespannt und stabilisiere die Schultern, indem du sie senkst und bewusst zurückziehst, während du dich kontrolliert bergab bewegst.

KREBSGANG

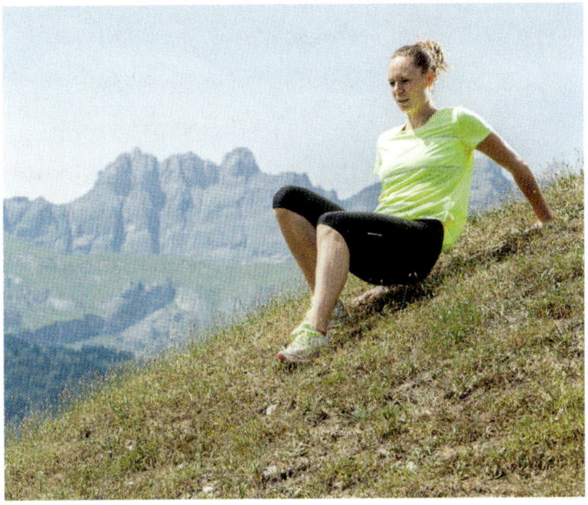

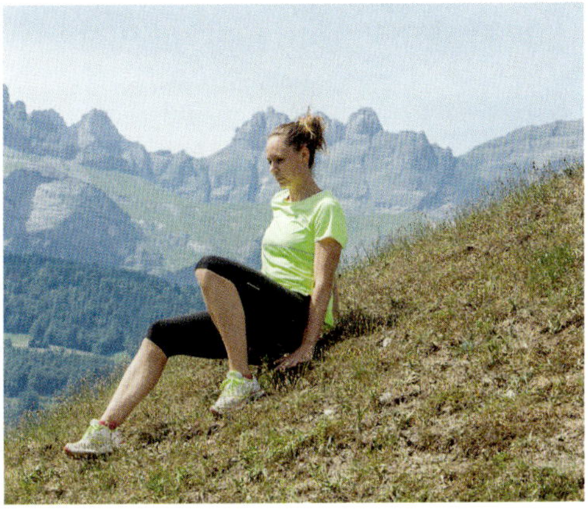

Heb den Po an und beweg dich auf Händen und Füßen bergab. Um die Übung schwerer zu machen, gehst du im Krebsgang rückwärts bergauf. Achte auf gesenkte Schultern und aktive Arme. Manche werden eine Weile brauchen, bis sie sich an die Belastung der Handgelenke gewöhnt haben. Übertreib es also anfangs nicht.

AUSFALLSCHRITT RÜCKWÄRTS

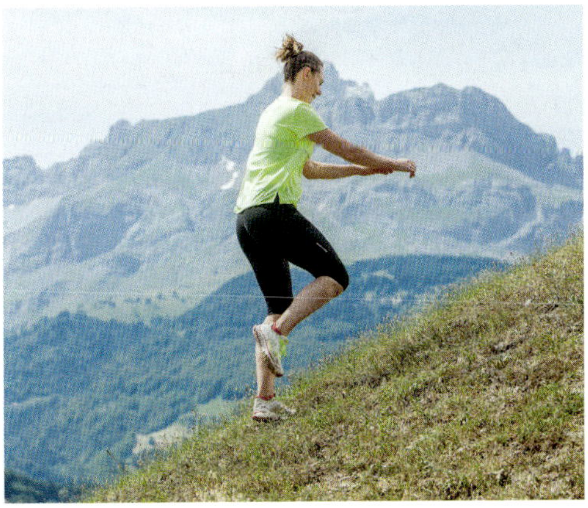

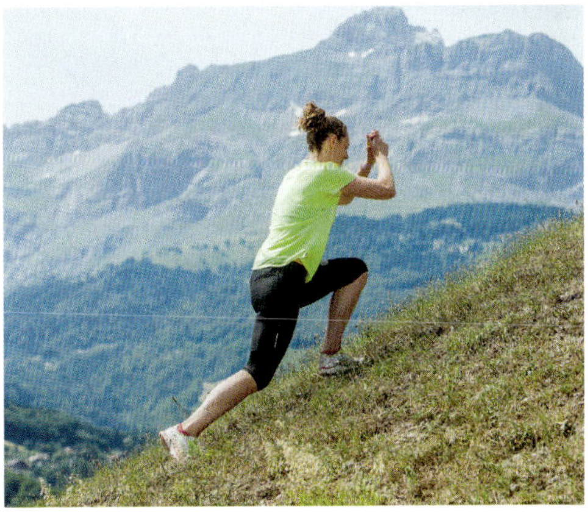

Bei dieser Variante des Ausfallschritts ist der Gleichgewichtssinn ganz schön gefordert. Führst du die Übung am Hang aus, brauchst du starke Achillessehnen, da die Ferse bei jedem Rückwärtsschritt abheben und dadurch die Sehne belasten kann. Versuch in jedem Fall, den Unterschenkel des vorderen Beins so senkrecht wie möglich zu halten.

SEITSPRUNG

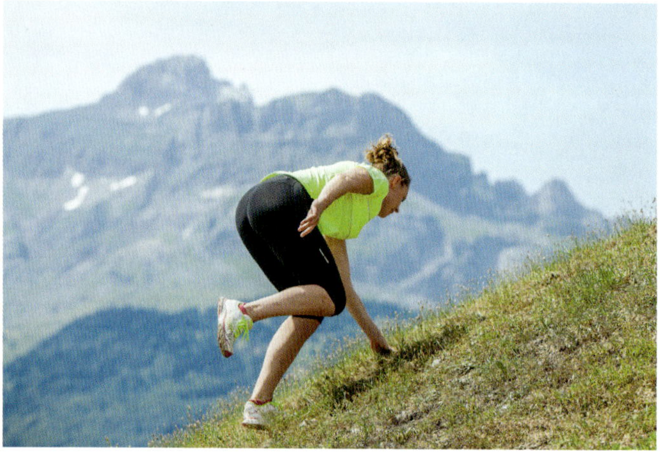

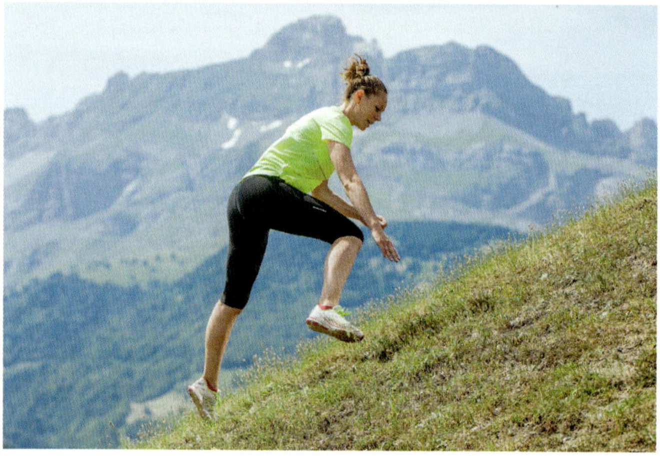

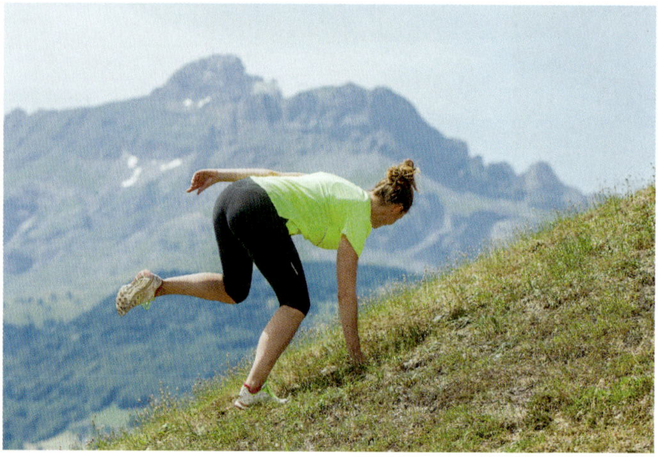

Heb ein Bein angewinkelt vom Boden ab, berühre mit der Hand der anderen Körperseite den Boden und halte den Rücken gerade. Drück dich kräftig mit dem Fuß des Standbeins ab, spring auf das andere Bein und berühre den Boden mit der anderen Hand. Du kannst auch zwei aufeinanderfolgende Sprünge ausführen und dich erst beim dritten Schritt nach vorn beugen und den Boden berühren.

BERGSTEIGER MIT DREHUNG

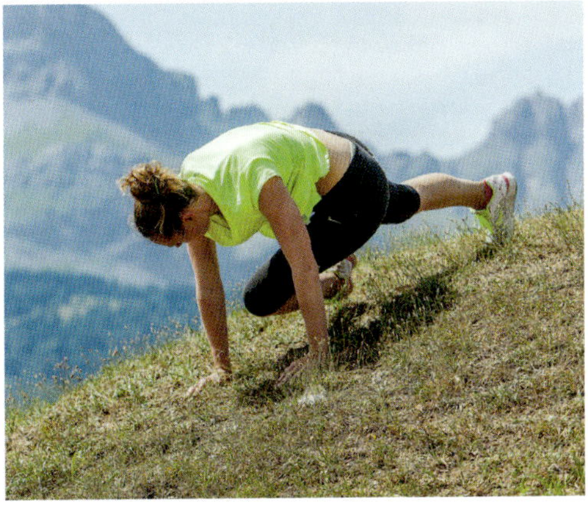

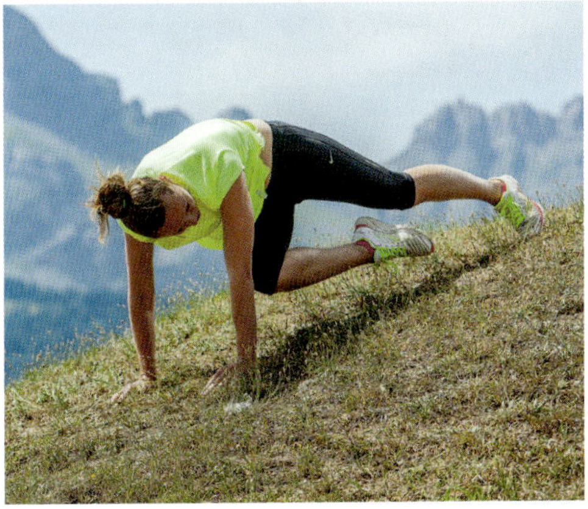

Bei dieser Übung ist es wichtig, das Schultergelenk zu stabilisieren, indem du die Schultern senkst und zurückziehst. Führe das Knie zum gegenüberliegenden Ellbogen und entscheide selbst, wie schnell du die Beine wechseln möchtest. Wenn du dich umdrehst und die Übung mit dem Oberkörper nach oben ausgerichtet machst, wird sie dir sogar leichter fallen als im Flachen.

DIAGONALER BAUCHTWIST

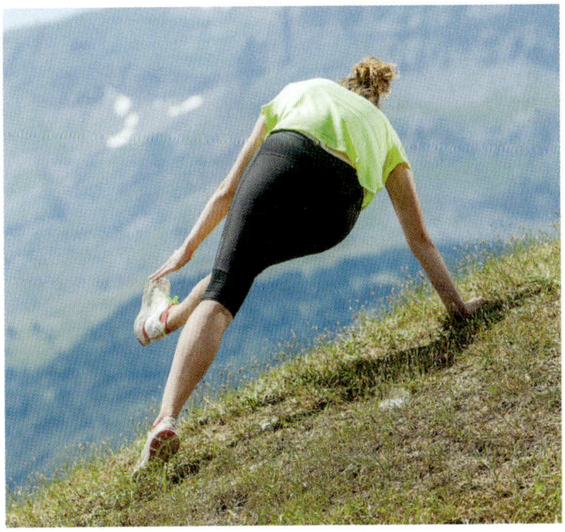

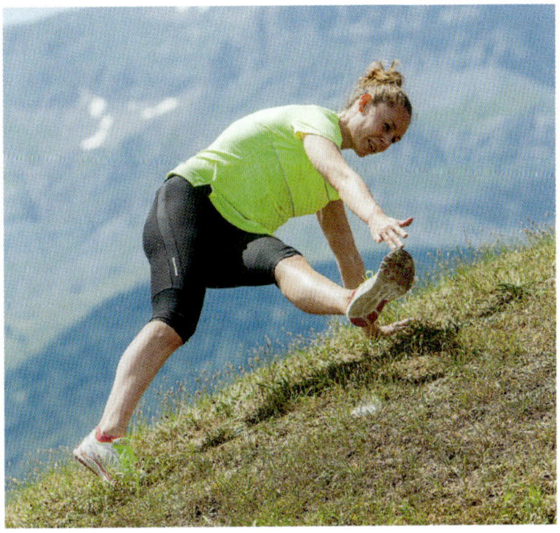

Streck den Arm zum gegenüberliegenden Fuß und dreh dich dabei zur Seite, indem du dich auf den jeweils anderen Arm und Fuß stützt. Achte bei der Bewegung auf kräftig angespannte Rumpfmuskeln. Halte die Ellbogen gestreckt.

SPRUNG AUS DEM STAND

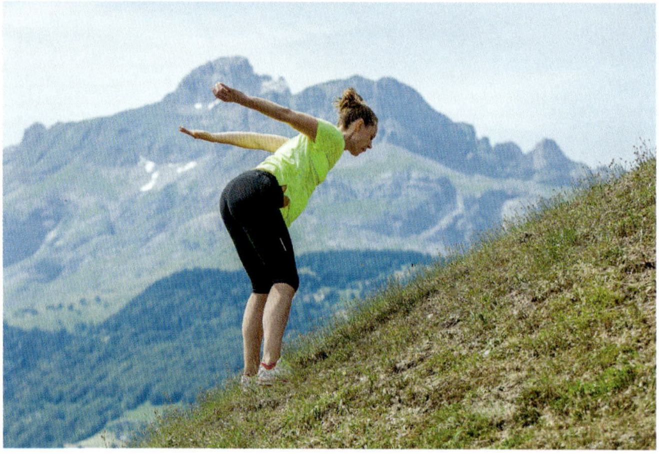

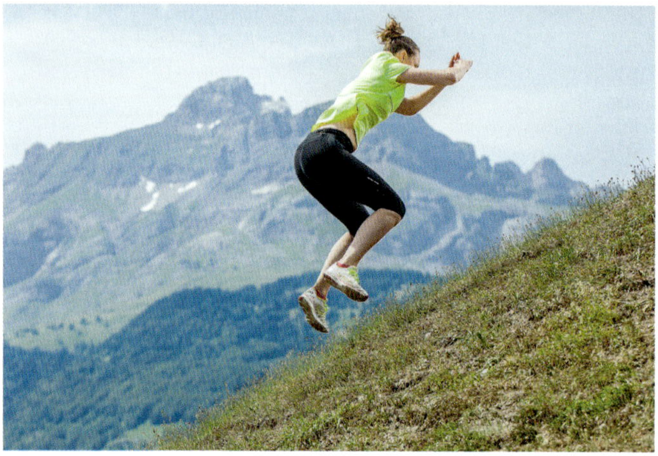

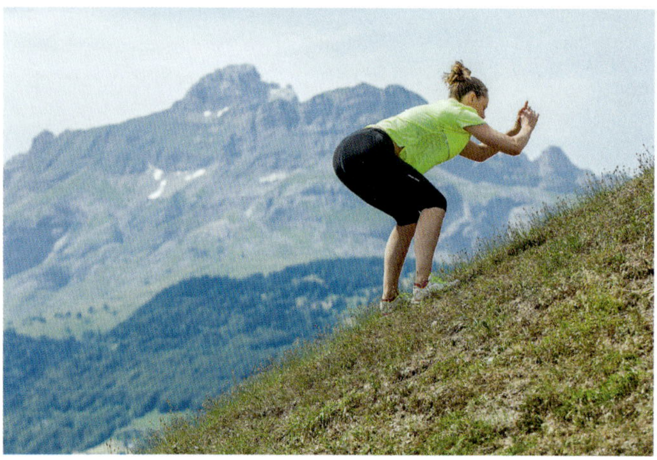

Das ist eine gute Alternative zu Kastensprüngen, also Sprüngen auf eine Erhöhung. Führe die Arme hinter den Körper und benutze den Schwung aus der Armbewegung nach vorn, um möglichst weit bergauf zu springen. Je steiler der Hang ist, desto mehr wird deine Wadenmuskulatur gefordert, da die Fersen umso mehr vom Boden abheben.

BOOT

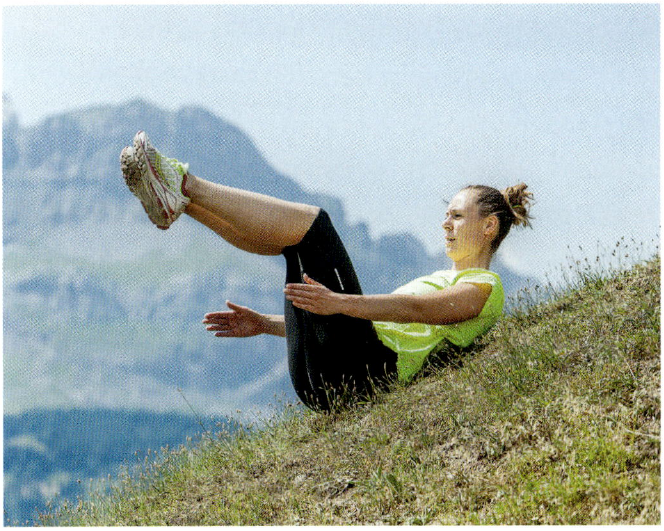

Wenn man diese Übung am Hang macht, kann man den unteren Rücken gut gegen den Boden drücken, was viele als sicherer empfinden, als wenn der Rücken ganz frei ist. Die Beine sollten möglichst ruhig bleiben, während du die Bauchmuskeln kräftig anspannst, den oberen Rücken anhebst, die Arme gerade nach vorn führst und in dieser Position ein paar Sekunden lang verharrst.

EINBEINSPRUNG

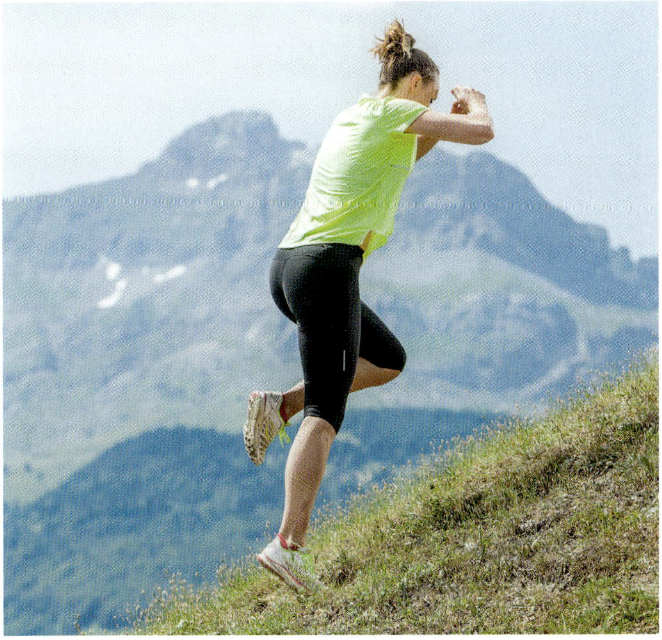

Eine gute Übung, um Gleichgewicht und Stabilität zu trainieren. Versuch, den Körper aufrecht zu halten, während du auf einem Bein bergauf springst. Die meisten spüren dabei einen deutlichen Unterschied zwischen links und rechts, was schön zeigt, wie wichtig einbeinige Übungen sind, um Symmetrien zwischen den Extremitäten herzustellen und ein muskuläres Ungleichgewicht abzuwenden.

EXPLOSIVER LIEGESTÜTZ

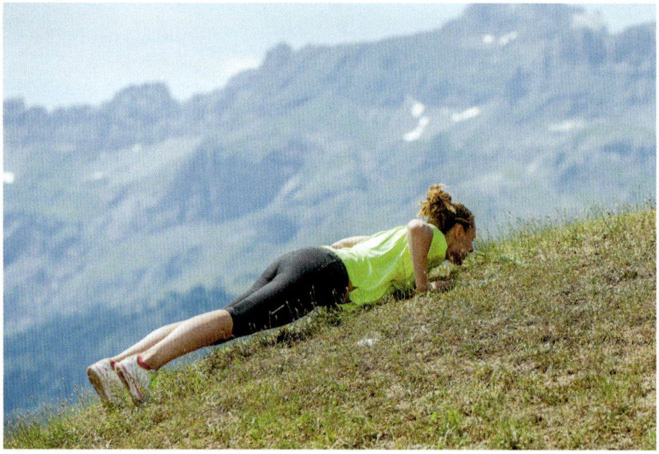

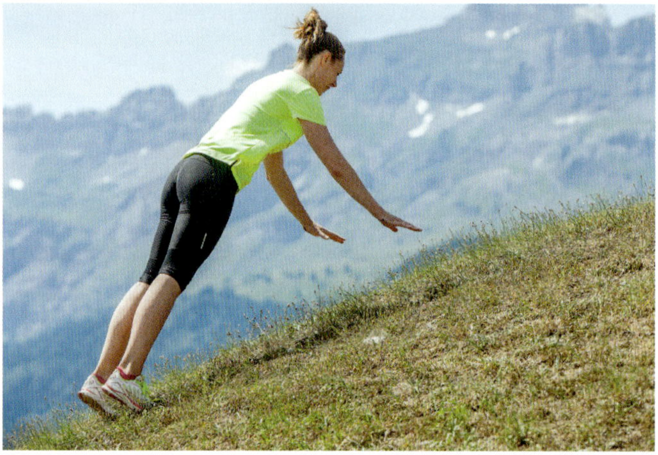

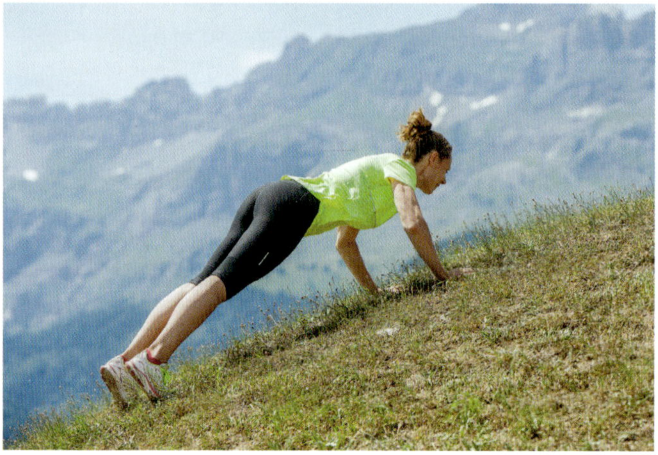

Am Hang lässt sich ganz hervorragend trainieren, beim Liegestütz mit der Brust ganz auf den Boden zu kommen. Die Übung wird schwerer, wenn man sich mit dem Oberkörper bergab dreht. Das belastet allerdings die Schultern stärker.
Hier zeige ich eine Variante des Liegestützes, die am Hang Spaß macht und die man auf den Zehen oder den Knien aufgestützt machen kann. Nimm mit den Armen Schwung und drück dich so hoch in die Luft, wie du kannst. Halte die Bauchmuskeln stets kräftig angespannt, um ein Hohlkreuz zu vermeiden.

TRAINING AM HANG

1 RÜCKWÄRTSGEHEN ODER -LAUFEN

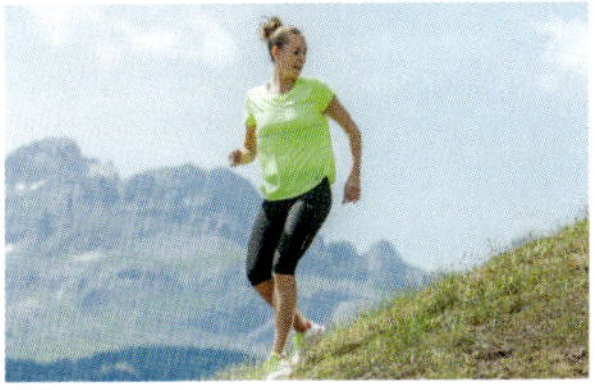

2 DIAGONALER BAUCHTWIST

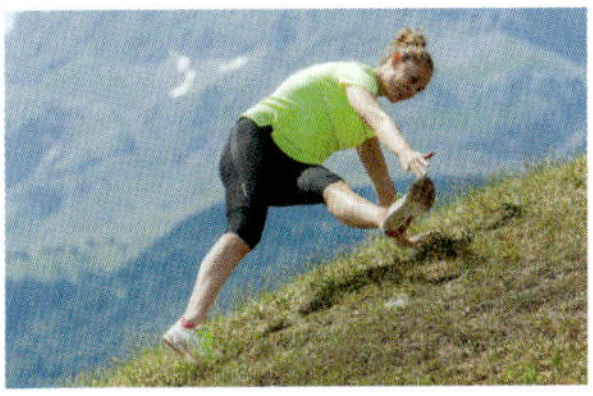

3 KREBSGANG

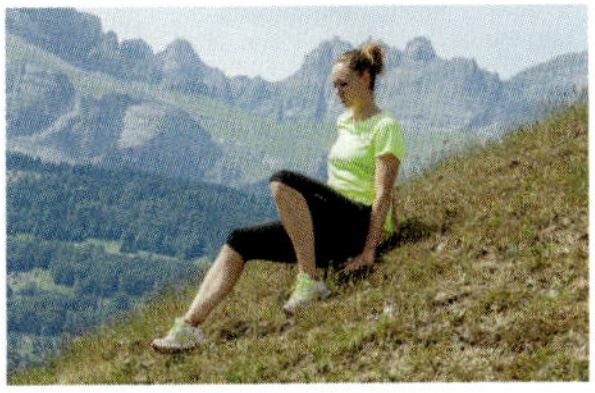

4 SEITSPRUNG

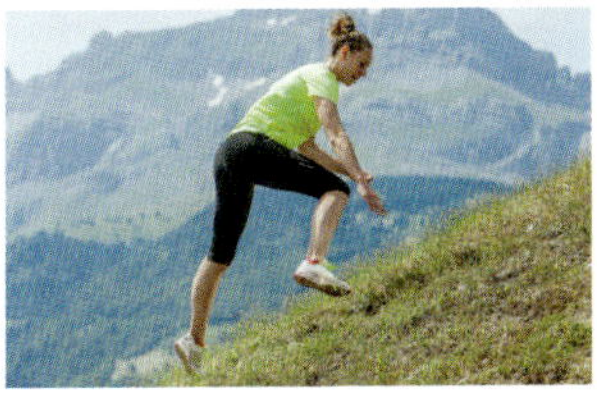

5 EXPLOSIVER LIEGESTÜTZ

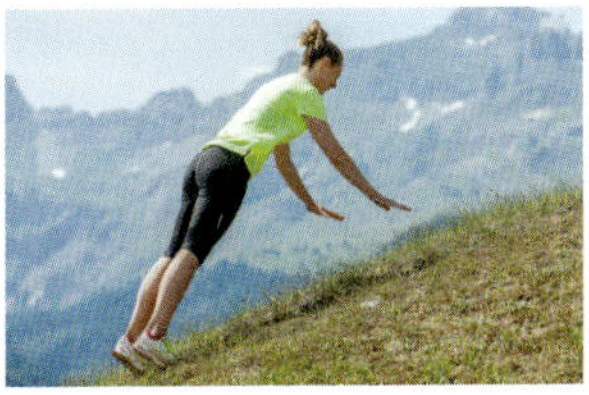

6 BÄRENGANG

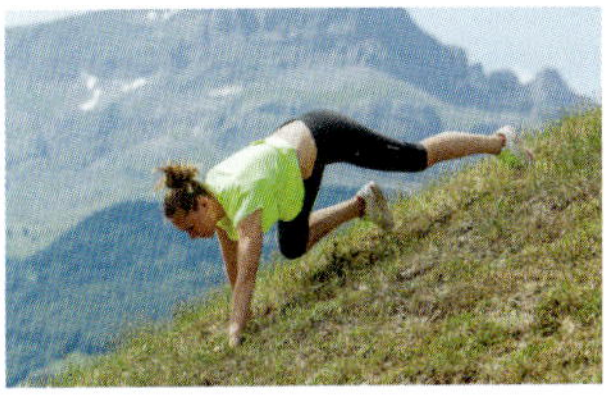

7 SPRUNG AUS DEM STAND

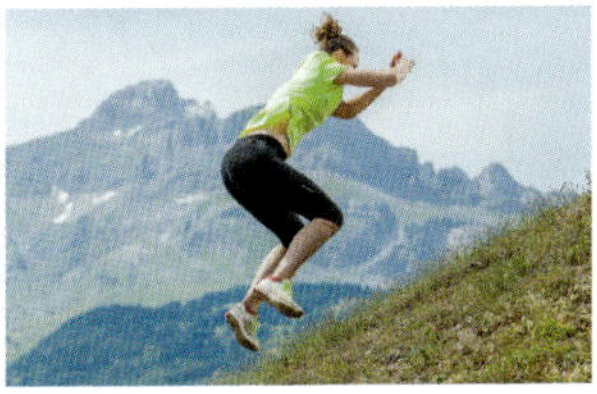

8 BERGSTEIGER MIT DREHUNG

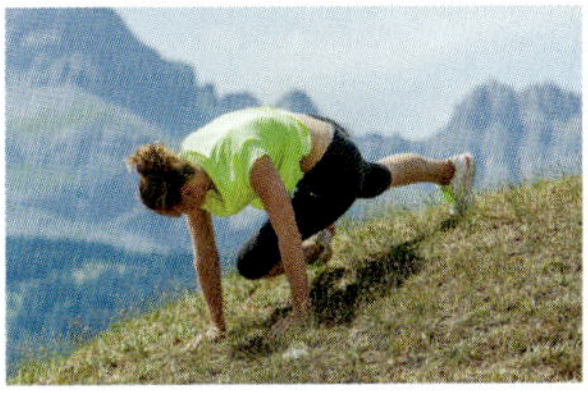

6 AUSFALLSCHRITT RÜCKWÄRTS

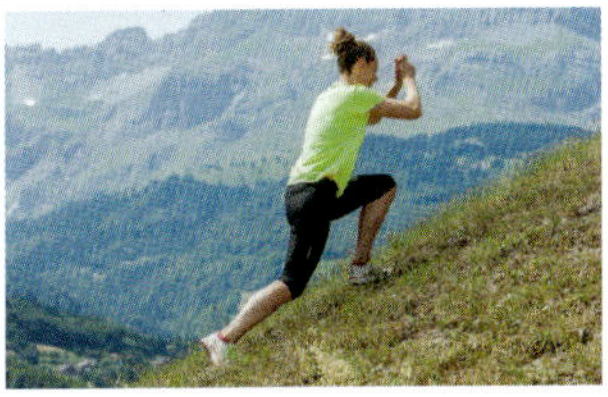

7 EINBEINSPRUNG

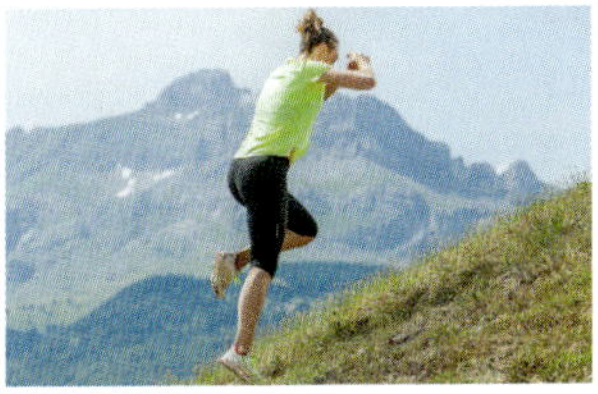

8 BOOT

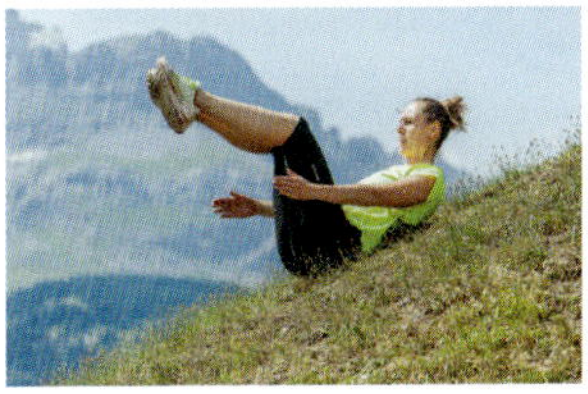

Tipps für das Trainingsprogramm

Bestimme selbst, wie lang und steil der Hang sein soll. Übungen ohne Fortbewegung absolvierst du so lange, wie du kannst. Führe das ganze Programm 2- bis 4-mal durch.

Geh oder lauf rückwärts bergauf • diagonaler Bauchtwist • Krebsgang bergab • Seitsprung bergauf • explosiver Liegestütz • Bärengang bergab • Sprung aus dem Stand bergauf • Bergsteiger mit Drehung • Ausfallschritt rückwärts bergab • Einbeinsprung bergauf, zur Hälfte auf einem, zur Hälfte auf dem anderen Bein • Boot

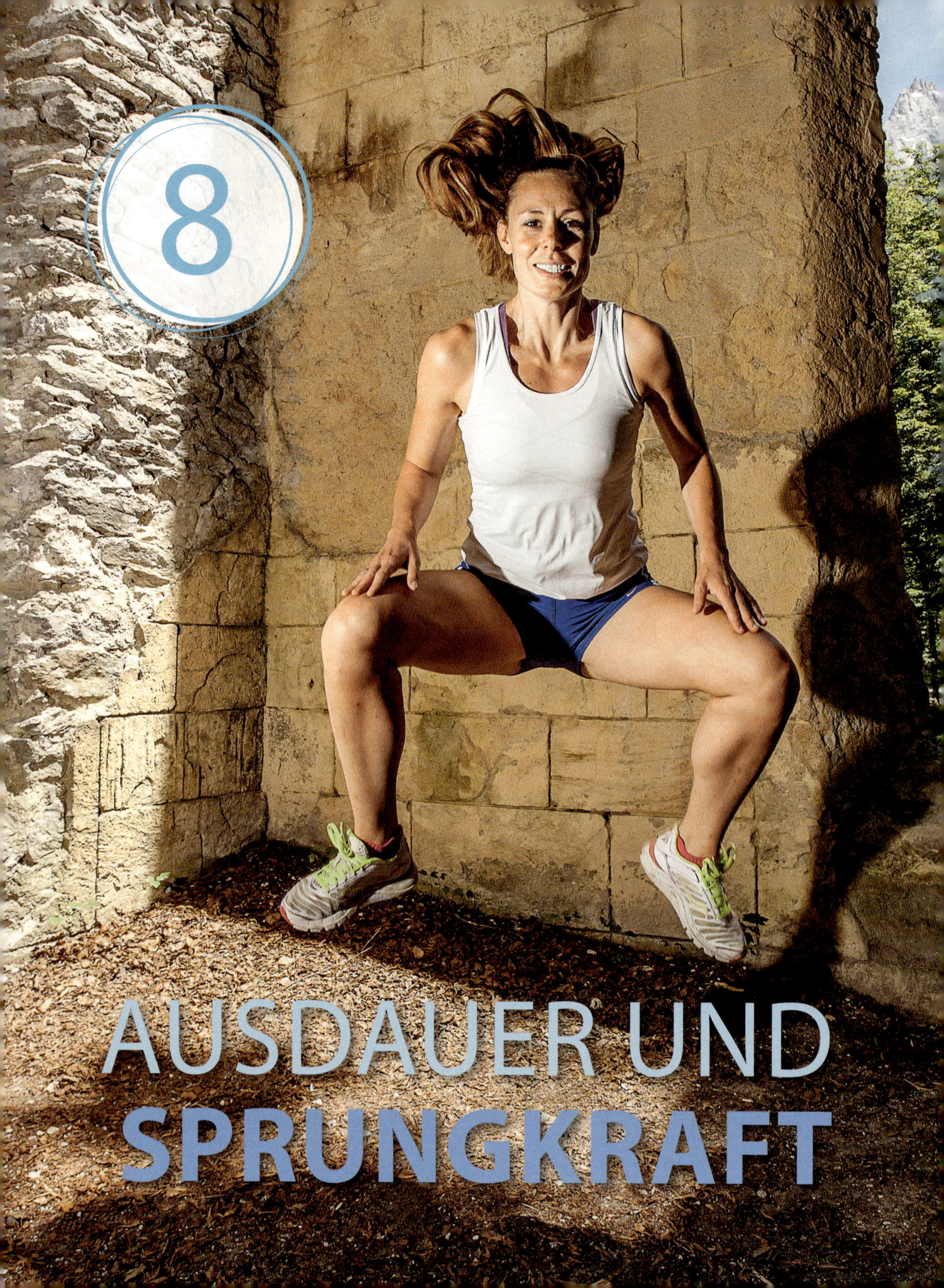

8 AUSDAUER UND SPRUNGKRAFT

Das Herz ist ein Muskel und kann wie alle Muskeln trainiert werden. Von der Fähigkeit des Herzens, Blut mit Sauerstoff aus der Lunge in den Körper zu pumpen, hängt unsere Ausdauer ab. Wenn wir Konditionstraining machen, müssen Herz und Lunge mehr leisten, um ausreichend Sauerstoff zu den Muskeln zu transportieren. Durch Konditionstraining kann das Herz mit der Zeit mehr Blut pro Herzschlag pumpen, und unser Knochengerüst kann dadurch ebenfalls gestärkt werden. Nach einer Weile werden die Muskeln mehr Fett verbrennen und Glykogen einsparen.

Das passiert nach 30 Minuten Konditionstraining:

- Der Blutzucker sinkt und bleibt 10 bis 12 Stunden niedriger.
- Der Blutzucker wird ein bis zwei Tage lang besser reguliert.
- Das Blutfett steigt in den Stunden nach dem Training langsamer an, wenn man isst.

Die Ausdauer lässt sich auf vielfältige Weise trainieren. Dabei ist es gar nicht notwendig, für eine effektive Ausdauereinheit große Strecken zurückzulegen. Einige der Übungen in diesem Kapitel eignen sich auch als alternative Aufwärmübungen vor dem Radfahren oder Joggen.

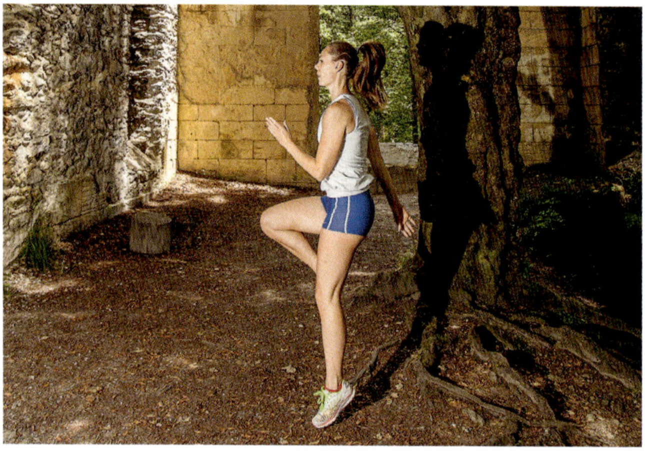

KNIEHEBEN

Heb die Knie abwechselnd so hoch wie möglich und beweg dich dabei mit leichten Laufschritten vorwärts. Aktive Armbewegungen und angespannte Rumpfmuskeln sind wichtig für den Kniehebelauf mit schnellen Bewegungen. Achte darauf, dich kräftig nach oben abzustoßen und weich auf dem Vorfuß zu landen.

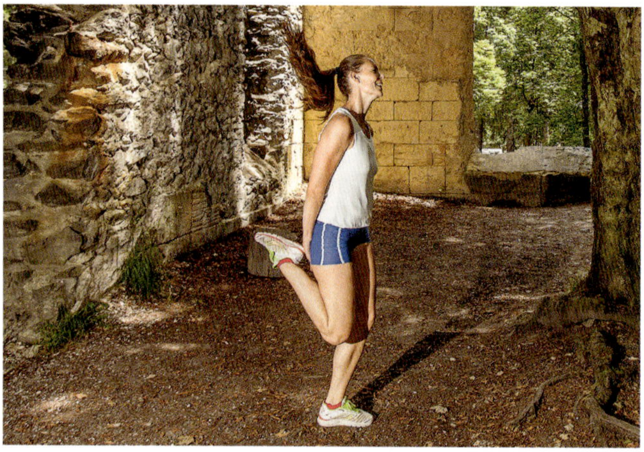

ANFERSEN

Zieh im Laufschritt die Fersen hoch bis an dein Gesäß. Spann dabei die Bauchmuskeln an, damit du das Gesäß nicht zu weit nach hinten schiebst. Versuch, in einen schnellen Rhythmus zu kommen und die Fersen möglichst weit nach oben zu bringen.

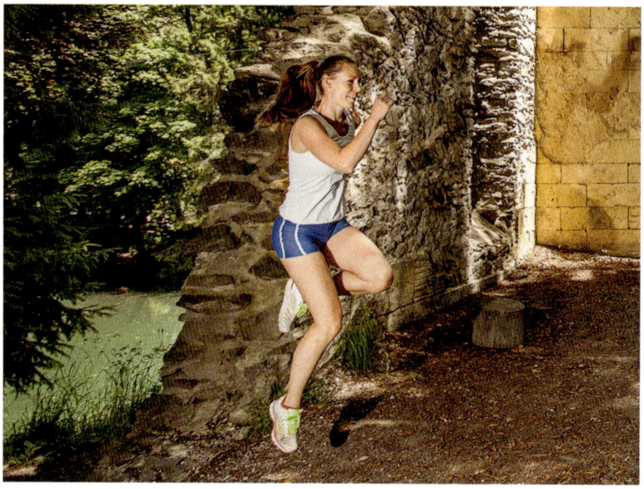

EINBEINSPRUNG

Beim Springen auf einem Bein wirst du es schnell merken, wenn ein Bein stärker ist als das andere. Beginne am besten mit dem schwächeren Bein, um nicht durch mehr Wiederholungen die stärkere Seite noch intensiver zu trainieren. Zähl die Zahl der Sprünge, die du schaffst. Spring auf dem anderen Bein ebenso oft.

STRECKSPRUNG

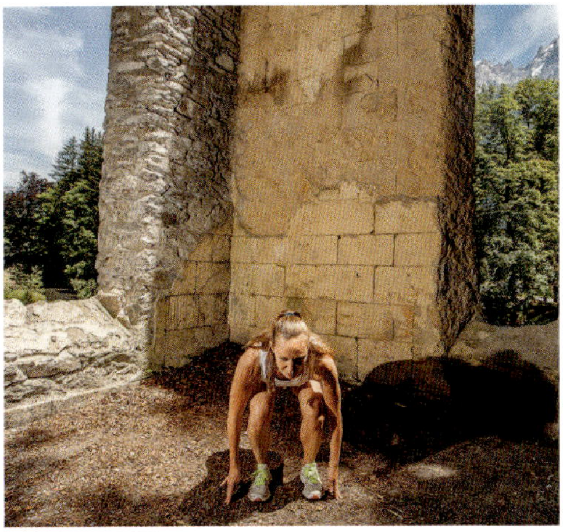

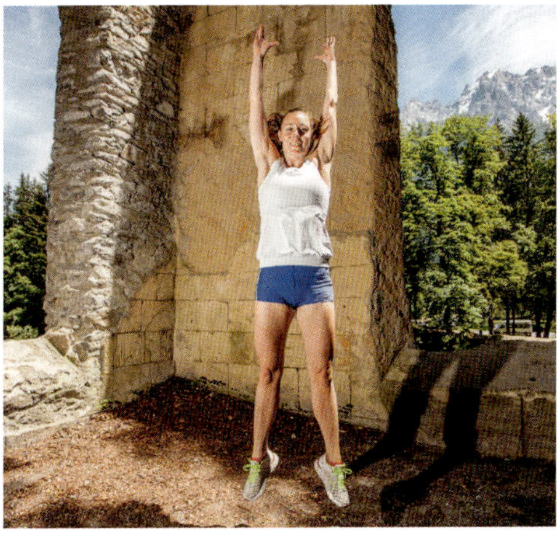

Geh in die Hocke und berühre den Boden mit den Fingerspitzen, bevor du dich kräftig abdrückst und so hoch wie möglich nach oben springst. Wenn du landest und in die Hocke gehst, halte den Rücken möglichst gerade und beug dich nicht vor. Falls du deinen unteren Rücken deutlich spürst, berühre den Boden lieber nicht mit den Händen.

STERNSPRUNG

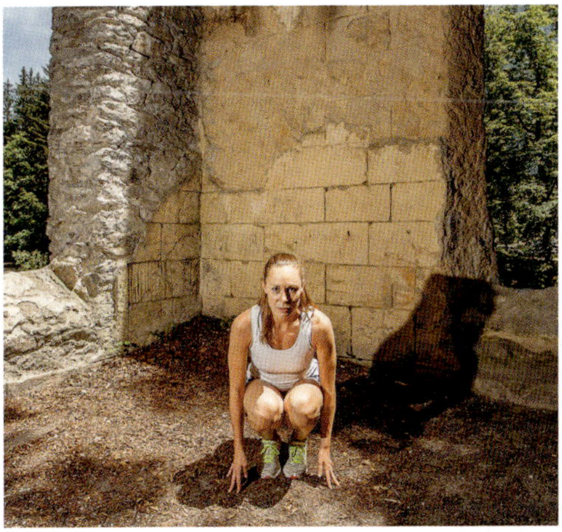

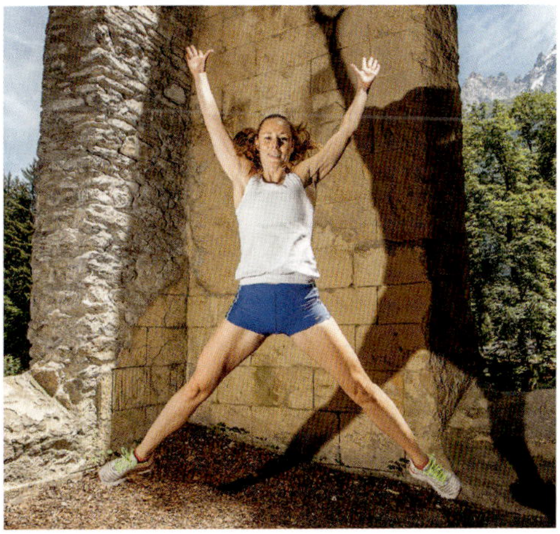

Das ist eine anspruchsvollere Variante des Strecksprungs. Geh mit geschlossenen Füßen und auf den Zehen in die Hocke und spring dann kraftvoll mit ausgestreckten Armen und Beinen hoch. Lande so weich wie möglich und geh zurück in die Ausgangsposition.

SPREIZSPRUNG

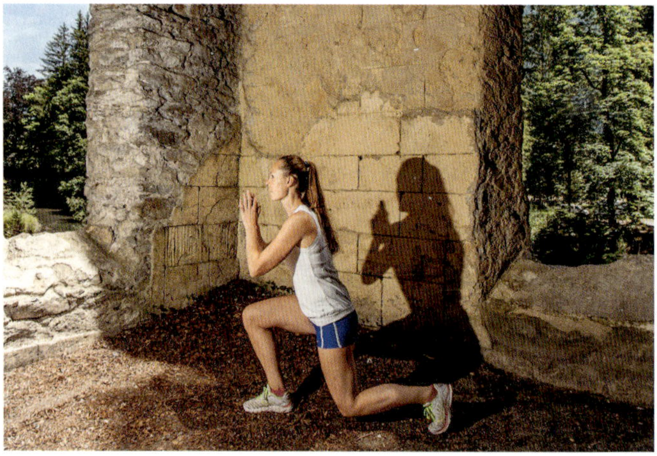

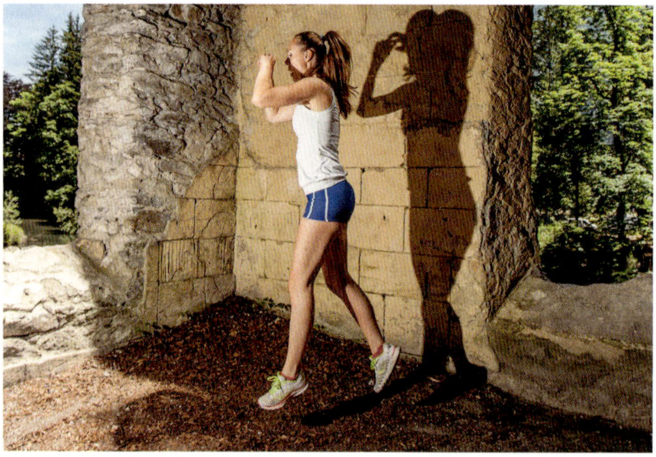

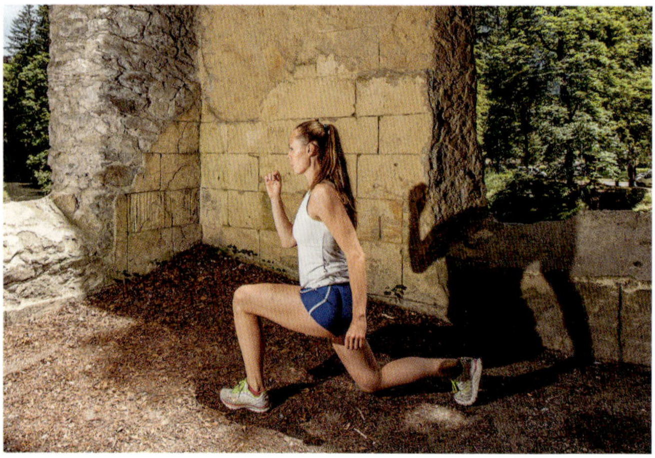

Geh einen großen Ausfallschritt nach vorn. Spring aus dieser Position möglichst kräftig senkrecht hoch und wechsle im Sprung die Position der Beine. Lande so weich wie möglich – nun ist dein anderes Bein vorn. Halte während der ganzen Bewegung den Rücken gerade und aufrecht und vermeide, dass sich dein Oberkörper nach vorn neigt.

TROLLSPRUNG

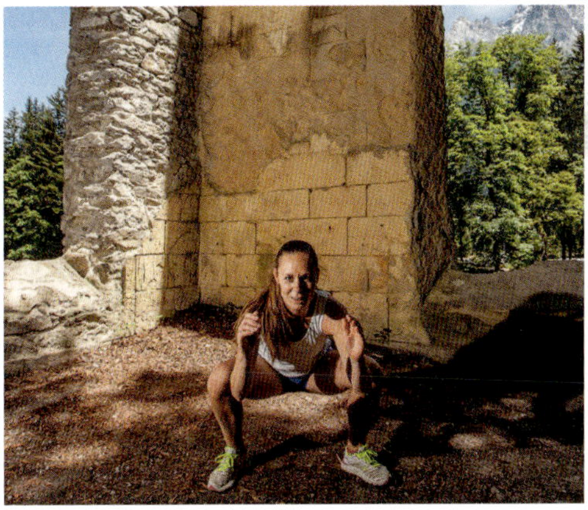

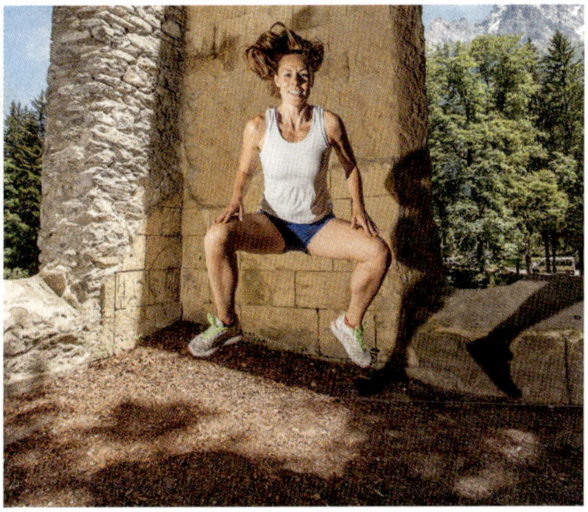

Geh in eine tiefe, breitbeinige Kniebeuge. Die Knie sollen dabei in dieselbe Richtung zeigen wie die Zehen. Spring aus dieser Position hoch, sodass die Knie gegen die Hände klatschen. Achte auf eine weiche Landung in der tiefen Kniebeuge und auf einen geraden Rücken. Bevor du zum nächsten Sprung ansetzt, musst du wieder eine stabile Position eingenommen haben

SKATERSPRUNG

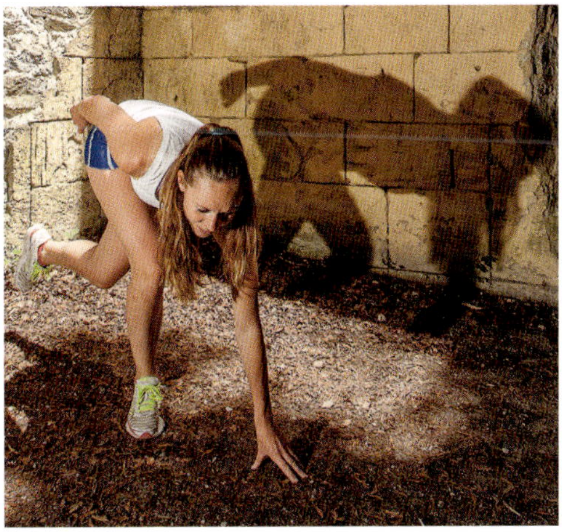

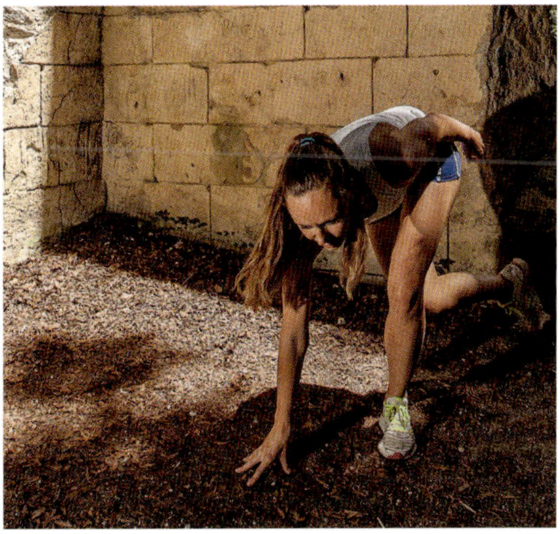

Stell dich auf den rechten Fuß und berühre den Boden mit der linken Hand. Das Gewicht ist über die ganze Fußsohle verteilt, das Knie ist gebeugt. Drück dich hoch und zur Seite und lande weich auf dem anderen Fuß, mit der rechten Hand als Stütze. Die Übung erfordert einen kräftigen Rumpf; wenn du dabei Schmerzen im unteren Rücken verspürst, solltest du sie lieber auslassen.

EXPLOSIVER SPRUNG AUS DEM STAND

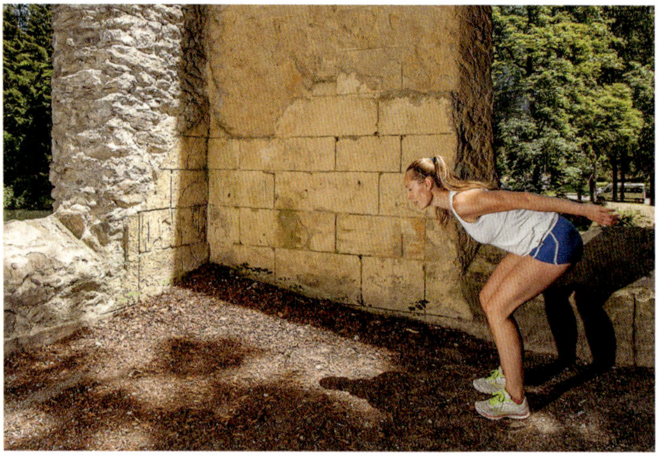

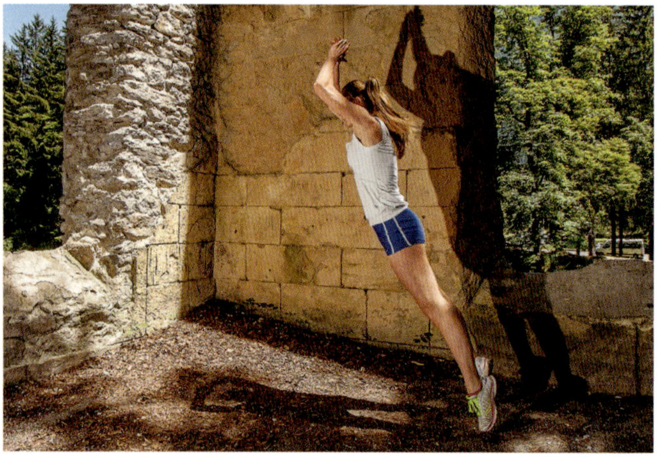

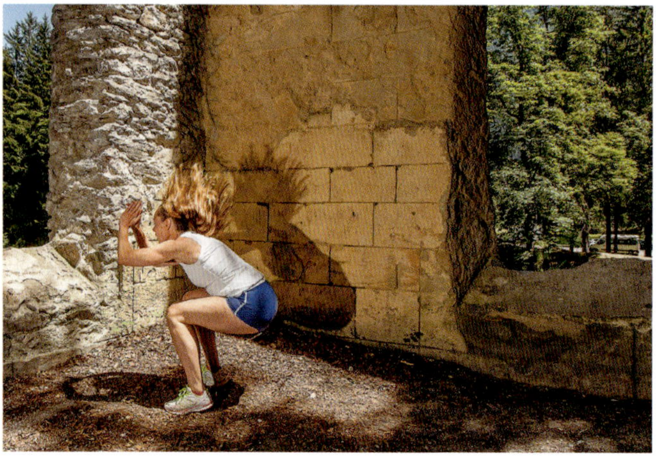

Bei dieser Übung helfen die Arme dabei, kräftig Schwung zu holen und dich nach vorn zu katapultieren. Bring Arme und Gesäß nach hinten und lehn dich dabei nach vorn. Schwing die Arme mit Kraft nach vorn und oben und spring ab. Achte darauf, die Bewegung mit viel Oberschenkelkraft zu stoppen, sodass die Knie nicht nach vorn fallen. Führe zunächst kleinere Sprünge aus und erhöhe allmählich die Weite, sobald du die Bewegung in einer sicheren Position stoppen kannst.

SEITSPRUNG

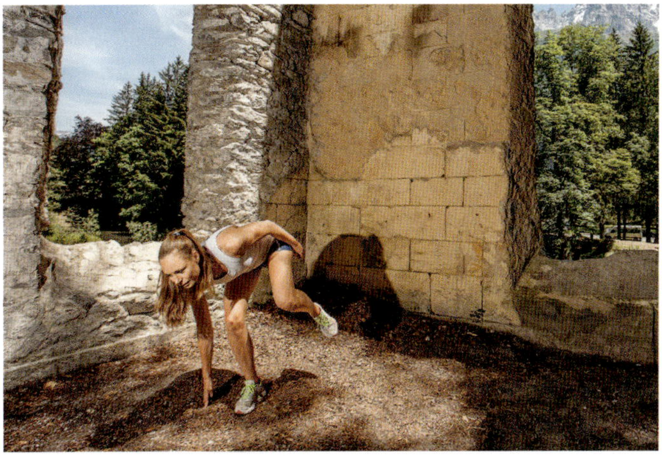

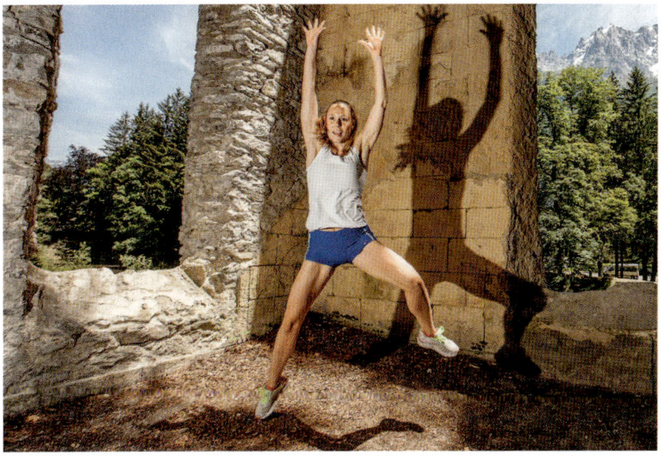

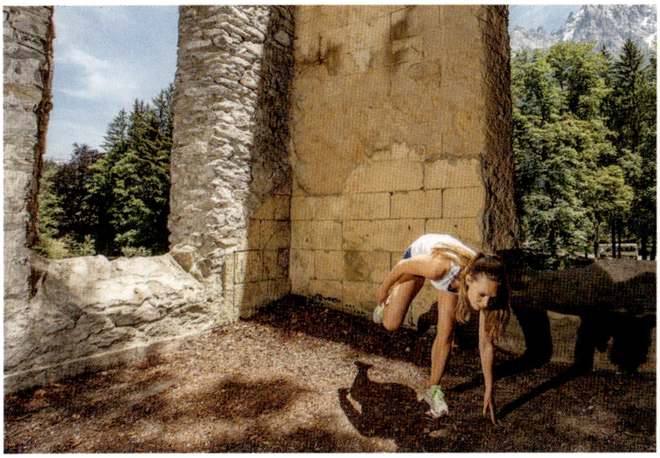

Steh auf dem rechten Fuß und berühre den Boden mit den Fingerspitzen der rechten Hand. Das Knie ist gebeugt, der Rücken bleibt gerade, das Gewicht ist gleichmäßig über die ganze Fußsohle verteilt. Drück dich mit dem rechten Fuß kräftig ab, streck die Arme über den Kopf und lande weich mit gebeugtem Knie auf dem linken Bein.

AUSDAUER UND SPRUNGKRAFT

1 STRECKSPRUNG

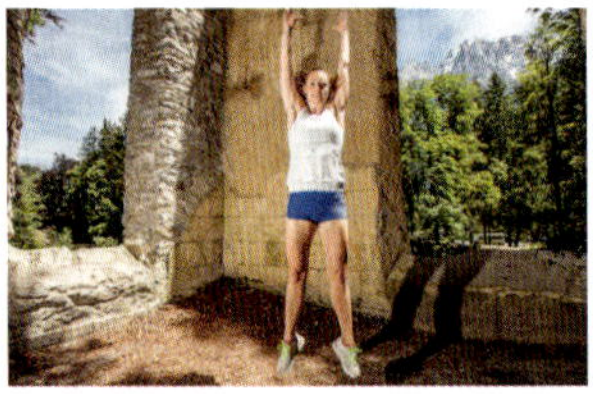

2 KNIEHEBEN

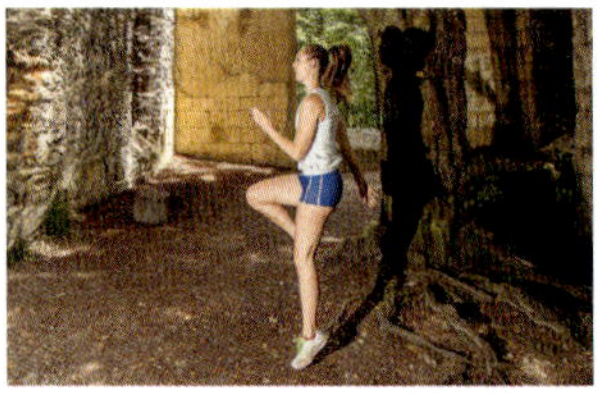

3 SKATERSPRUNG

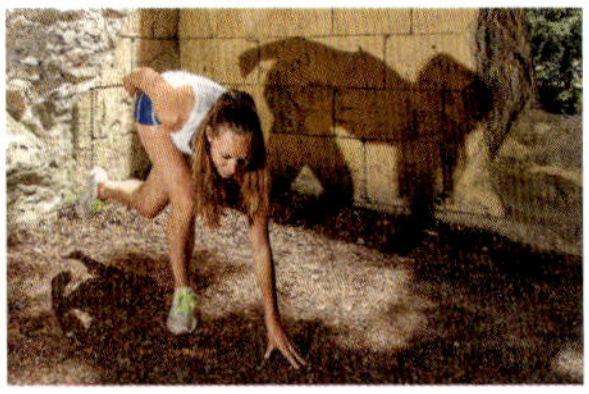

4 ANFERSEN

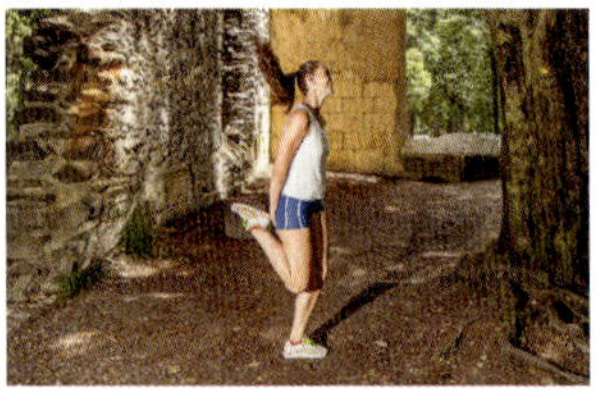

5 SPREIZSPRUNG

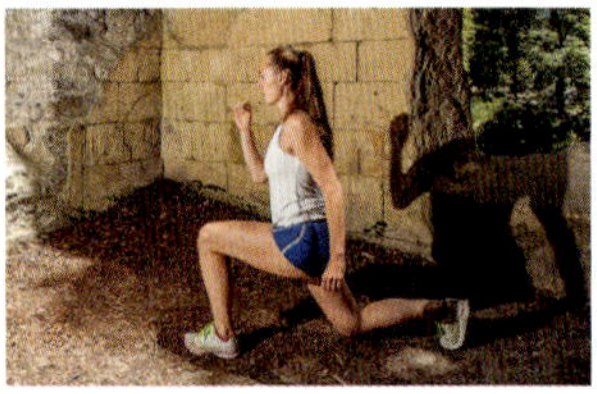

6 EXPLOSIVER SPRUNG AUS DEM STAND

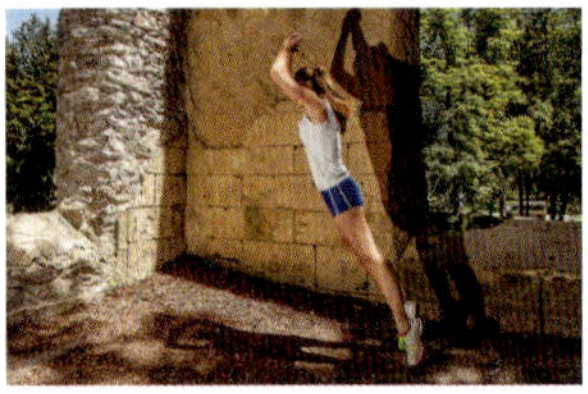

7 STERNSPRUNG

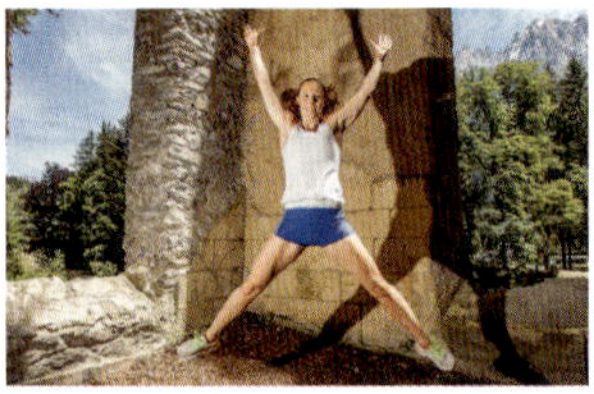

8 AUF EINEM BEIN SPRINGEN

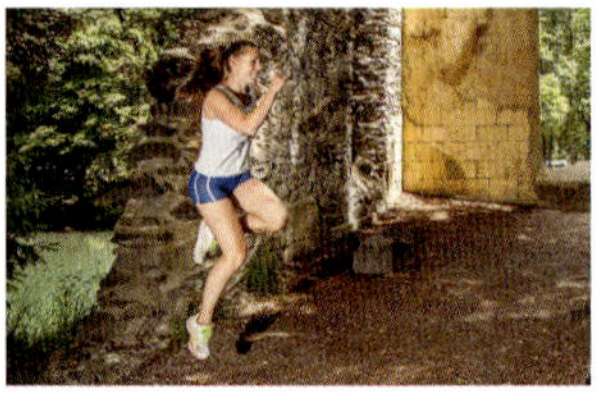

6 TROLLSPRUNG

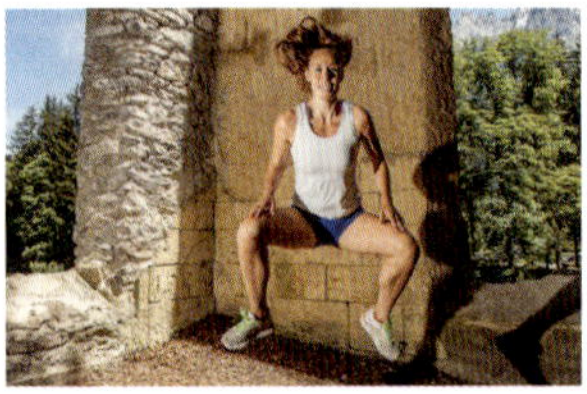

7 AUF DEM ANDEREN BEIN SPRINGEN

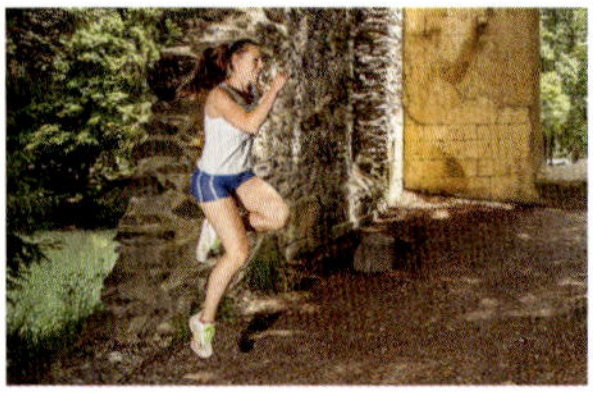

8 SEITSPRUNG

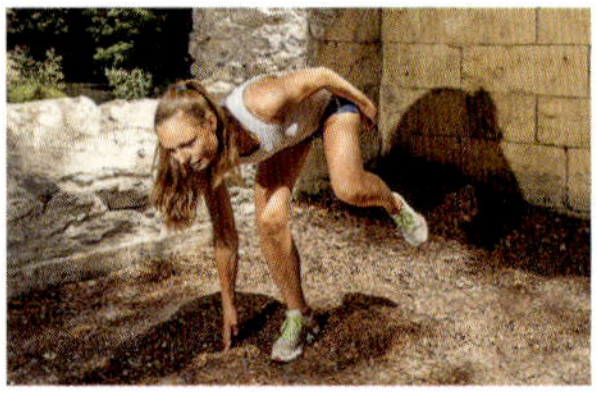

Tipps für das Trainingsprogramm

Diese Übungen kannst du einzeln durchführen oder aber zu einer Konditionseinheit kombinieren. Ich empfehle dir folgende Reihenfolge, die etwas Abwechslung schafft:

10 Strecksprünge • mit hohen Knien ca. 10 bis 20 Meter laufen • 10 Skatersprünge • mit Anfersen zurücklaufen • 10 Spreizsprünge • 10 bis 20 Meter mit explosiven Sprüngen aus dem Stand zurücklegen • 10 Sternsprünge • 10 bis 20 Meter auf einem Bein springen • 10 Trollsprünge • 10 bis 20 Meter auf dem anderen Bein springen • 10 Seitsprünge

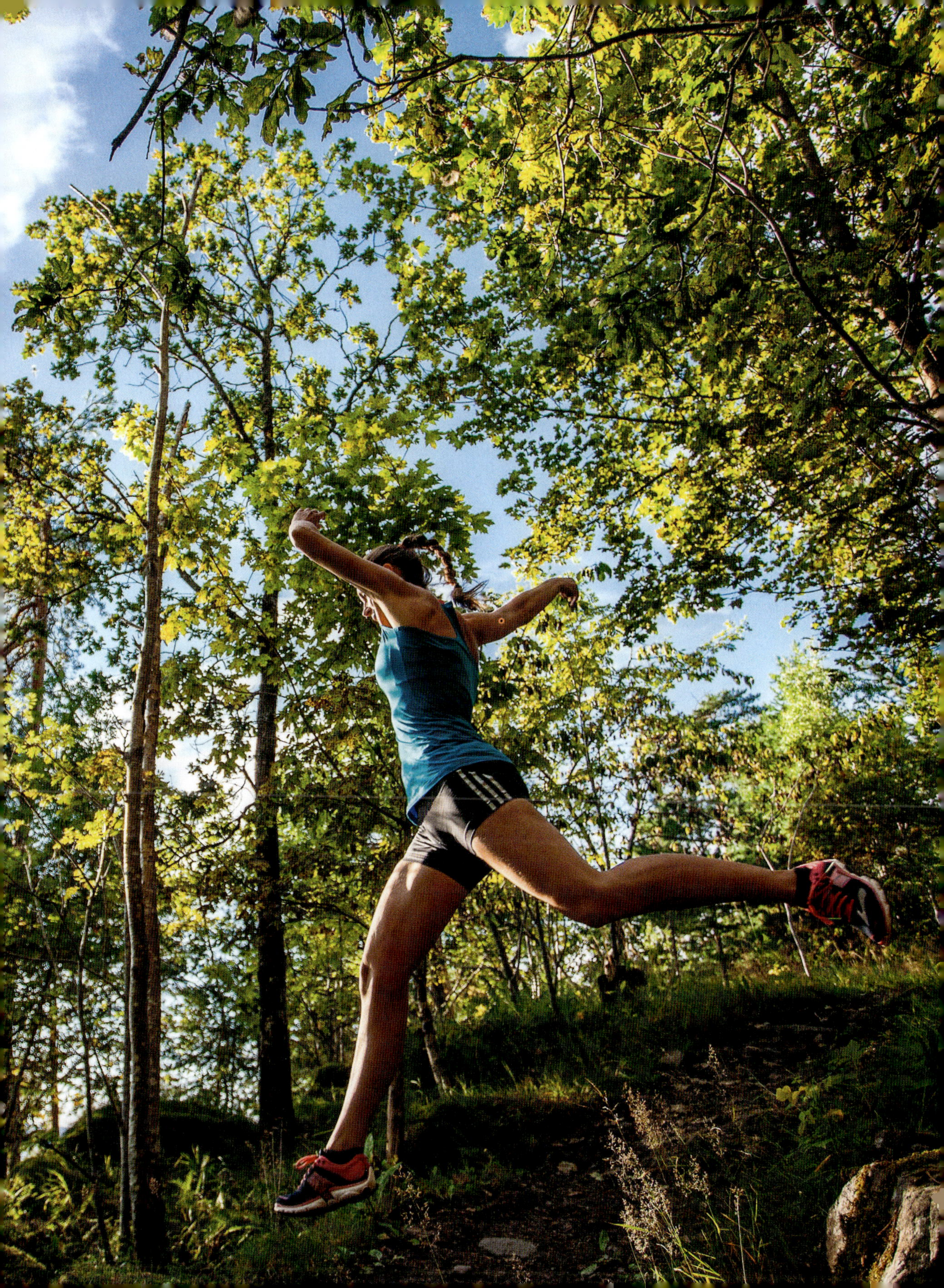

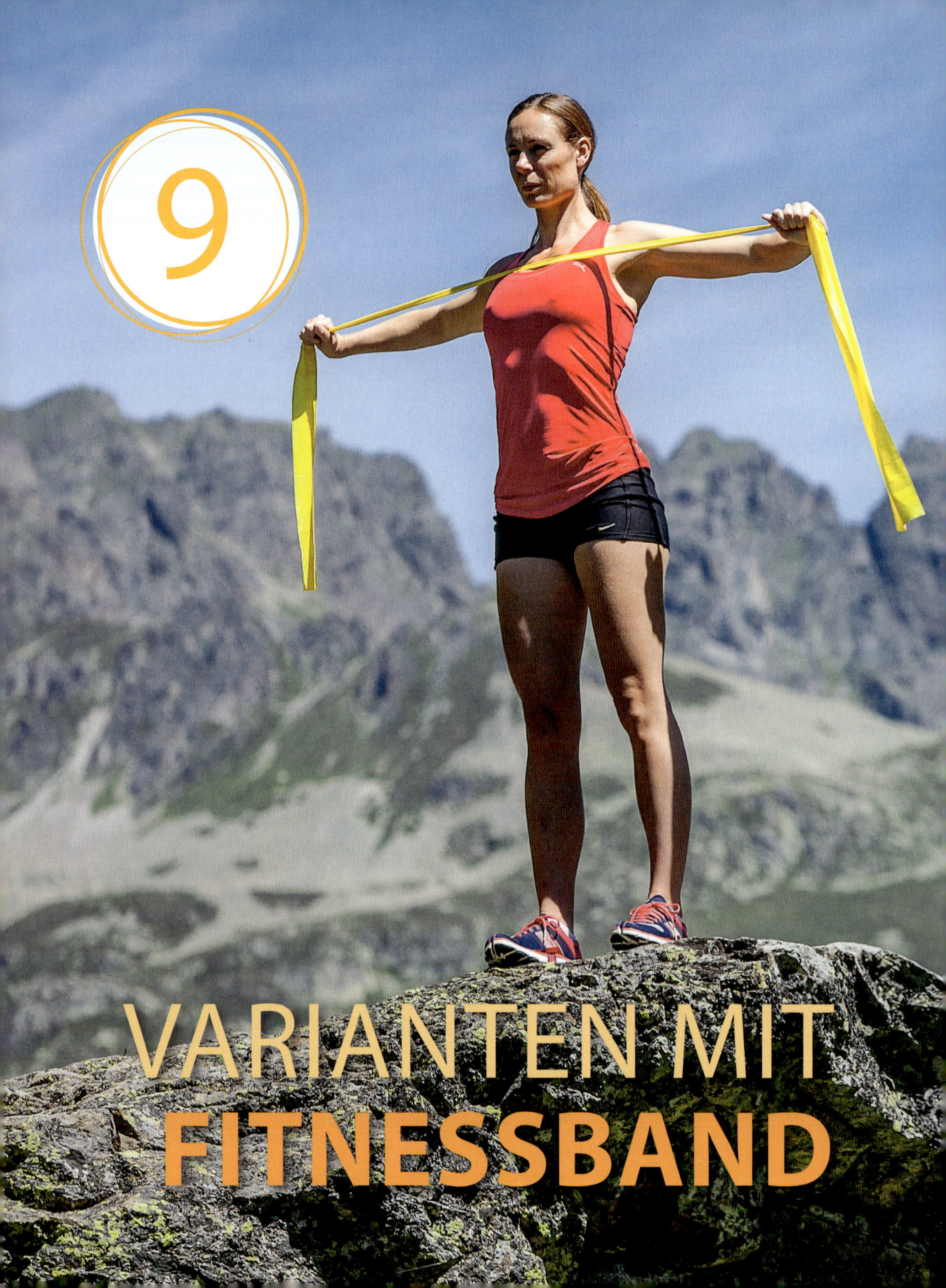

9 VARIANTEN MIT FITNESSBAND

Falsche Belastung kann langfristig zu Verletzungen führen. Das Fitnessband ist ein wirkungsvolles Trainingstool, mit dem man die Grundlage für gute Technik schafft und dadurch bei anspruchsvollen Übungen noch besser an Kraft zulegen kann. Es lässt sich für das Beweglichkeitstraining ebenso gut nutzen wie zum Aufwärmen vor schwierigeren Übungen, aber auch zum Krafttraining an sich. Auch wenn man viel traditionelles Krafttraining betreibt, bietet sich das Fitnessband in idealer Weise dazu an, eine saubere Technik zu üben, indem man die Übungen langsam durchführt und sich die Muskelgruppen bewusst macht, die dabei beteiligt sind. Wichtigste Voraussetzung für alle Übungen: zuerst die Technik der Basisübung sicher zu beherrschen, bevor man zu schwierigeren Varianten übergeht. Beginne daher mit einem Fitnessband mit wenig Widerstand und geh erst dann zu einem schwereren Band über, wenn die Technik sitzt.

In diesem Kapitel zeige ich einfache und effektive Übungen für den ganzen Körper. Beim Training mit dem Fitnessband sind Haltung und Stabilität sehr wichtig. Zieh bei den Übungen das Kinn etwas zurück und heb die Brust. Beim Krafttraining passiert es leicht, dass der Kopf zu weit vorn ist und damit Zug auf den Nacken kommt, was wir vermeiden wollen.

Rücken

EINARMIGES RUDERN

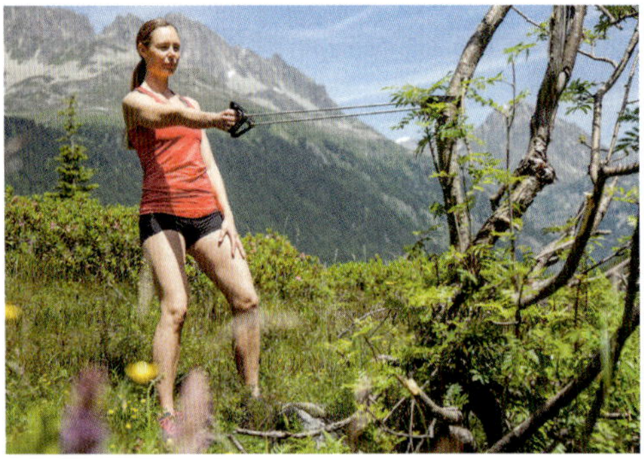

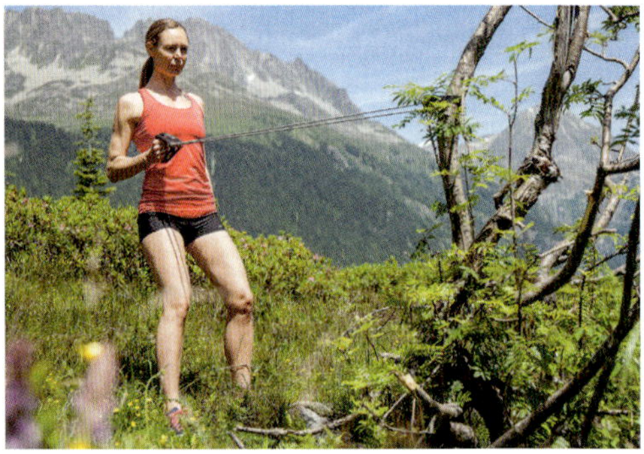

Stell dich aufrecht mit leicht gespreizten Beinen und angewinkelten Knien hin. Fasse den Griff des Fitnessbands und zieh ihn zu deinem Körper. Beginne damit, die Schulter mit geradem Arm zurückzuziehen, bevor du den Ellbogen beugst. Spann die Bauchmuskeln an und achte darauf, dass du den Oberkörper beim Zug nicht verdrehst. Senk die Schulter, wenn du den Ellbogen bis hinter deinen Rücken ziehst. Presse das Schulterblatt gegen die Wirbelsäule und behalte das möglichst bei, wenn der Arm wieder nach vorn geht. Erst wenn der Arm wieder ganz gerade ist, darf die Schulter vor. Ziehst du das Band mit beiden Armen gleichzeitig, wird die Übung leichter.

HORIZONTALES ZIEHEN

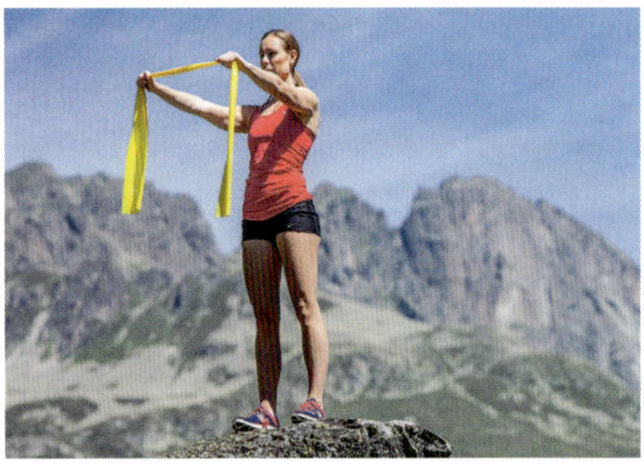

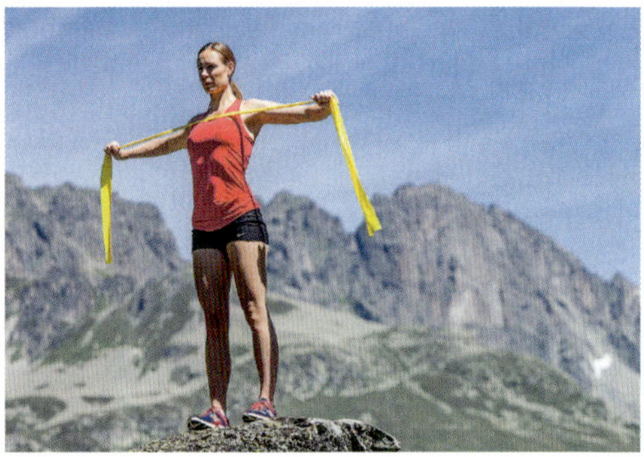

Halte das Band mit ausgestreckten Armen auf Schulterhöhe vor dir. Streck die Arme gerade zur Seite und führe das Band an die Brust. Dabei konzentrierst du dich darauf, die Schulterblätter die ganze Zeit bewusst zusammenzuziehen. Halte das Band vor der Brust und rolle aktiv die Schultern abwärts und nach hinten, indem du die Ellbogen leicht anwinkelst. Führe die gestreckten Arme wieder gerade nach vorn.

Brust

BUTTERFLY

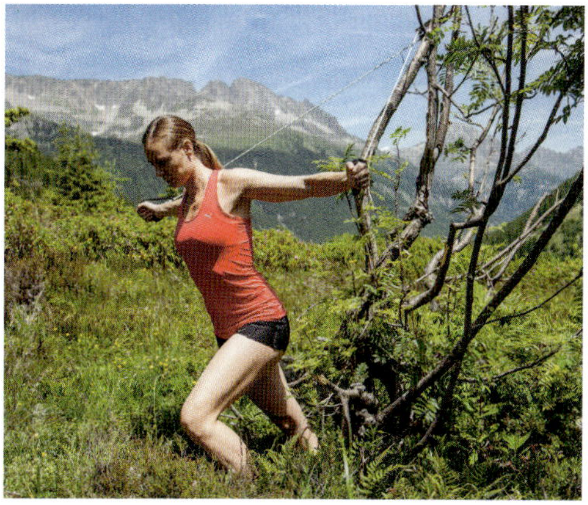

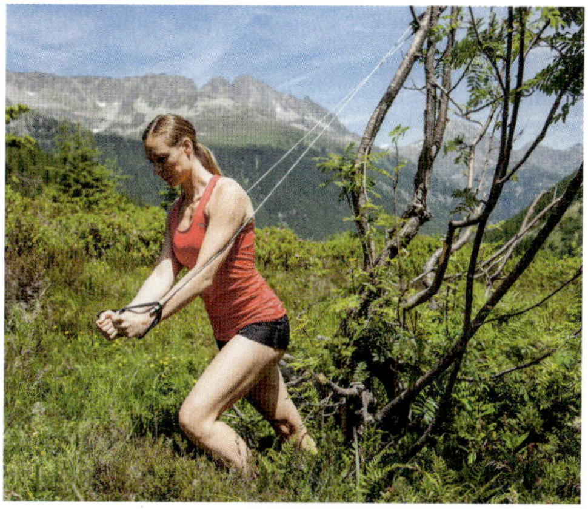

Lehn dich leicht nach vorn, die Beine in Schrittstellung, das vordere Bein leicht gebeugt. Fasse die Griffe des Fitnessbands mit zur Seite gestreckten Armen – achte auf eine breite Bewegung. Führe die Hände auf Bauchhöhe und mit leicht gebeugten Armen zusammen. Presse kräftig, wenn sich die Hände vorn berühren, bevor du Arme und Brust kontrolliert wieder öffnest.

BRUSTDRÜCKEN

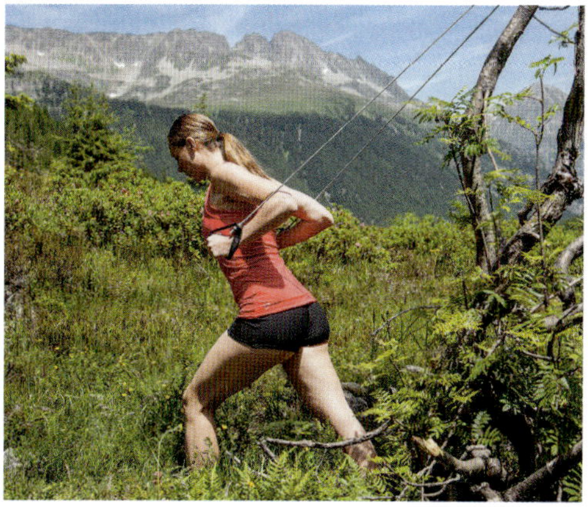

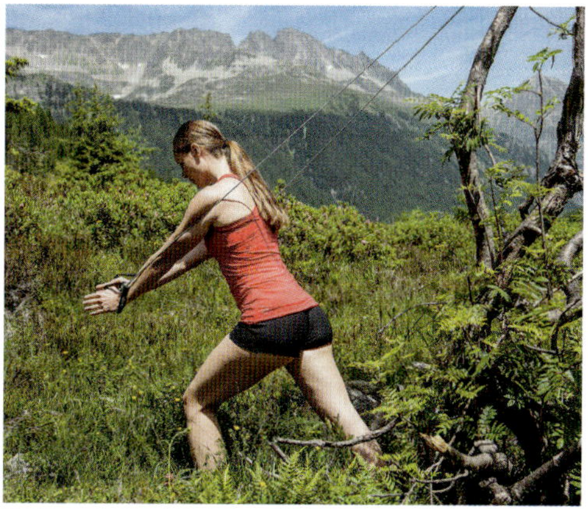

In dieser Variante führst du die Arme mit spitz gebeugten Ellbogen hinter den Körper. Führe die Hände an die Brust und halte die Schultern gesenkt. Drück das Band mit gestreckten Armen nach vorn und führe die Hände zusammen. Die Ellbogen leiten dann die Hände ruhig und kontrolliert zurück.

Arme

TRIZEPSDRÜCKEN

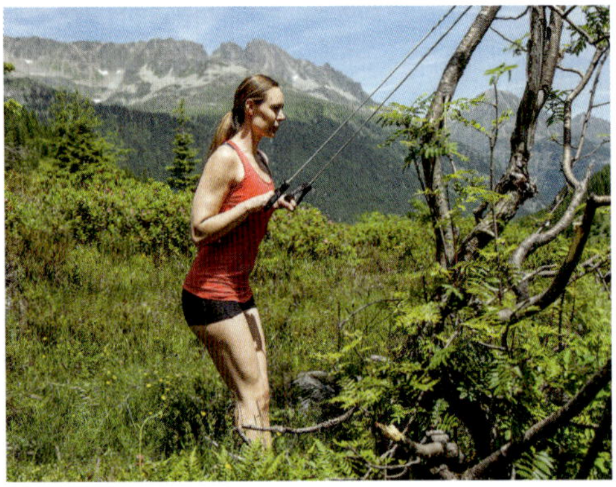

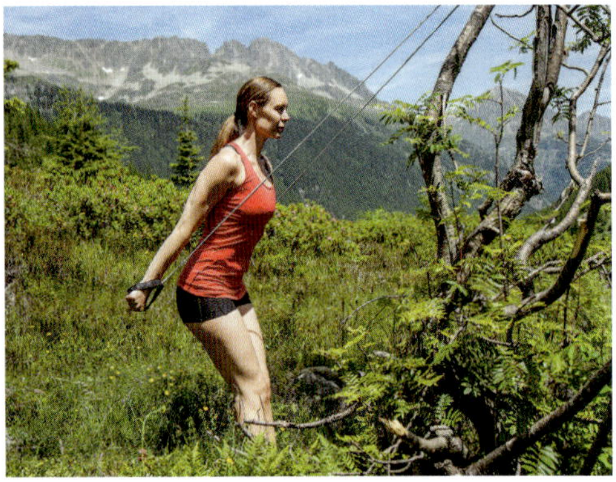

Stell dich etwas nach vorn geneigt, mit geradem Rücken und leicht gebeugten Knien hin. Fasse die Griffe des Bands mit angewinkelten Armen auf Brusthöhe und halte die Oberarme dicht am Oberkörper. Streck die Arme langsam nach unten und hinten. Achte bei der Rückbewegung in die Ausgangsposition darauf, dass die Ellbogen möglichst ruhig bleiben.

KICKBACK

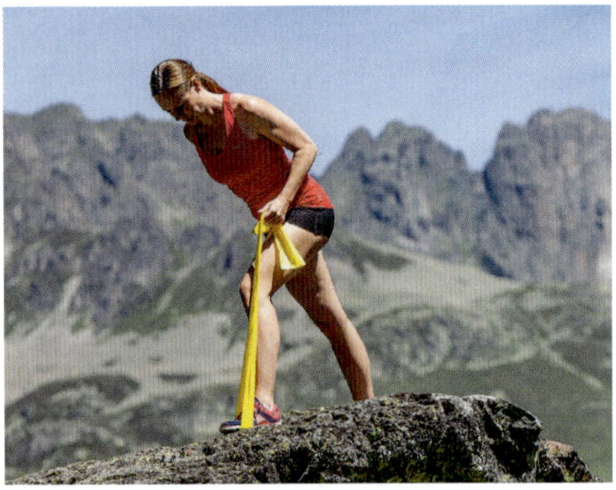

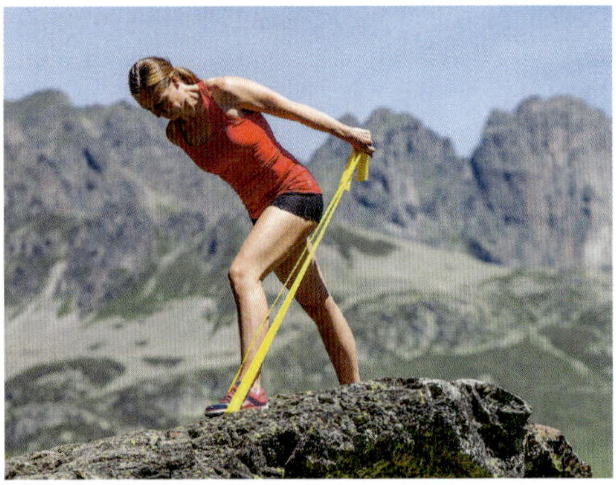

Beug dich in Schrittstellung vor und setz einen Fuß auf das Band. Der Oberkörper bleibt gerade und stabil. Mit einer Hand hältst du das Bandende. Hebe den Oberarm möglichst hoch und halte ihn die ganze Übung hindurch so. Streck den Ellbogen und führe den Unterarm nach hinten und die Hand mit dem Band möglichst hoch hinter dich. Führe sie dann wieder zurück, ohne dass der Oberarm absinkt.

TRIZEPSDRÜCKEN ÜBER KOPF

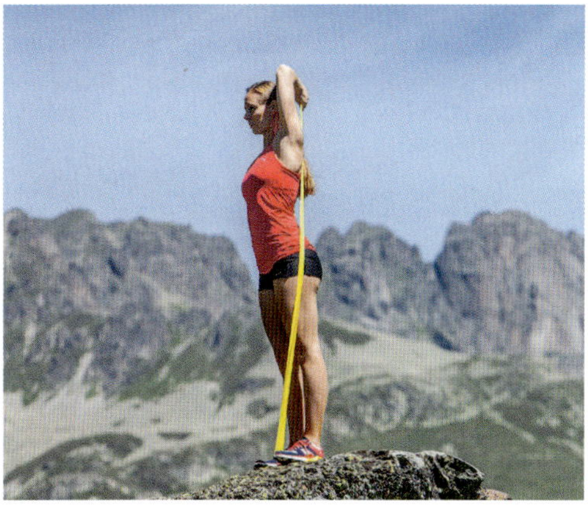
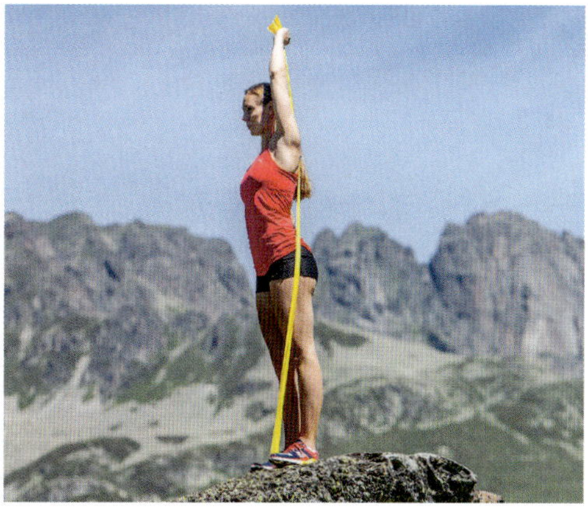

Stell dich auf das Band und ergreife das Ende mit einer Hand und gebeugtem Arm hinter dem Nacken. Streck den Arm nach oben aus, halte aber den Oberarm während der ganzen Bewegung ruhig. Schieb den Kopf nicht nach vorn. Diese Übung erfordert bewegliche Schultern und sollte vermieden werden, wenn die Schultern nach vorn rotieren oder man Schmerzen verspürt.

BIZEPS-CURL

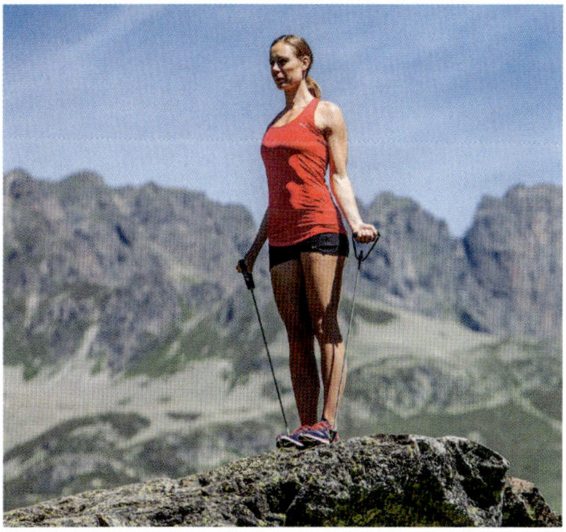
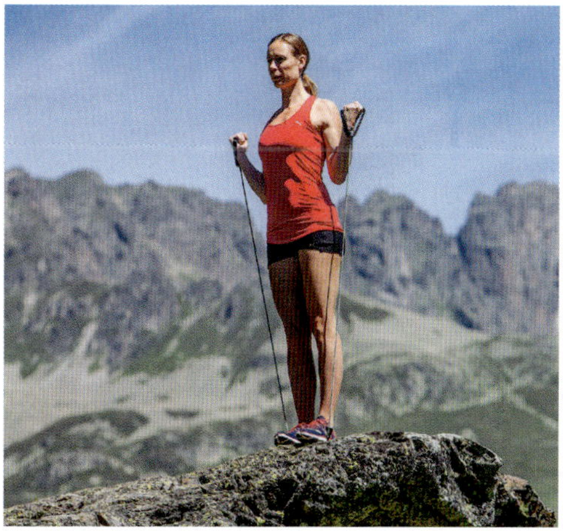

Stell dich auf das Band und greife die Bandenden mit beiden Händen. Zieh die Schultern zurück und halte die Oberarme dicht an den Körperseiten. Heb die Hände bis auf Schulterhöhe, ohne dass du dabei die Schultern nach vorn rundest. Wenn du das Band, wie auf den Fotos gezeigt, etwas breiter hältst, werden die Schultern nicht so aktiv, und der Bizeps profitiert mehr. Halte die Spannung zwischen den Schulterblättern stets aufrecht, wenn du die Hände absenkst.

Schultern

SEITHEBEN

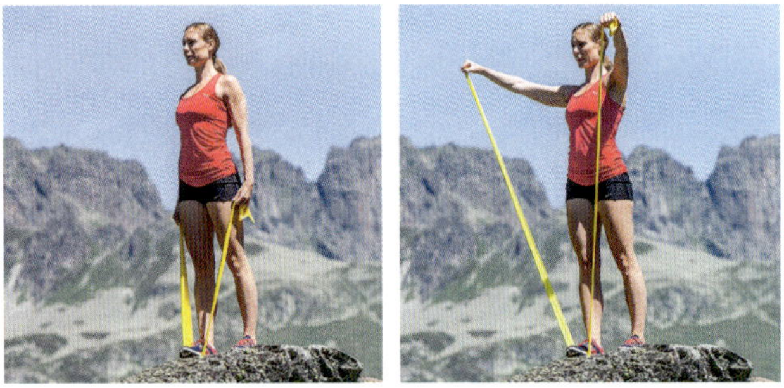

Stell dich auf das Band und halte es an beiden Enden. Spann die Bauchmuskeln an und heb die Arme mit leicht angewinkelten Ellbogen bis auf Schulterhöhe und etwa im 45-Grad-Winkel zur Seite. Wenn du die Übung nicht mit beiden Armen schaffst, weil das Band zu straff wird, kannst du etwas mehr Band geben und die Übung einseitig machen.

SCHULTERDRÜCKEN

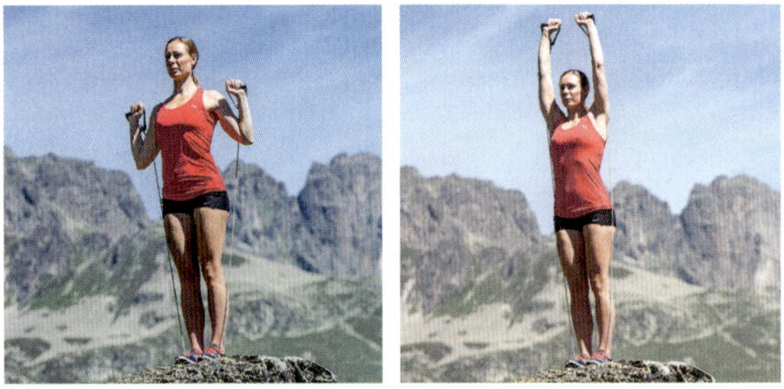

Stell dich auf das Band und halte es an beiden Enden auf Schulterhöhe. Spann die Bauchmuskeln an und streck die Arme gerade nach oben über den Kopf. Die Schulterblätter sollen die ganze Bewegung hindurch gesenkt bleiben. Halte die Brust angehoben, wenn du die Arme wieder senkst.

SCHULTERAUSSENROTATION

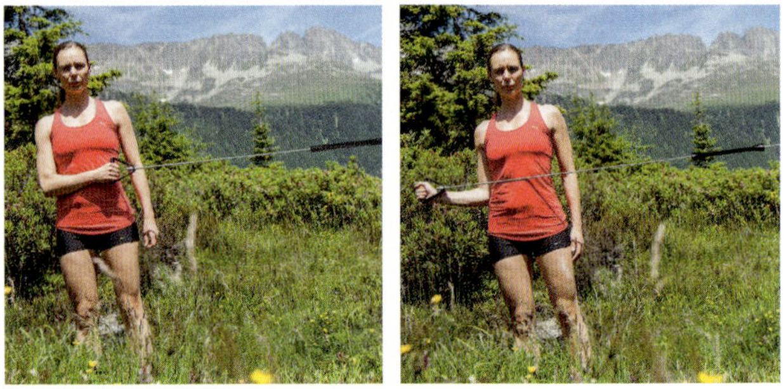

Halte den Ellbogen im 90-Grad-Winkel und führe das Band in einem Bogen vom Körper weg. Die Hand geht so weit zur Seite, wie es dir mit angelegtem Oberarm möglich ist. Führe den Arm wieder zurück, ohne die Schulter dabei nach vorn fallen zu lassen.

Beine

HÜFTSTRECKUNG MIT GEBEUGTEM BEIN UND BAND

(GESÄSS, UNTERER RÜCKEN)

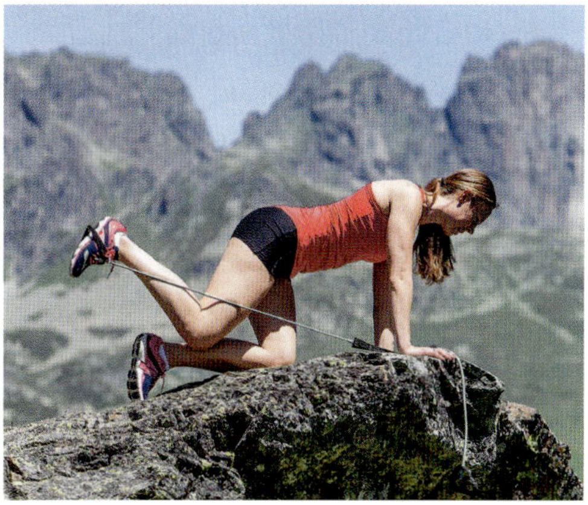
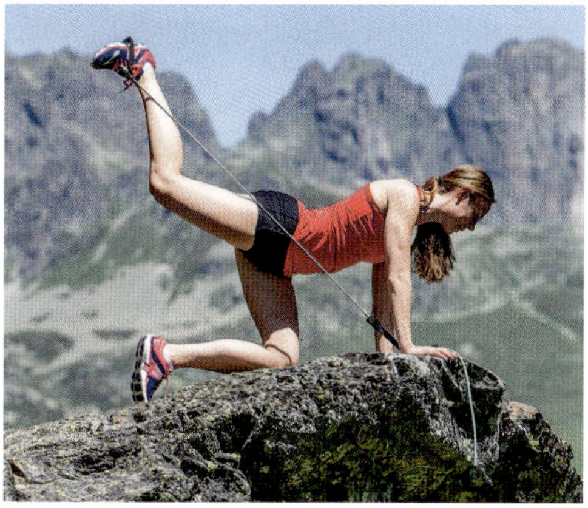

Geh in den Vierfüßlerstand und platziere das Band in der Fußmitte. Die Enden hältst du in beiden Händen. Drück die Fußsohle mit angewinkeltem Bein möglichst weit gerade nach oben. Spann die Gesäßmuskulatur kräftig an, bevor du das Bein kontrolliert wieder absenkst.

SEITLICHES BEINHEBEN (GESÄSS)

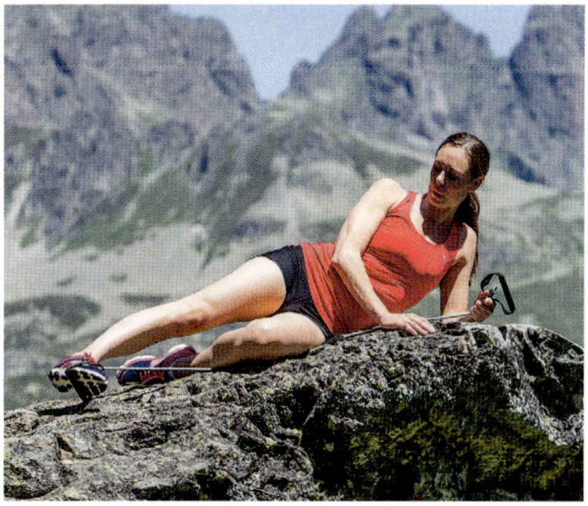
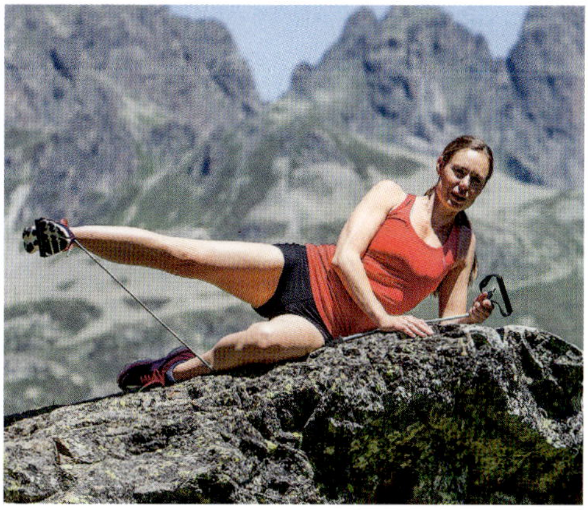

Begib dich in die Seitlage, befestige das Band am oberen Fuß und zieh es stramm. Leg dann das untere Knie auf das Band, um es zu fixieren und zusätzlichen Widerstand zu schaffen. Heb das Bein so hoch, wie du kannst, und halte die obere Position einen Moment, bevor du es langsam und kontrolliert wieder absenkst.

KNIEBEUGE MIT AUSSENROTATION DER KNIE
(OBERSCHENKEL VORN UND AUSSEN, GESÄSS)

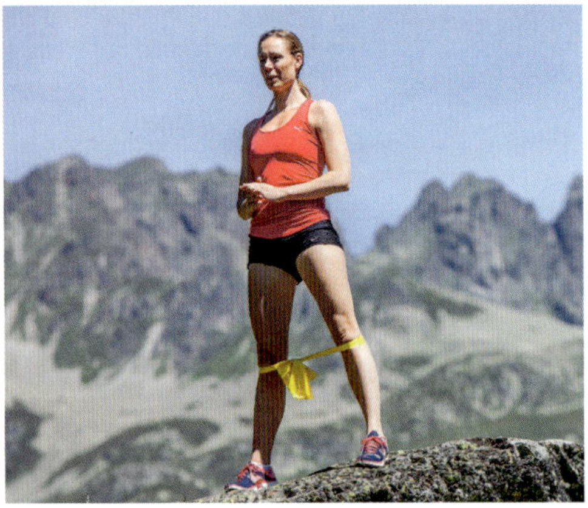
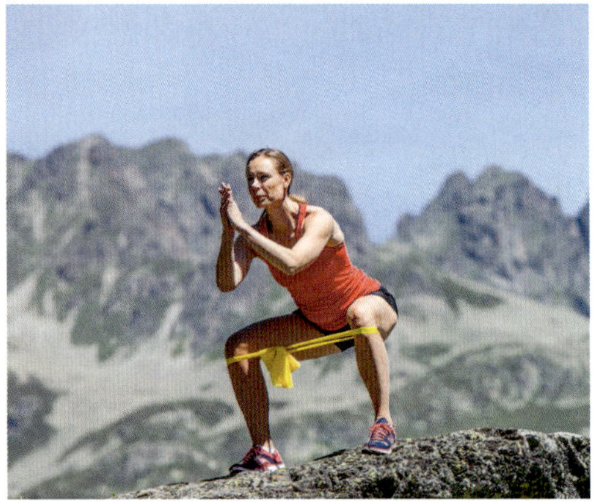

Verkürze das Band mit Knoten (oder nimm ein Miniband) und platziere es unterhalb der Knie. Schieb dein Gesäß nach hinten unten und absolviere eine Kniebeuge. Drück die Knie während der gesamten Übung bewusst auseinander – das beansprucht vor allem die Oberschenkelaußenseiten und die Gesäßmuskeln. Halte den Druck auf den Fersen und den Rücken gerade. Achte besonders beim Wiederaufrichten auf die aktiv nach außen gedrückten Knie.

SCHULTERBRÜCKE MIT BAND
(OBERSCHENKEL AUSSEN UND HINTEN, GESÄSS, RÜCKEN)

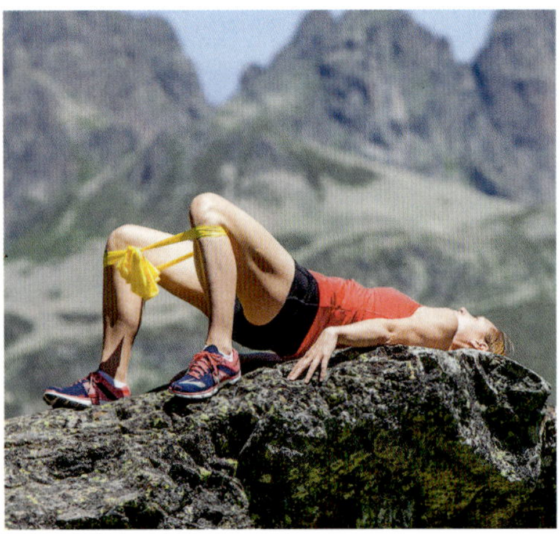
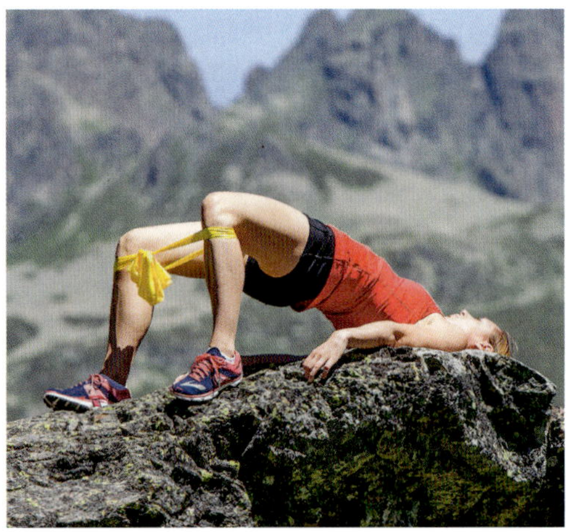

Durch das Spreizen der Knie gegen den Widerstand des Bands profitieren besonders die Oberschenkelaußenseiten und die Gesäßmuskeln von dieser Übung. Zieh beim Anheben des Beckens während der gesamten Bewegung aktiv die Knie auseinander.

Rumpf

RUMPFROTATION (BAUCHMUSKELN)

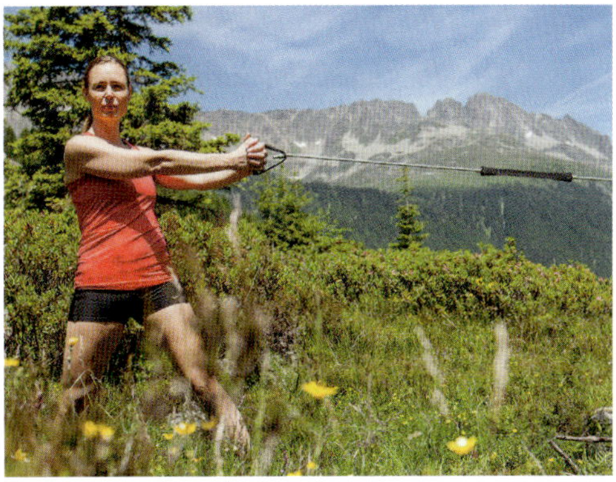
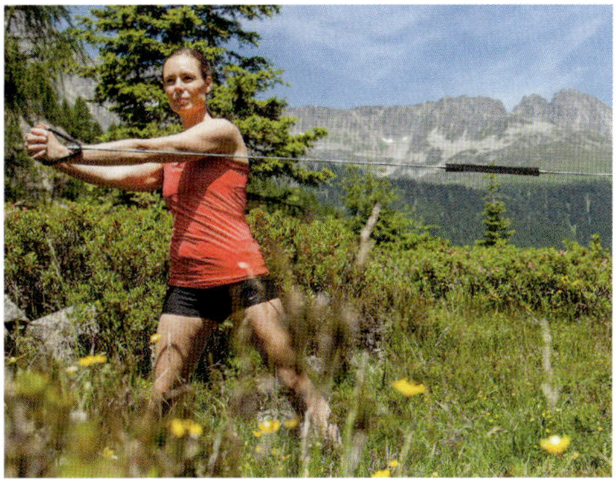

Stell dich seitlich zum Punkt, wo das Band befestigt ist, und straffe es durch einen Schritt zur Seite. Halte die Hüften ruhig und die Schultern gesenkt, während du Oberkörper und Arme im Halbkreis zur anderen Seite bewegst. Du solltest die Übung deutlich in den Bauchmuskeln spüren, wie auch in den Schultern. Alternativ lässt sich die Übung statisch ausführen, indem du das Band gerade vor dem Körper auf Zug hältst, solange du kannst.

SCHULTERBRÜCKE MIT WIDERSTAND (GESÄSS, OBERSCHENKEL HINTEN, UNTERER RÜCKEN)

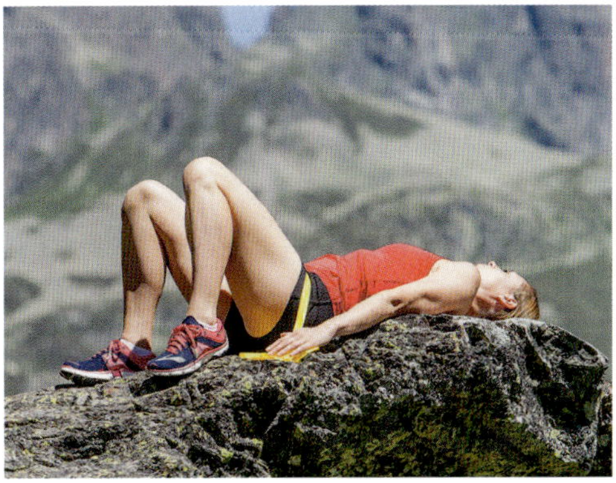
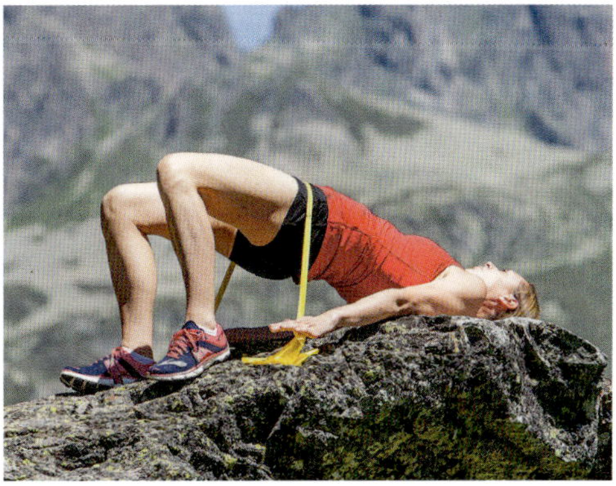

Du kannst die Schulterbrücke erschweren, indem du das Band dabei straff über den Hüften hältst. Heb das Becken an und halte den Druck auf den Fersen, während du das Band mit den Händen gespannt hältst. Bleib einige Sekunden lang in der oberen Position und drück aktiv gegen das Band, um den Widerstand so gut wie möglich auszunützen, bevor du das Becken wieder senkst.

VARIANTEN MIT FITNESSBAND

1 KNIEBEUGE MIT AUSSENROTATION DER KNIE

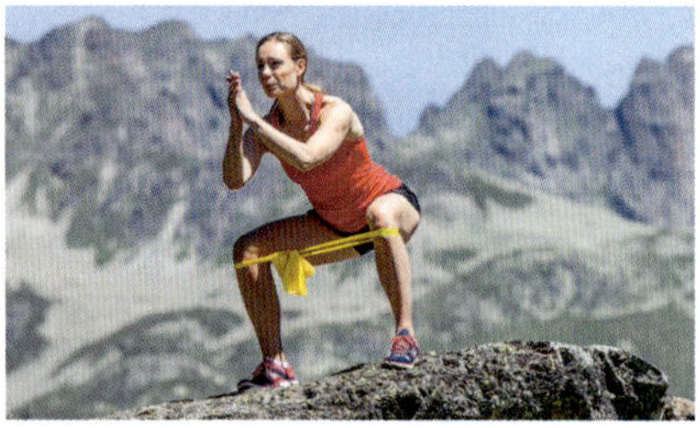

2 SCHULTERBRÜCKE MIT WIDERSTAND

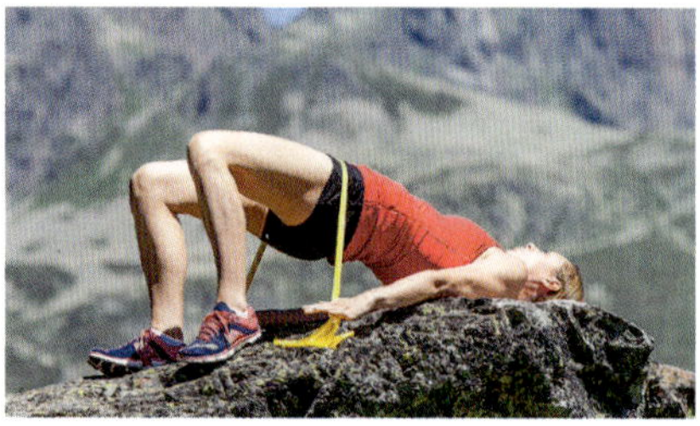

3 SEITLICHES BEINHEBEN

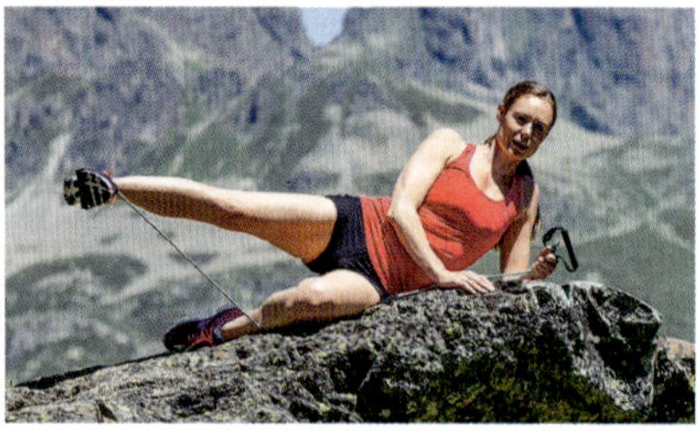

4 EINARMIGES RUDERN

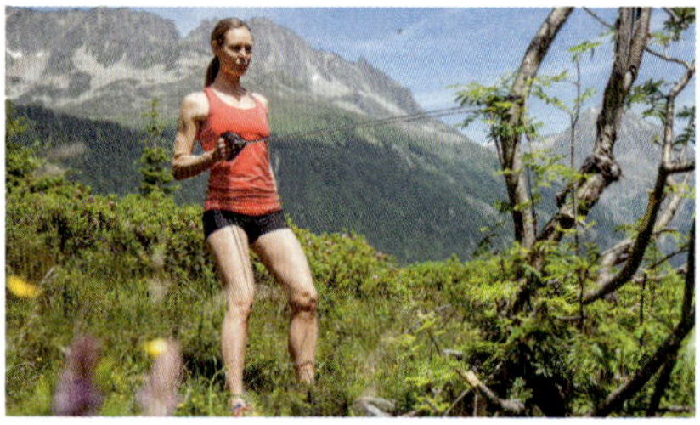

5 BRUSTDRÜCKEN

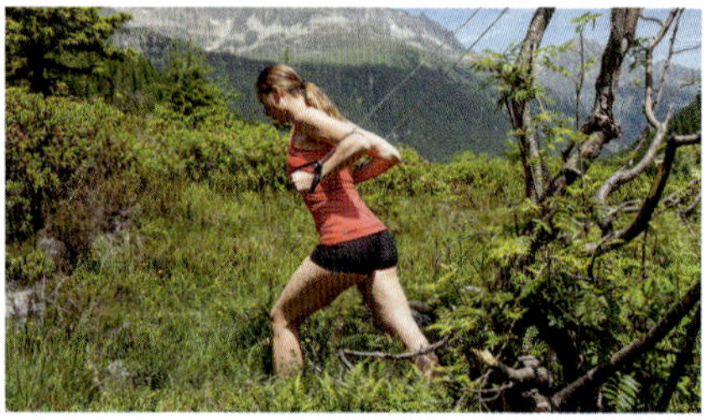

6 TRIZEPSDRÜCKEN ÜBER KOPF

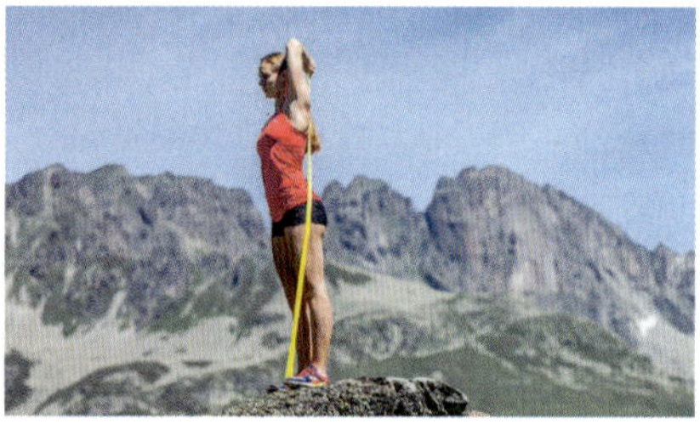

7 BIZEPS-CURL

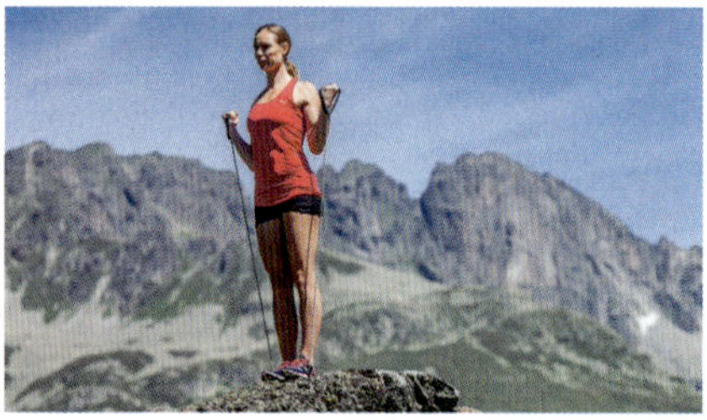

8 SCHULTERAUSSENROTATION

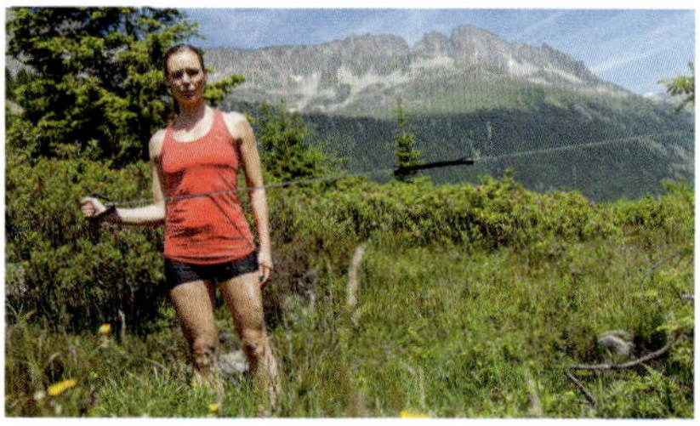

Tipps für das Trainingsprogramm 1

Absolviere jede Übung 45 Sekunden lang und geh danach direkt zur nächsten über. Wenn du mit dem Programm einmal durch bist, kannst du eine kleine Pause einlegen und dann alle Übungen noch 2-mal wiederholen.

VARIANTEN MIT FITNESSBAND

1 SCHULTERBRÜCKE MIT BAND

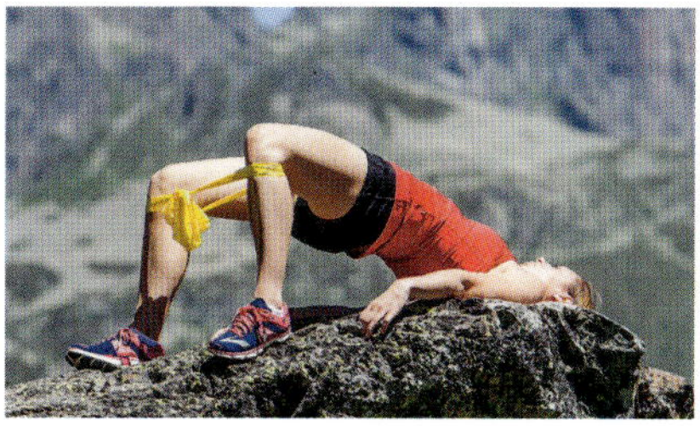

2 HÜFTSTRECKUNG MIT BAND

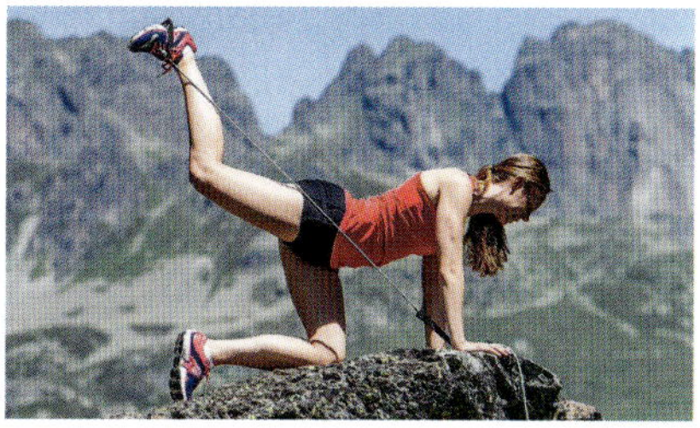

3 HORIZONTALES ZIEHEN

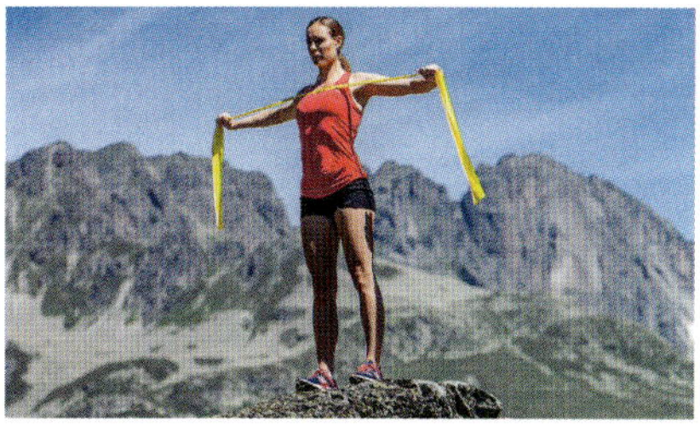

4 SCHULTERDRÜCKEN

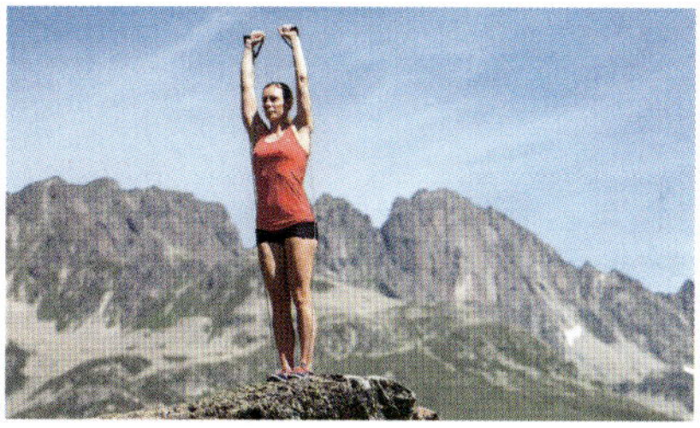

5 SEITHEBEN

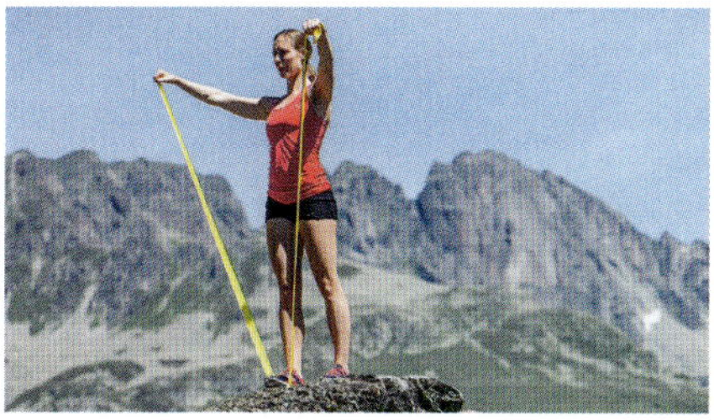

6 BUTTERFLY

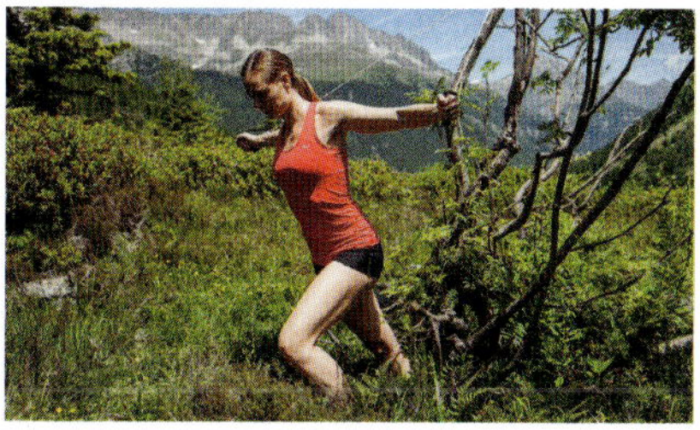

7 TRIZEPSDRÜCKEN

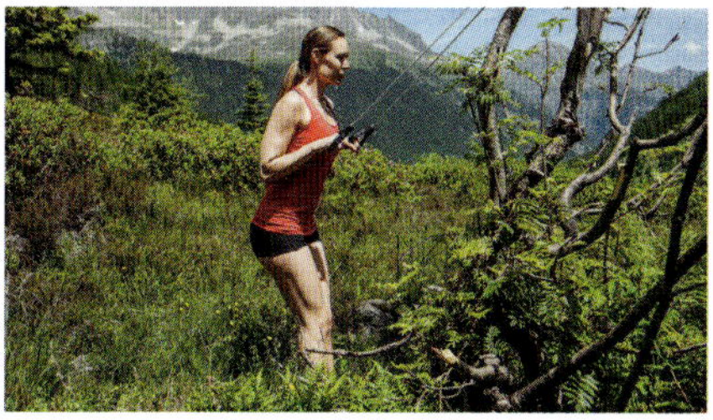

8 RUMPFROTATION

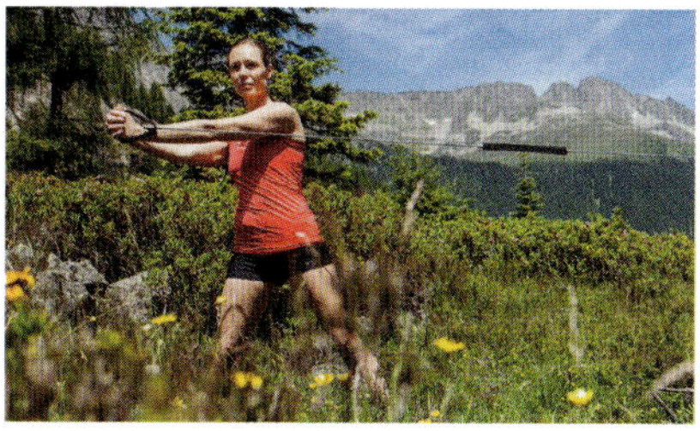

Tipps für das Trainingsprogramm 2

Absolviere jede Übung 45 Sekunden lang und geh danach direkt zur nächsten über. Wenn du mit dem Programm einmal durch bist, kannst du eine kleine Pause einlegen und dann alle Übungen noch 2-mal wiederholen.

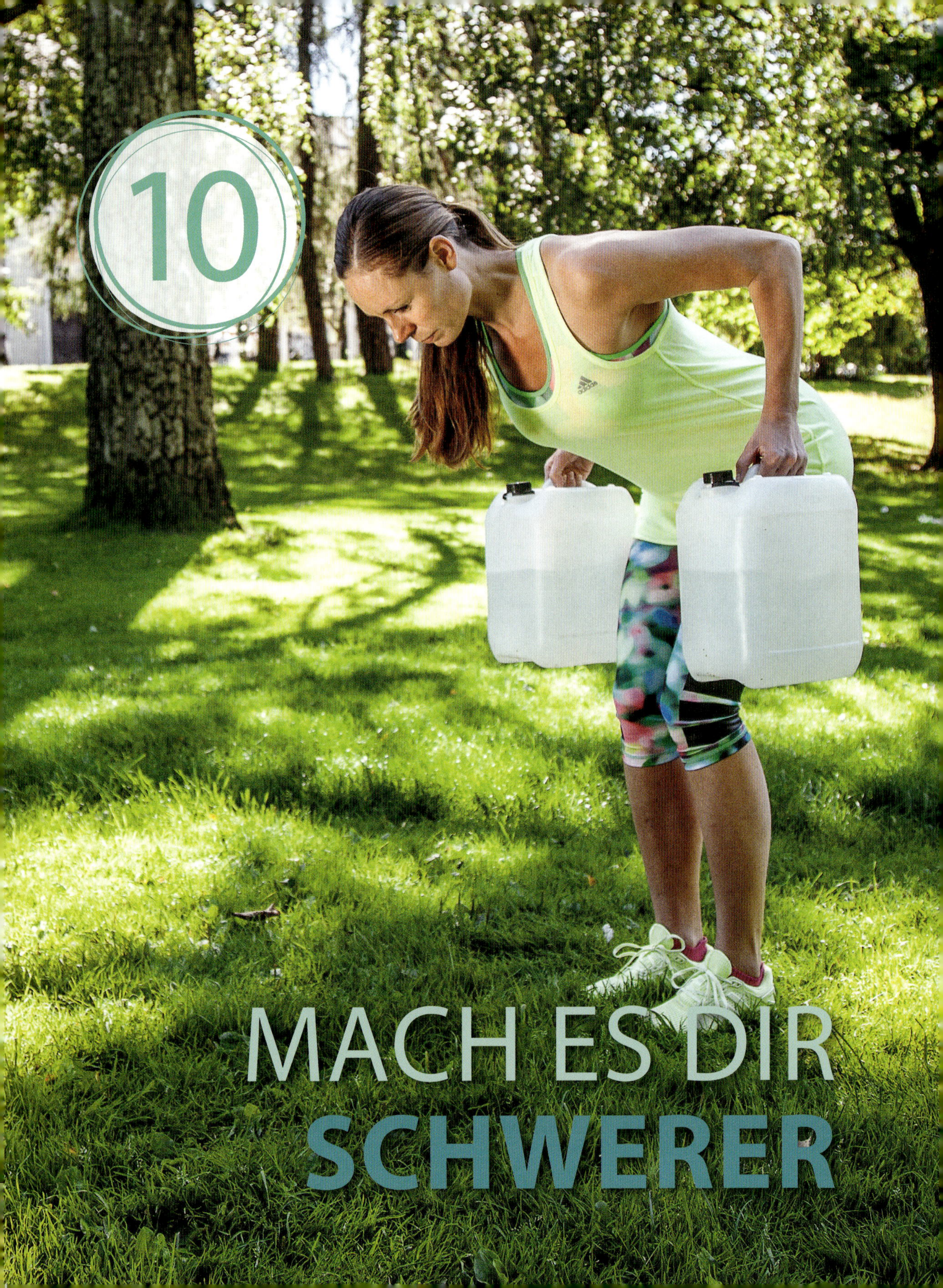

10

MACH ES DIR SCHWERER

Wenn es dein erklärtes Ziel ist, an Kraft zuzulegen, musst du mit schweren Gewichten und wenigen Wiederholungen trainieren. Je höher die technische Schwierigkeit einer Übung ist, desto wichtiger ist es, dass du die technische Ausführung der Übung sauber beherrschst. Nur so kannst du erfolgreich und ohne körperlichen Schaden zu nehmen deine Kraft steigern. Willst du bei einer bestimmten Übung noch mehr Gewicht bewältigen, musst du richtig schwere Lasten mit optimaler Technik bewegen. Erarbeite dir also immer erst eine gute Basis, bevor du dich an höhere Lasten heranwagst.

Beim intensiven Krafttraining mutest du den Muskeln eine deutlich höhere Belastung zu als gewöhnlich. Das zwingt die Muskeln, mehr kraftproduzierende Proteine herzustellen, um die Belastung zu bewältigen, was wiederum den Kraftzuwachs herbeiführt. Die Synthese von Muskelprotein wird in den Stunden und Tagen nach einer Krafteinheit beschleunigt. Wenn man diese Stimulierung regelmäßig wiederholt – mindestens 2-mal pro Woche und Muskelgruppe – werden die Muskelfasern durch jede Trainingseinheit nach und nach größer und stärker.

In diesem Kapitel zeige ich, wie man Übungen allmählich schwerer macht, und zwar durch Einsatz von Extragewicht. Ich benutze hier wassergefüllte Kanister, aber natürlich kannst du auch viele andere Objekte wie Steine, Baumstämme oder Säcke mit Gewichten verwenden. Wenn du erst einmal die Technik sauber beherrschst, kannst du ziemlich schwere Übungen absolvieren, von denen du nur vier bis acht Wiederholungen schaffst, bevor du eine Pause brauchst.

KNIEBEUGE MIT SCHULTERDRÜCKEN

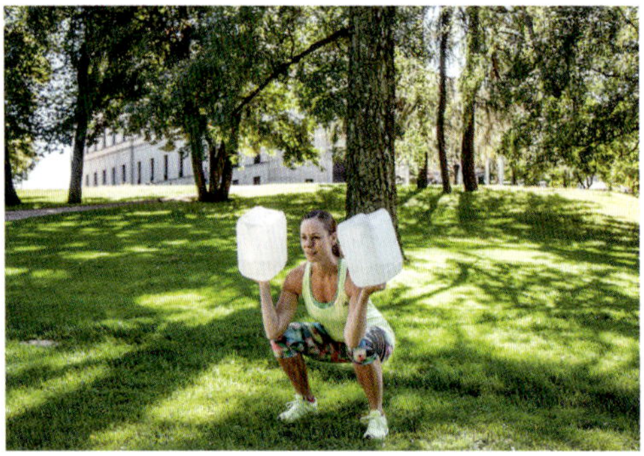

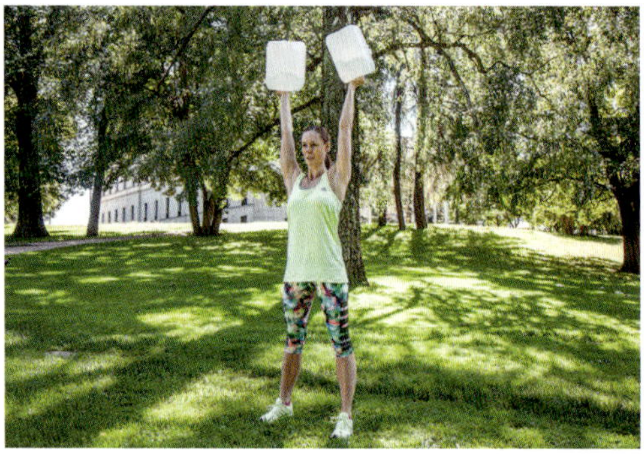

Stell die Füße schulterbreit auseinander und spann die Bauchmuskeln an, bevor du in die Kniebeuge gehst – so vermeidest du ein Hohlkreuz. Halte die Kanister auf Schulterhöhe, schieb dein Gesäß nach hinten und geh in die Hocke. Führe die Ellbogen an die Knie, zieh aber die Schulterblätter zusammen. Beim Aufstehen aus der Kniebeuge drückst du die Kanister auf gerader Strecke nach oben über deinen Kopf. Das Schwappen des Wassers im Kanister macht diese Übung besonders interessant, denn es erschwert die Balance. Wenn du die Schultern nicht extra belasten willst, hebst du die Kanister nicht über den Kopf, sondern hältst sie weiter auf Schulterhöhe.

SUMO-KNIEBEUGE MIT SCHULTERDRÜCKEN

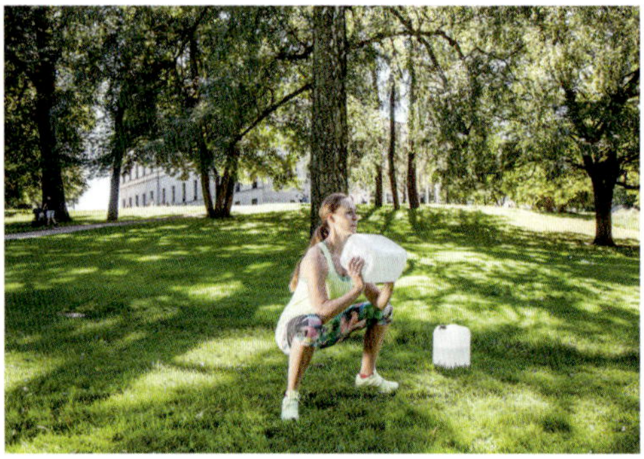

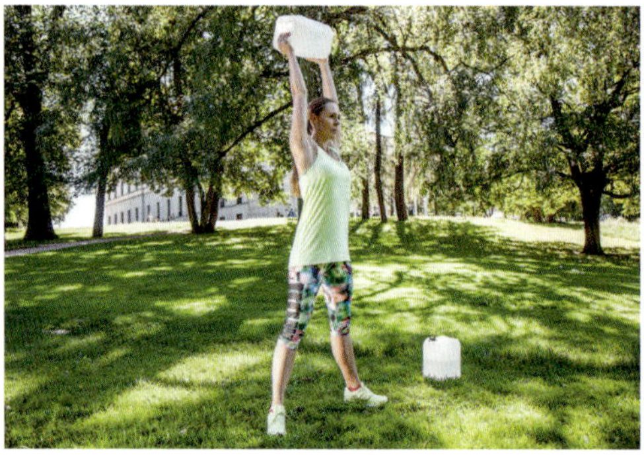

Stell die Fersen deutlich weiter als schulterbreit auseinander und dreh die Zehen etwas nach außen. Bei der Sumo-Variante kommt es darauf an, die Knie so nach außen zu drücken, dass sie in der Hocke in dieselbe Richtung wie die Zehen zeigen. Halte einen Kanister mit beiden Händen vor deiner Brust und senk dich in die Kniebeuge ab. Bei der Sumo-Kniebeuge kommst du tiefer hinunter als bei der normalen Kniebeuge. Schieb die Knie aktiv auseinander, wenn du aus der tiefen Position wieder aufstehst, und heb dann den Kanister über den Kopf. Spann die Gesäßmuskeln bewusst an, wenn du völlig aufgerichtet stehst.

AUSFALLSCHRITT NACH VORN

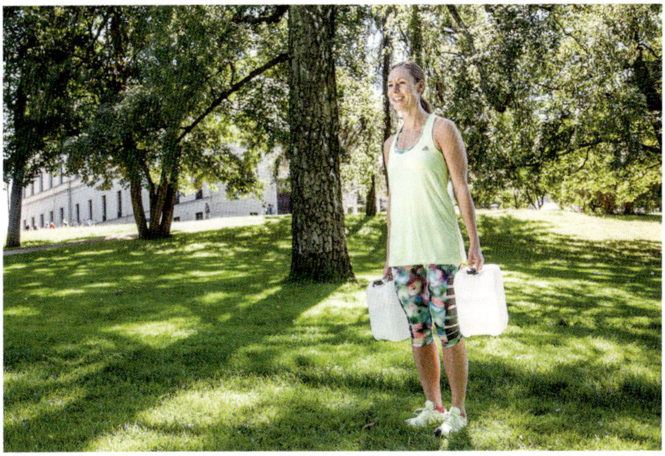

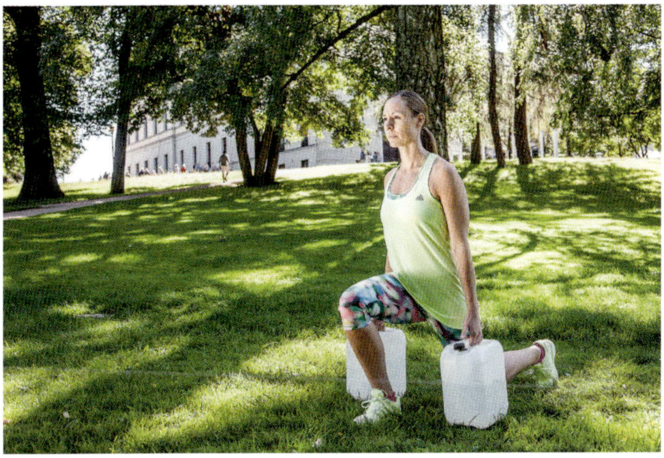

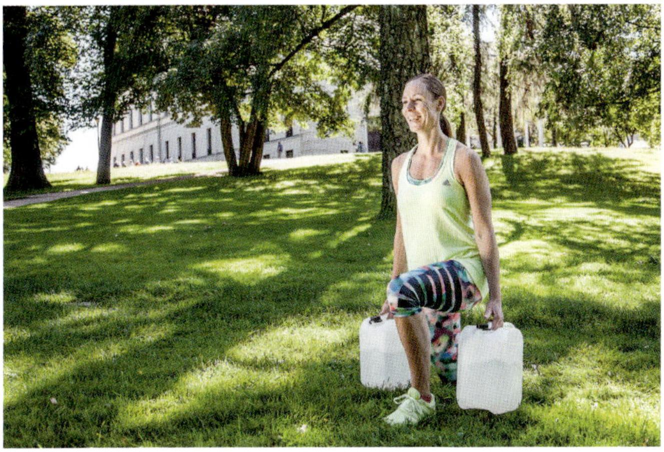

Stell dich aufrecht hin und halte in jeder Hand einen Kanister. Geh aus dieser neutralen Position heraus einen großen Schritt nach vorn. Geh mit dem hinteren Knie kontrolliert nach unten – wenn du es schaffst, ruhig ganz zum Boden. Kehr anschließend wieder zurück in die neutrale Position oder schließ gleich den nächsten Schritt nach vorn an und beweg dich auf diese Weise weiter vorwärts. Halte die Schultern während der ganzen Übung hindurch gesenkt und die Brust hoch. Achte darauf, dass das vordere Knie etwa einen 90-Grad-Winkel bildet und nicht nach innen kippt.

EINBEINIGES KREUZHEBEN

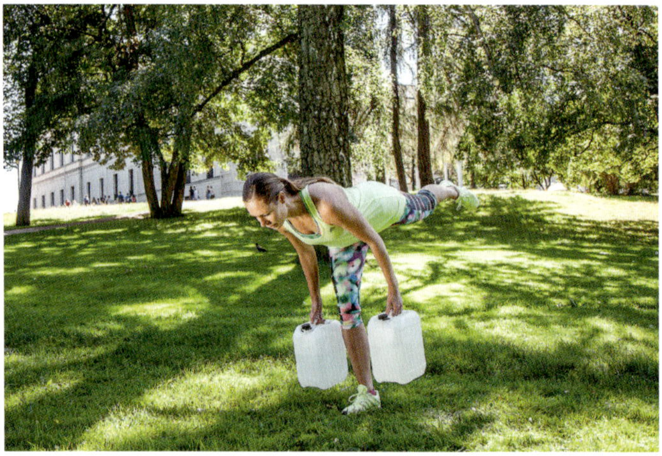

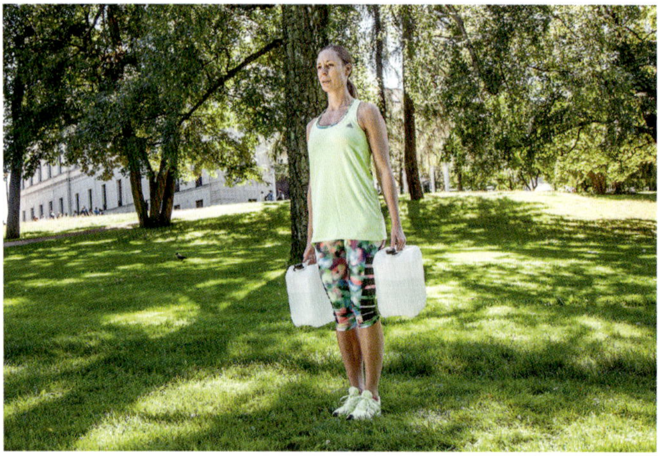

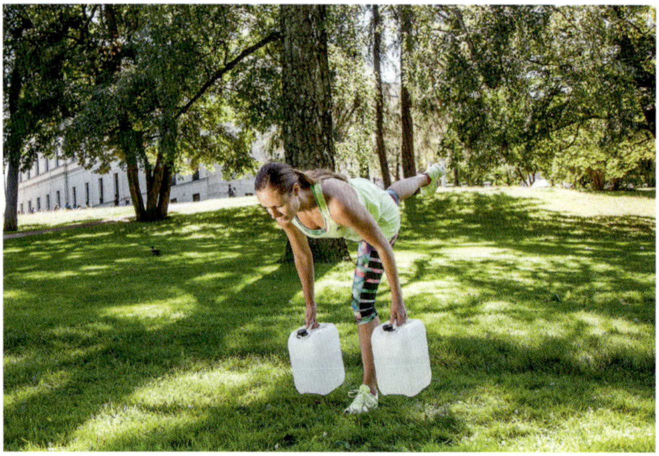

Stell dich aufrecht hin und halte in jeder Hand einen Kanister. Heb ein Bein, beug dich nach vorn und führe das angehobene Bein gleichzeitig nach hinten. Streck das Knie durch; das Standbein ist leicht angewinkelt. Die hintere Ferse hebst du so hoch wie möglich, was die Oberschenkelrückseite des Standbeins dehnt. Achte darauf, dass der Oberkörper gerade ist und der Bewegung der Ferse folgt, nicht umgekehrt. Geh zurück in die Ausgangsposition und wechsle das Bein. Mit dieser Übung forderst du vor allem die Oberschenkel- und die Rückenmuskulatur sowie den Gleichgewichtssinn.

VORGEBEUGTES RUDERN

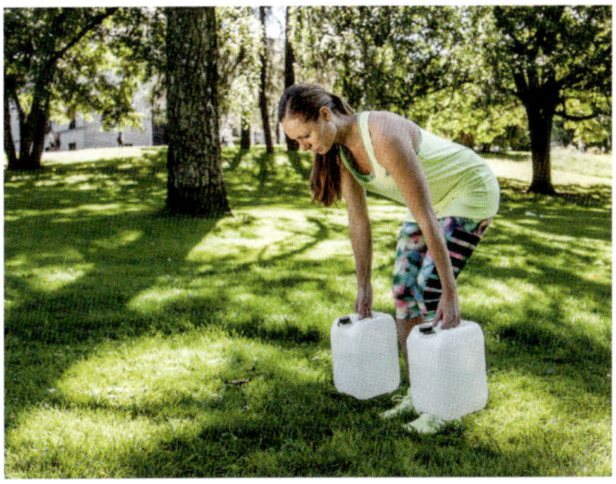
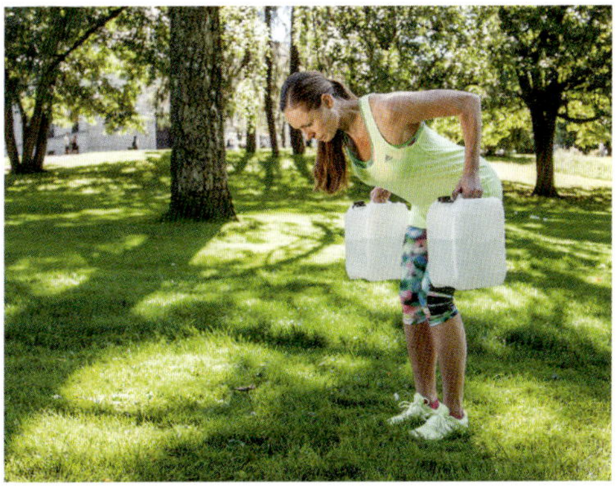

In der Ausgangsposition sind die Füße etwas weniger als hüftbreit voneinander entfernt und die Knie leicht angewinkelt. Halte in jeder Hand einen Kanister und beug dich mit geradem Rücken nach vorn. Spann die Bauchmuskeln an und achte darauf, dass dein Rücken nicht rund wird. Richte den Blick auf den Boden vor dir, sodass Rücken und Nacken eine gerade Linie bilden. Diese Position hältst du die ganze Übung hindurch. Zieh zuerst die Schultern zurück und dann die Ellbogen nach oben und hinten. Die Kanister werden durch das Senken der Schulterblätter also ein wenig zurück in Richtung Hüften geführt. Zieh die Schulterblätter zusammen, bevor du die Kanister wieder absetzt und die Schulterblätter entspannst.

EINARMIGES RUDERN

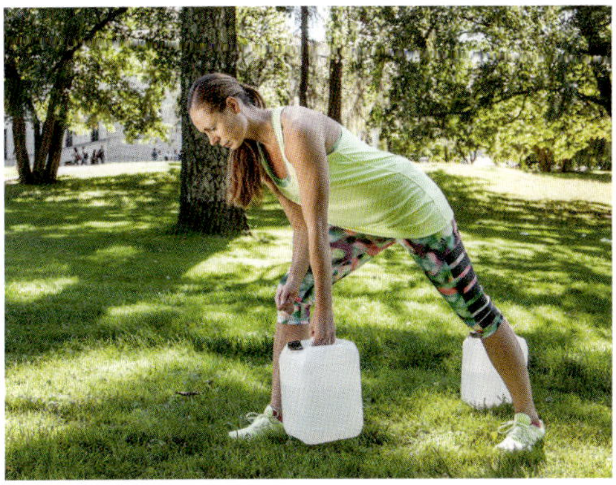
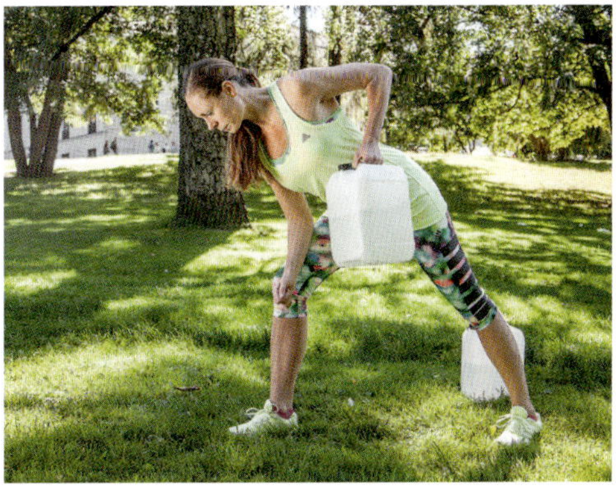

Beug dich nach vorn und stütz den Unterarm auf den Oberschenkel, halte den Rücken dabei gerade. Stell das andere Bein nach hinten, um Platz für die Ruderbewegung zu haben. Nimm den Kanister in die Hand, zieh die Schulter zurück und das Schulterblatt zur Wirbelsäule. Bring dann den Kanister in einer geraden Bewegung nach oben, indem du den Ellbogen nach oben und hinten hebst. Senk den Kanister ab, entspann die Schulter aber erst, wenn der Arm gerade ist.

RUDERN IN LIEGESTÜTZPOSITION

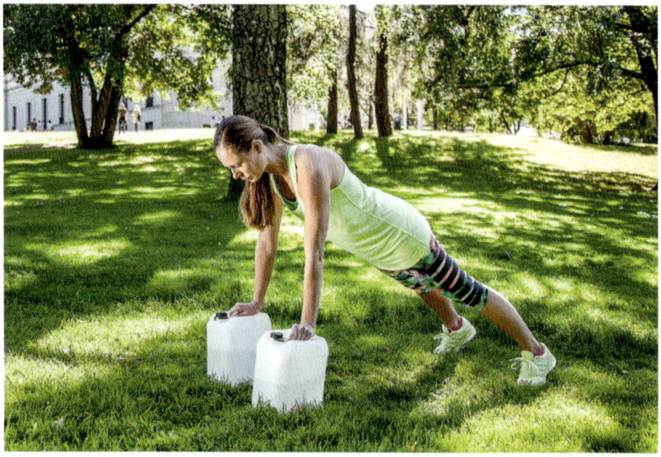

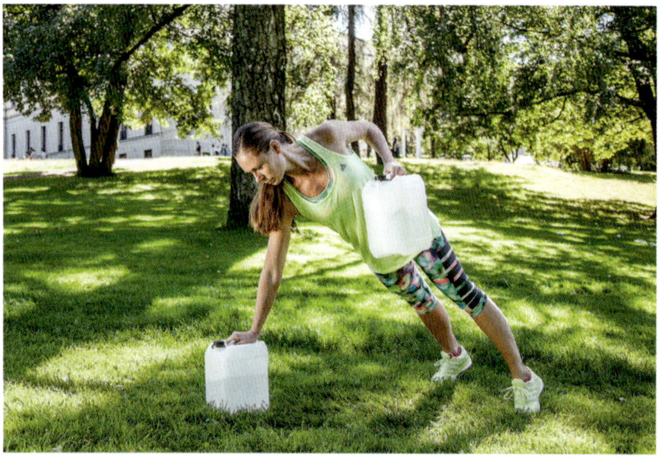

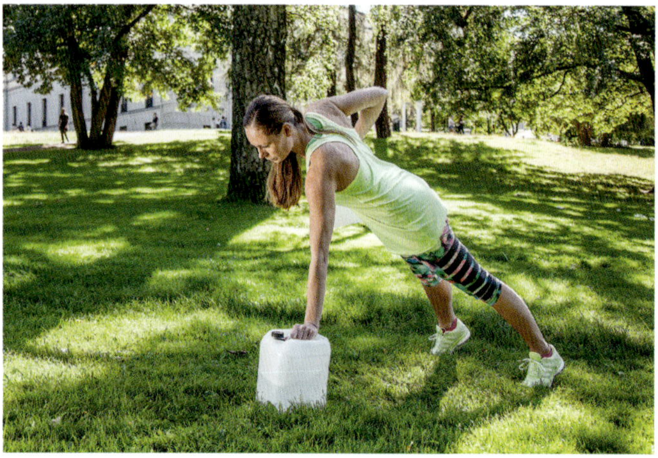

Stütz dich mit geradem, gestrecktem Körper mit den Händen auf die Kanister. Spann Bauch- und Gesäßmuskeln wie beim Liegestütz an, um ein Hohlkreuz zu vermeiden. Zieh die Schulterblätter aktiv zusammen und anschließend die Kanister nacheinander nach oben und hinten bis zur Hüfte. Achte darauf, beim Zug die Schulterblätter an die Wirbelsäule zu ziehen und in den Hüften möglichst stabil zu bleiben.

ERHÖHTER LIEGESTÜTZ

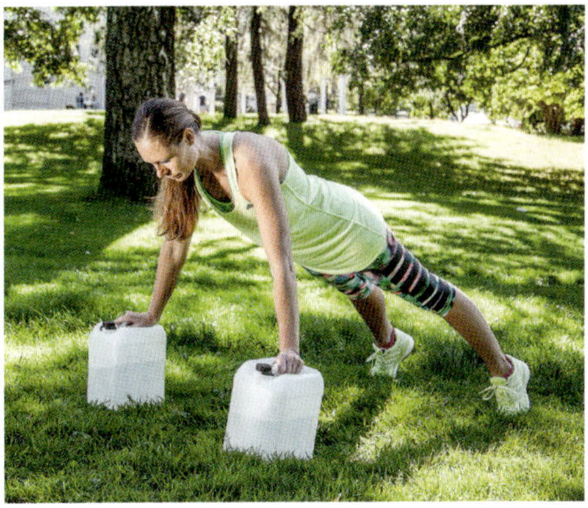

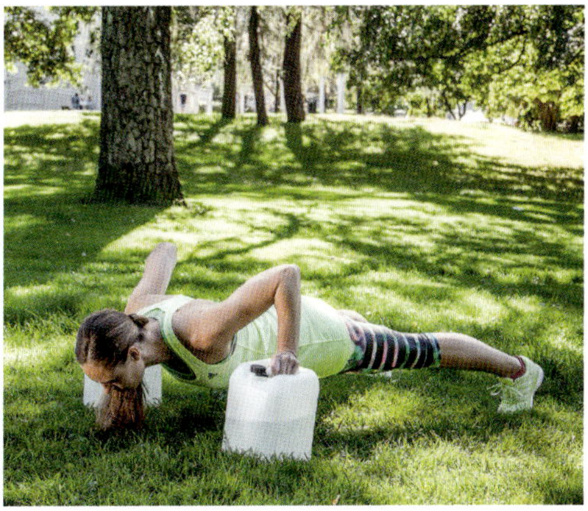

Bei dieser Variante des Liegestützes kommst du mit der Brust noch tiefer nach unten, als wenn du den Liegestütz auf dem Boden machst. Spann Bauch- und Gesäßmuskeln an und zieh bei der Abwärtsbewegung die Schulterblätter zusammen, um zu vermeiden, dass sich die Schultergelenke nach vorn runden. Drück dich dann hoch, sodass die Schulterblätter wieder auseinandergehen.

SEITHEBEN

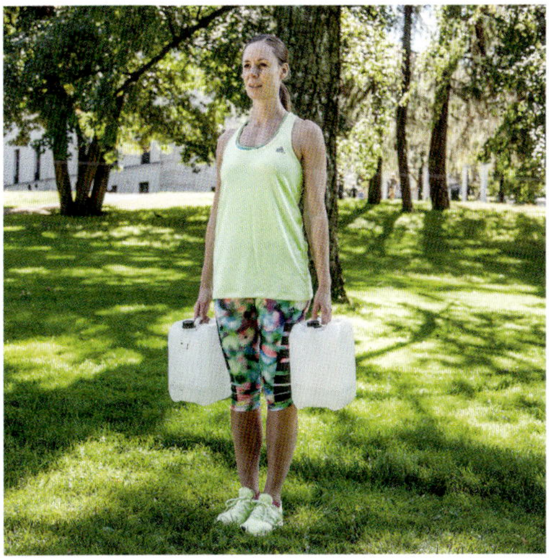

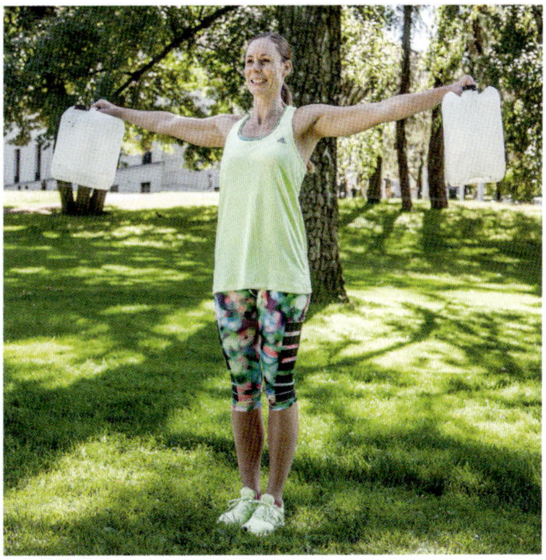

Stell dich mit einem Kanister in jeder Hand aufrecht hin. Heb die Arme seitlich nach oben und halte die obere Position für ein, zwei Sekunden, bevor du die Arme wieder absenkst. Das ist eine gute Übung für die Schultern, doch ist dabei wichtig, dass du das Gewicht nicht höher als das Schultergelenk hebst, sonst wird die Nackenmuskulatur aktiviert. Du wirst feststellen, dass die Kanister bei dieser Übung deutlich weniger Wasser als bei anderen Übungen enthalten dürfen.

RUSSISCHER TWIST

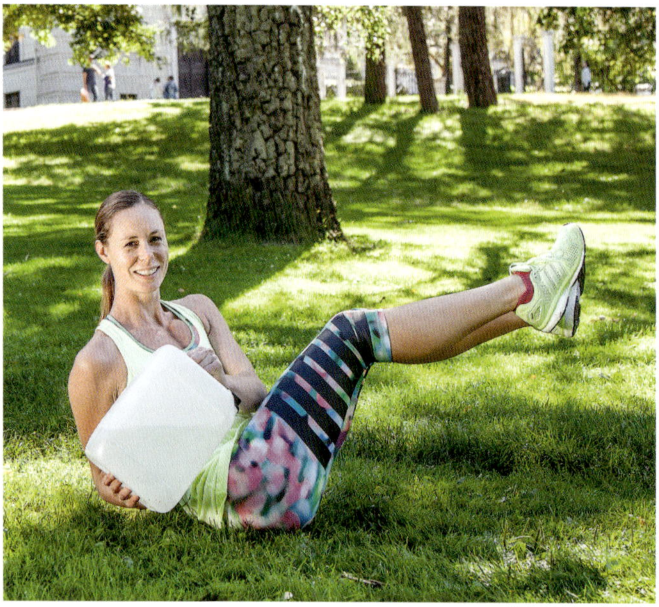

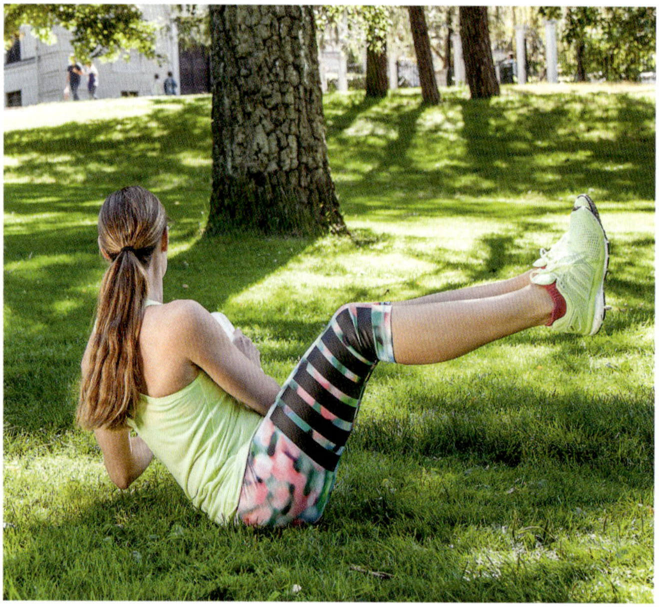

Setz dich mit geradem Rücken und angehobenen Beinen auf den Boden. Der untere Rücken darf sich nicht krümmen. Mach dich zuerst mit dieser Übung ohne Extragewicht und Drehung vertraut, damit du Kontrolle über den unteren Rücken hast und nicht ständig nach hinten kippst. Wenn du bereit bist, greifst du den Kanister mit beiden Händen und bewegst ihn langsam von einer Seite zur anderen. Achte dabei auf einen geraden Rücken. Das schwappende Wasser macht diese Übung besonders anspruchsvoll. Arbeite daher aufmerksam und kontrolliert

MACH ES DIR SCHWERER

1A KNIEBEUGE MIT SCHULTERDRÜCKEN

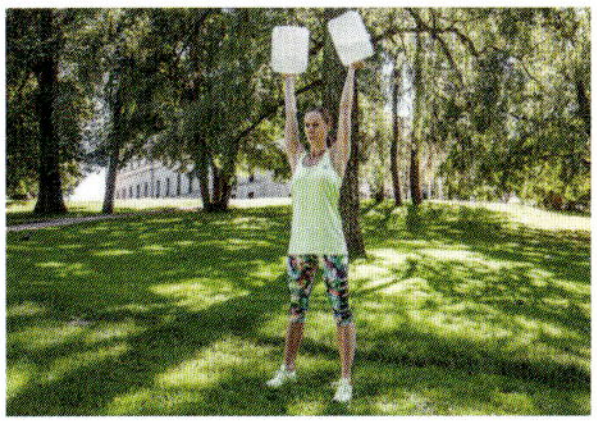

1B VORGEBEUGTES RUDERN

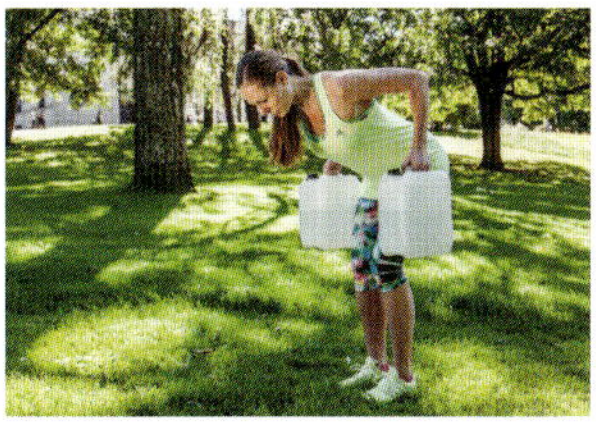

2A SUMO-KNIEBEUGE MIT SCHULTERDRÜCKEN

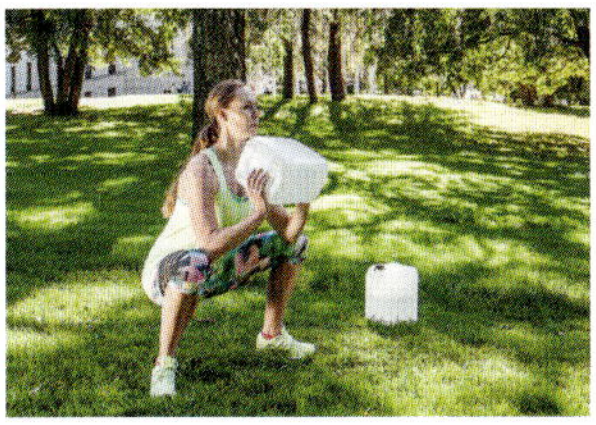

2B EINARMIGES RUDERN

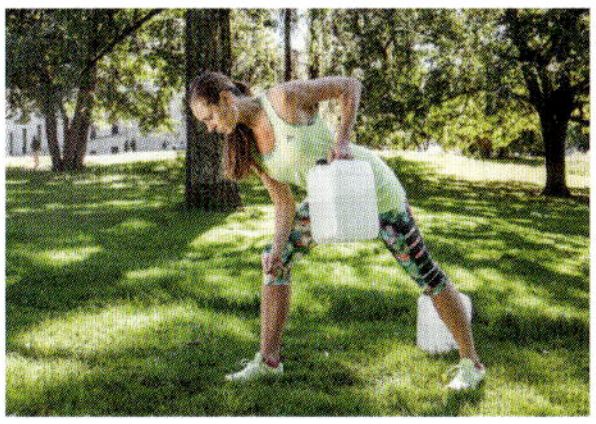

3A AUSFALLSCHRITT

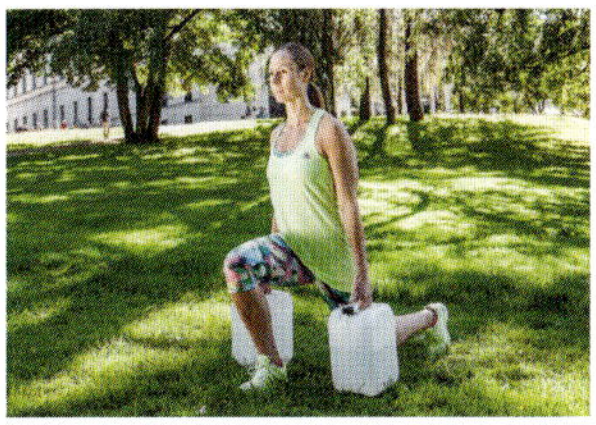

3B ERHÖHTER LIEGESTÜTZ

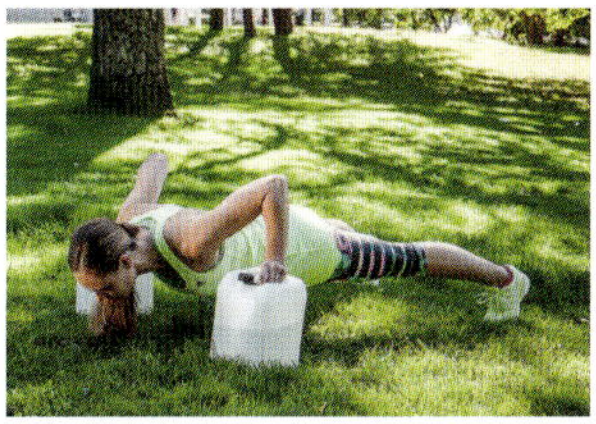

4A EINBEINIGES KREUZHEBEN

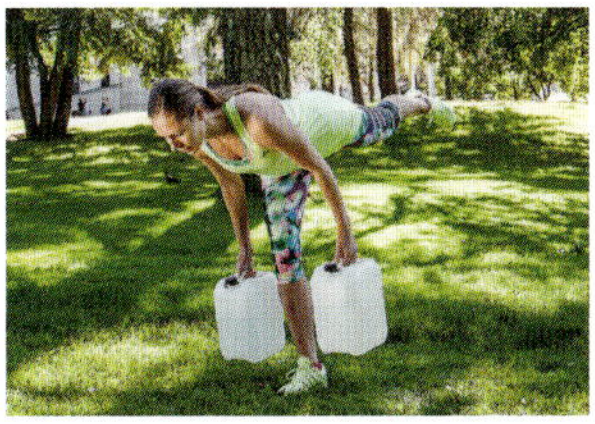

4B RUDERN IN LIEGE-STÜTZPOSITION

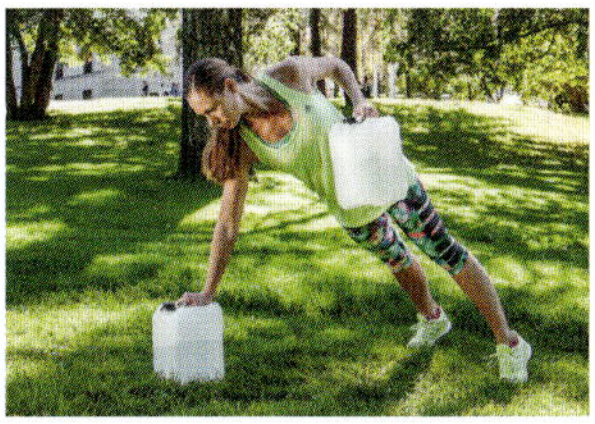

5A SEITHEBEN

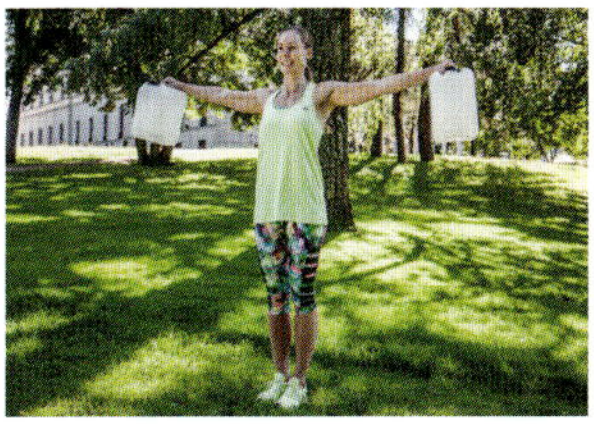

5B RUSSISCHER TWIST

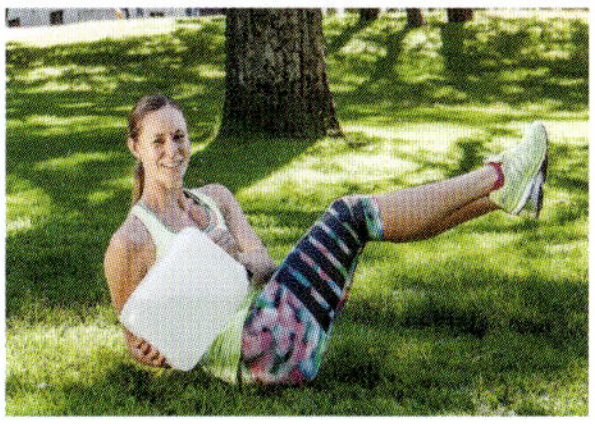

Tipps für das Trainings-programm

- Führe dieses Programm als Supersatz mit je zwei Übungen – A und B – durch.
- Absolviere Übung A 6- bis 10-mal, pausiere dann 30 Sekunden und führe danach Übung B 6- bis 10-mal aus.
- Wiederhole beide Übungen 3- bis 4-mal und geh dann zu zwei neuen Übungen über.

11 FÜR DIE KILOMETER-SAMMLER

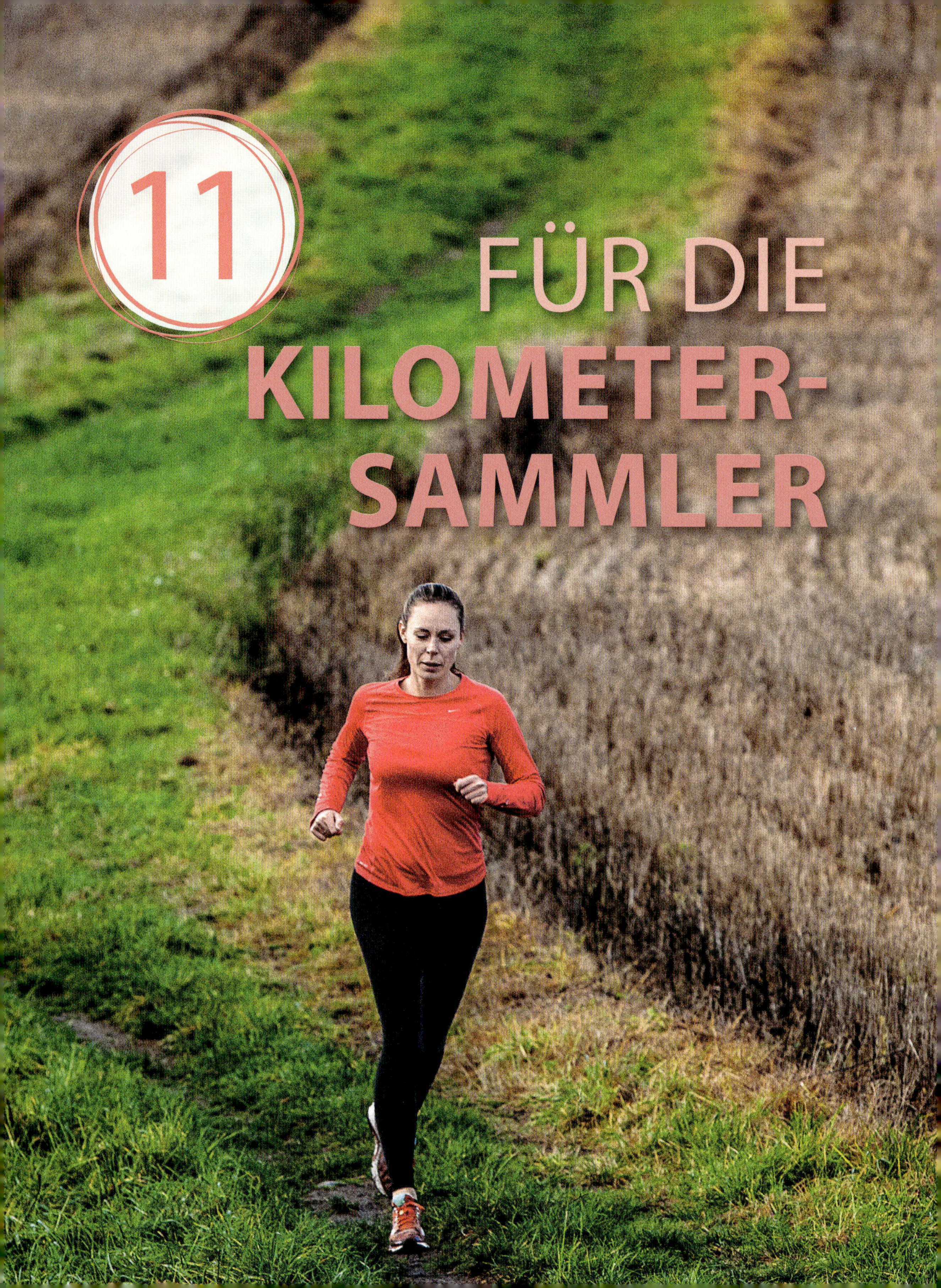

Stärkere Muskeln mindern das Verletzungsrisiko im Ausdauersport und verbessern die Leistung. Der Körper ist damit für Belastungen, die regelmäßiges Ausdauertraining mit sich bringt, einfach besser gerüstet. Jeder Spitzensportler weiß das und macht daher regelmäßig Athletiktraining, das Gleichgewichts-, Stabilitäts- und Kraftübungen umfasst. Viele sehr aktive Freizeitsportler, die wöchentlich 100 Kilometer und mehr laufen, lassen dagegen diese Einheiten oft aus, obwohl ihre körperliche Grundlage für Langstreckenläufe viel schlechter ist als die von Spitzensportlern. Beim Athletiktraining geht es darum, die allgemeine körperliche Leistungsfähigkeit auszubauen, damit der Körper sportartspezifisches Training besser bewältigen kann. Es soll also Verletzungen vorbeugen und gute Leistungen ermöglichen.

Es ist relativ normal, dass eine Körperseite stärker ist als die andere, doch derartige muskuläre Dysbalancen können Verletzungen verursachen. Darum sollte man mit den Beinen abwechselnd arbeiten, um sich des Kraftverhältnisses zwischen beiden Seiten bewusst zu werden. Das Verletzungsrisiko bei einbeinigen Übungen ist niedrig, doch ihr Effekt als vorbeugendes Training erweist sich als umso größer. Solche Übungen kann man auch leicht schwerer machen, und tatsächlich steigert Maximalkrafttraining mit wenigen Wiederholungen auch die Leistung in der Ausdauersportart. Es ist ein Mythos, dass hartes Krafttraining einen massigen, schwerfälligen Körper hervorbringt. In diesem Kapitel zeige ich wirkungsvolle Übungen, die alle Ausdauersportler mindestens zweimal in der Woche absolvieren sollten.

HOPSERLAUF

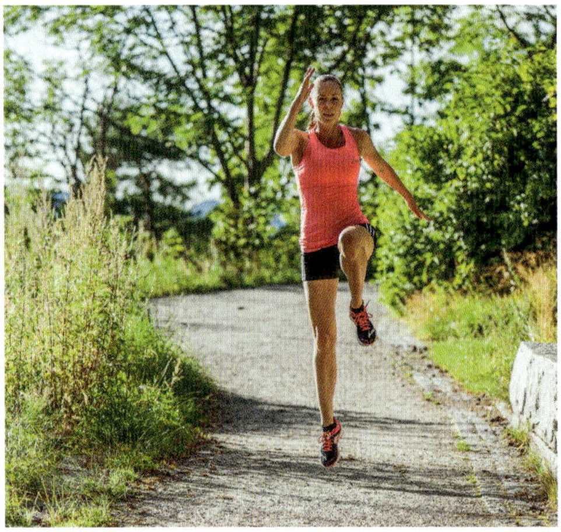

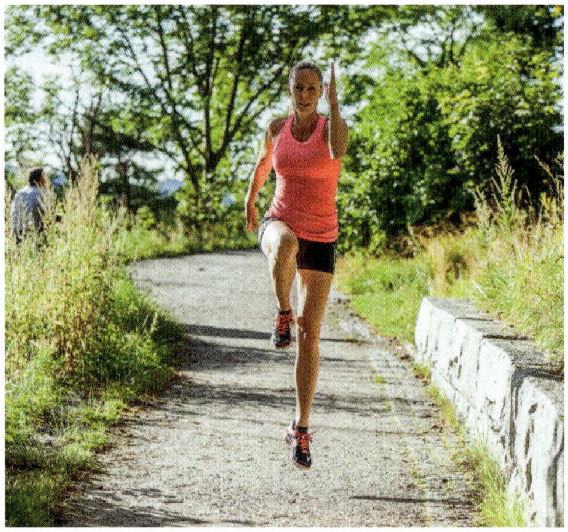

Das ist eine nützliche Übung, die sich auch zum Aufwärmen vor dem Laufen oder Radfahren eignet. Sie hilft, die Laufschritte oder das Treten leichter und effizienter zu machen. Mehr als auf die Vorwärtsbewegung achtest du hier darauf, die Knie hochzuheben und die Zehen ordentlich zu belasten. Damit trainierst du die Sprungkraft, was besonders beim Geländelauf nützlich ist. Schieb dich auf dem Vorfuß nach oben und achte darauf, dass Arme und Beine im Takt sind.

WADENHEBEN

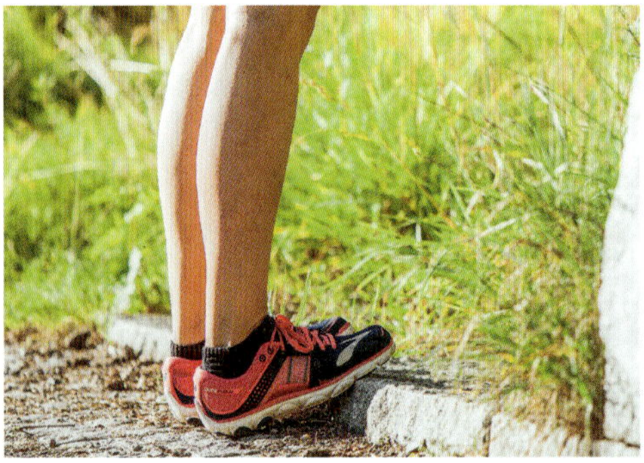

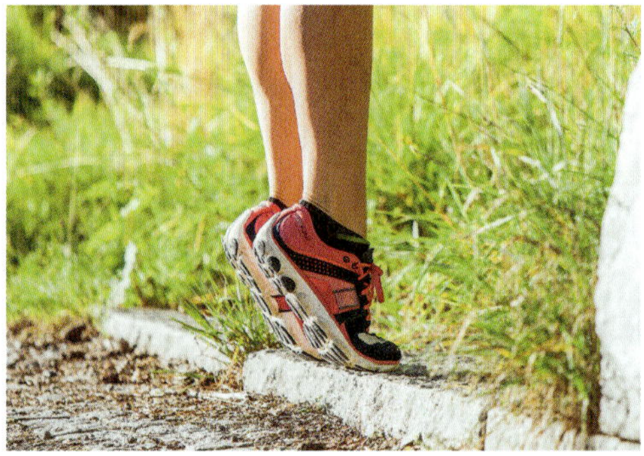

Eine sehr einfache und nützliche Übung für Wade und Sprunggelenk. Stell dich auf eine Bordsteinkante, die dir ausreichend Zug in den Waden gibt, wenn die Ferse am Boden ist. Heb dich langsam auf die Zehen. Wenn die Fersen frei in der Luft sind, musst du besonders auf langsames Absenken achten, damit du nicht durch plötzliche Belastung der Muskeln eine Zerrung riskierst. Probiere diese Übung auch, ohne dich dabei abzustützen, um den Gleichgewichtssinn zu schulen. Auf Seite 43 findest du eine schwerere Variante der Übung auf einem Bein.

SEITLICHES TREPPENSTEIGEN

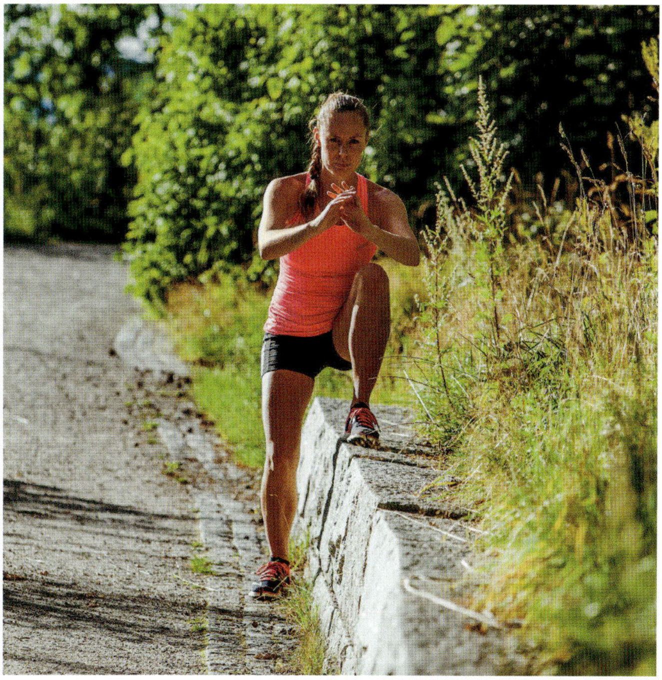

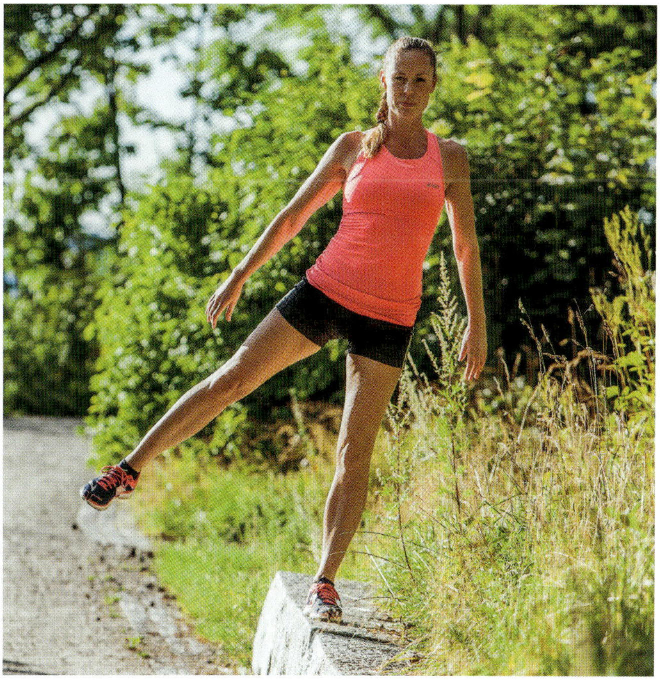

Mit dieser Übung trainierst du das Abstoßen, was für Läufer wie Radfahrer nützlich ist. Seitliches Treppensteigen eignet sich auch sehr gut dafür, die Gesäßmuskulatur gezielt zu kräftigen, was bei Ausdauersportlern in hohem Maße dazu beiträgt, Rückenschäden vorzubeugen. Such dir eine Erhöhung, die ruhig etwas höher als das Knie sein darf, und stell einen Fuß darauf. Beuge das untere Bein leicht und schieb dein Gesäß bei geradem Rücken nach hinten. Stoß dich kräftig vom Boden ab, sodass du auf dem oberen Bein stehst, und senk dich danach langsam und nah an der Erhöhung wieder ab. Wenn du das freie Bein in der oberen Position seitlich abstreckst, trainierst du gleichzeitig auch noch die Muskulatur seitlich am Gesäß.

TREPPENSTEIGEN MIT AUSFALLSCHRITT NACH HINTEN

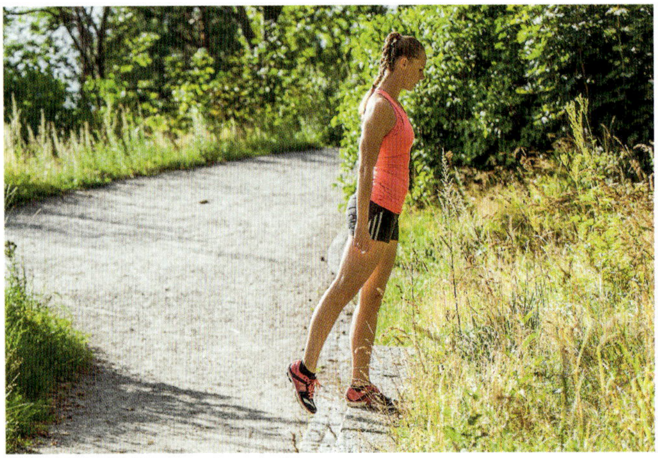

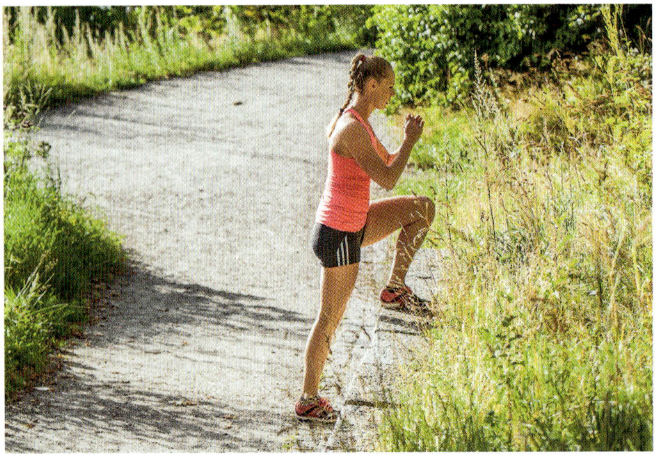

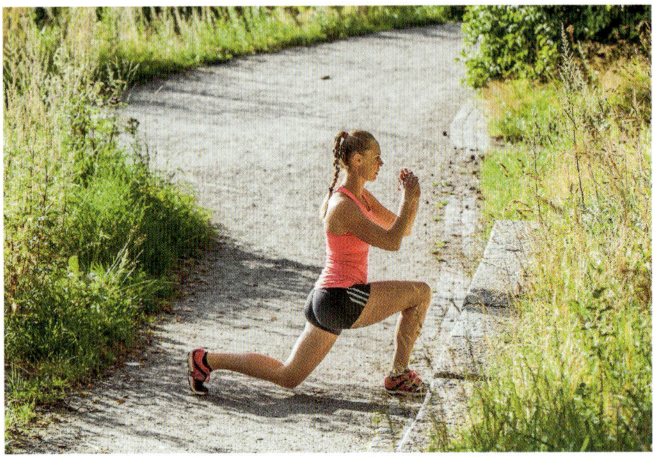

Diese fantastische Kombinationsübung trainiert sozusagen alles auf einmal. Such dir eine Erhöhung, etwa eine Mauer oder Bank, die dich beim Aufwärtsschritt fordert. Stell den linken Fuß darauf und mach den Schritt nach oben, ohne das rechte Bein dort abzusetzen; damit trainierst du das Gleichgewicht. Führe den rechten Fuß nah an der Erhöhung wieder nach unten und setz es am Boden ab. Schwing gleich darauf das linke Bein nach hinten und geh in einen tiefen Ausfallschritt. Halte den Druck auf der vorderen Ferse, während du das hintere Knie kontrolliert zum Boden hin absenkst. Schwing dann das linke Bein wieder auf die Erhöhung und wiederhole alles. Wechsle nach der gewünschten Anzahl an Wiederholungen das Bein.

STANDWAAGE

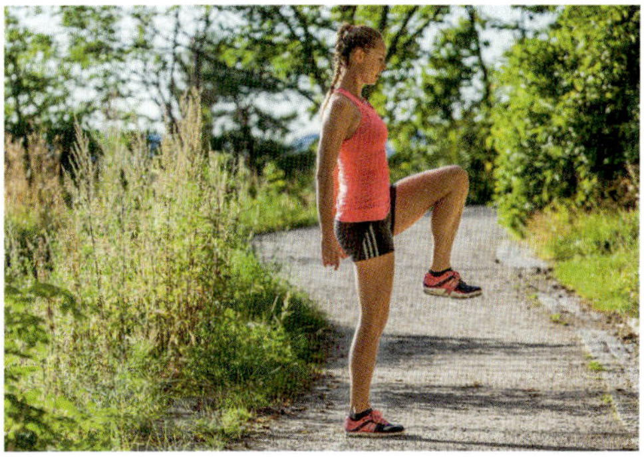
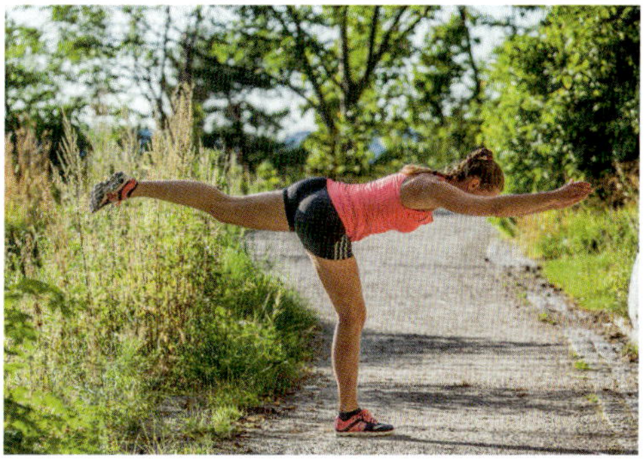

Mit dieser Übung stärkst du die hinteren Oberschenkelmuskeln und den Rücken. Stell dich mit leicht gebeugtem Knie auf ein Bein und heb das andere Knie hoch. Führe den freien Fuß gerade nach hinten und streck die Zehen nach hinten und die Arme nach vorn. Spann die hinteren Oberschenkelmuskeln des Standbeins an und kehr kontrolliert in die Ausgangsposition zurück. Wiederhole diese Bewegungsabfolge ein paarmal, bevor du die Seite wechselst. Eine schwierigere Variante dieser Übung findest du auf Seite 102. Wenn du mit einem Partner trainierst, empfehle ich dir die Nordic Hamstrings auf Seite 123.

EINBEINIGER BECKENLIFT

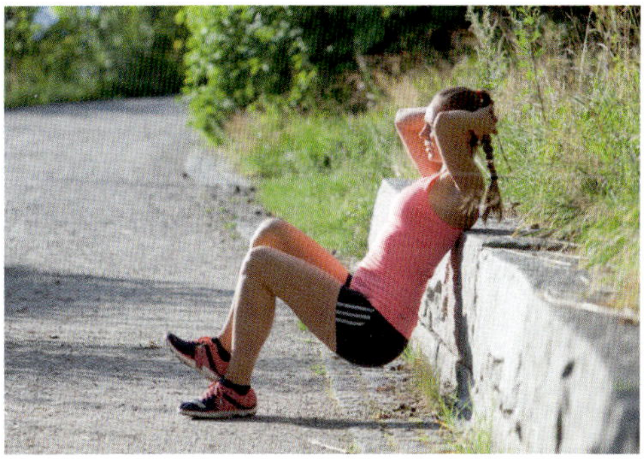
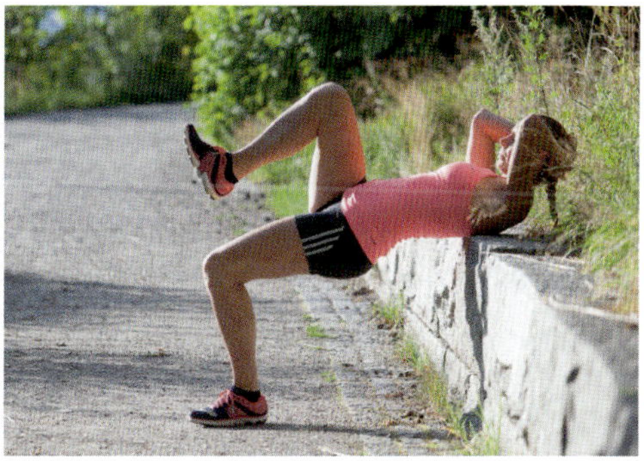

Lehn dich mit den Schulterblättern gegen die Kante der Erhöhung und heb dein Gesäß vom Boden ab. Stütz den Nacken mit den Fingerspitzen. Stell einen Fuß vor dir auf den Boden, während du den anderen leicht anhebst. Drück dein Becken nun hauptsächlich mit der Kraft aus den Gesäßmuskeln nach oben, bis dein Körper von der Brust bis zu den Knien eine gerade Linie bildet; der Druck ist dabei auf der Ferse. Bei dieser Übung wirst du die hinteren Oberschenkel- und die Gesäßmuskeln deutlich spüren, aber auch die Rückenmuskulatur ist aktiv. Falls dir die Übung auf einem Bein zu schwer ist, kannst du sie zunächst mit beiden Beinen ausführen (Seite 56).

TREPPENSPRUNG

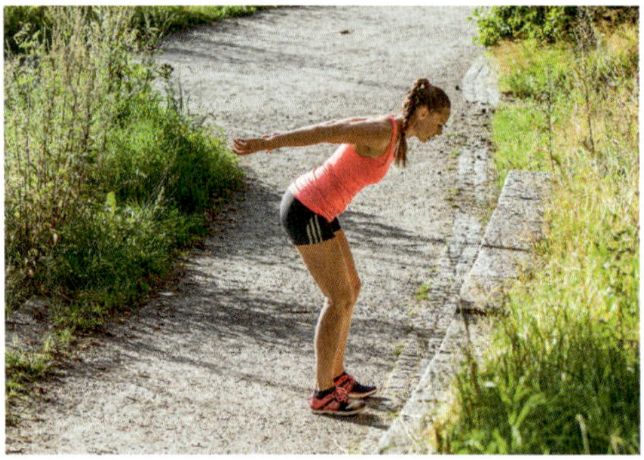

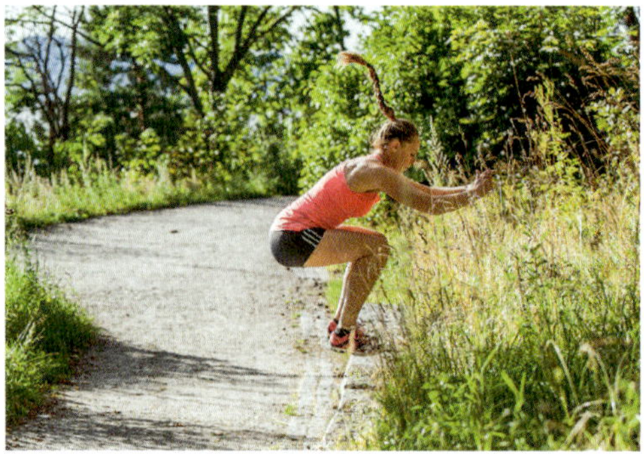

Sprungkrafttraining beugt nicht nur Verletzungen vor, es steigert auch die Leistungsfähigkeit. Beim Springen beanspruchst du vor allem die Wadenmuskulatur. Wenn du diese stärkst, kannst du Schrittfrequenz und Tempo beim Laufen erhöhen, ohne dass die Technik leidet. Durch Treppensprünge wirst du stärker und explosiver, deine Laufschritte werden kraftvoller und schneller. Wähle eine passende Höhe und spring mit geschlossenen Beinen auf die Stufe. Lande möglichst weich auf den Vorfüßen, verschieb dann aber den Druck nach hinten auf die Fersen. Richte dich komplett auf, bevor du wieder in die Ausgangsposition gehst. Wenn dein Rücken stark genug ist, kannst du auch wieder herunterspringen.

EINBEINIGER SPREIZSPRUNG

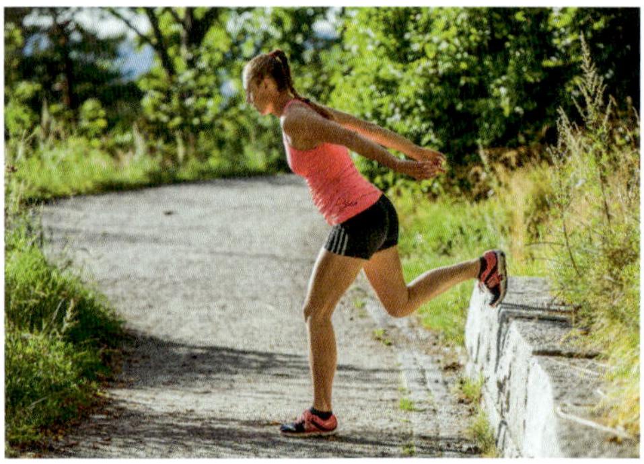

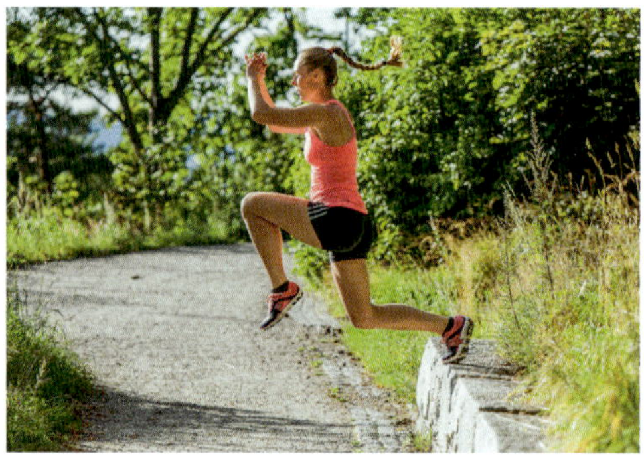

Das ist eine extrem gute Übung, um ganz gezielt Kraft beim Schritt oder Abstoßen zu trainieren. Stell das hintere Bein auf eine Erhöhung und halte es dort die gesamte Übung über, während du mit dem vorderen Bein hochspringst. Beginne mit kleinen Hüpfern und achte auf eine weiche, elastische Landung, bevor du wieder Schwung holst. Wenn die Übung sitzt, kannst du versuchen, auf dem vorderen Bein in einer tiefen Position zu landen. Auf diese Weise dehnst du auch noch die Gesäßmuskulatur und verlängerst die Bewegung.

FÜR DIE KILOMETERSAMMLER

TIPP 1

1 HOPSERLAUF

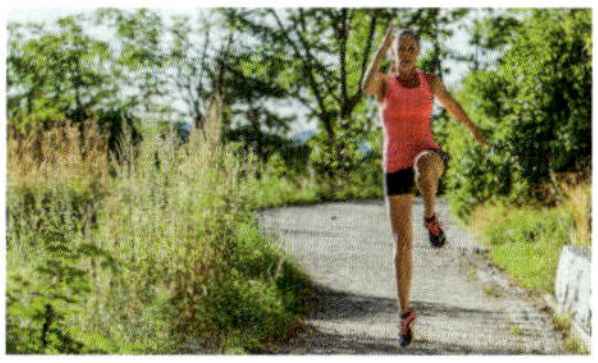

2 EINBEINIGER SPREIZSPRUNG

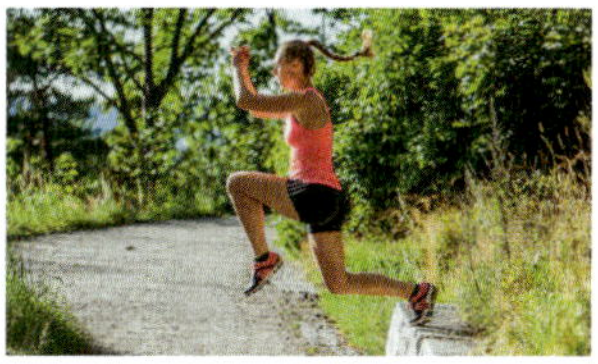

3 TREPPENSTEIGEN MIT AUSFALLSCHRITT

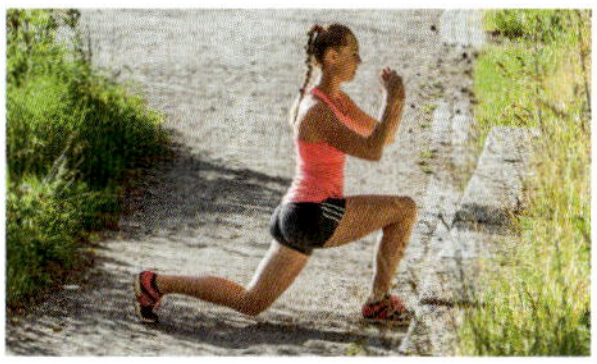

4 TREPPENSPRUNG

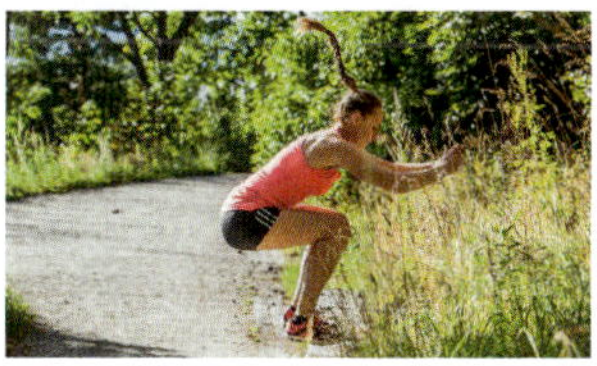

TIPP 2

1 SEITLICHES TREPPENSTEIGEN

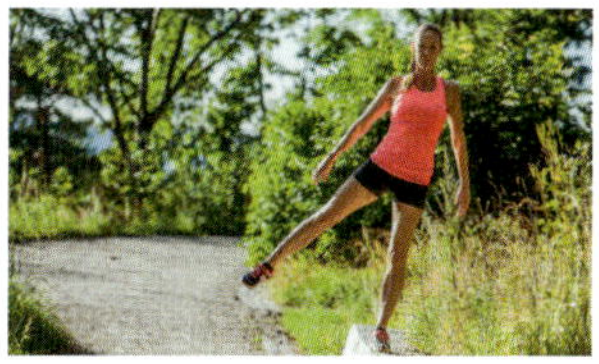

2 EINBEINIGER BECKENLIFT

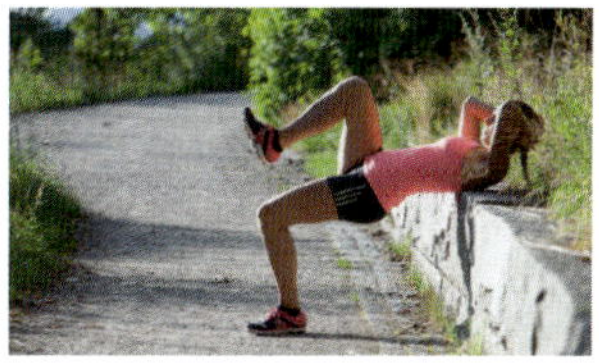

3 STANDWAAGE

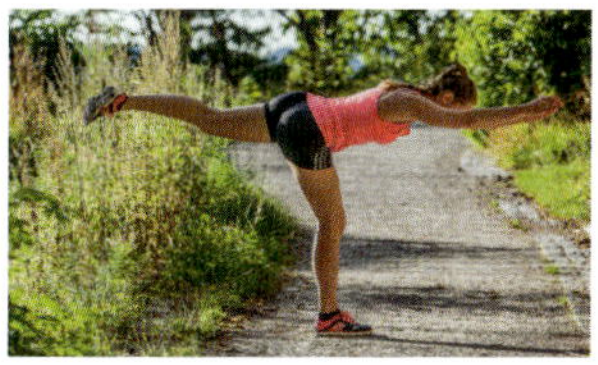

4 WADENHEBEN

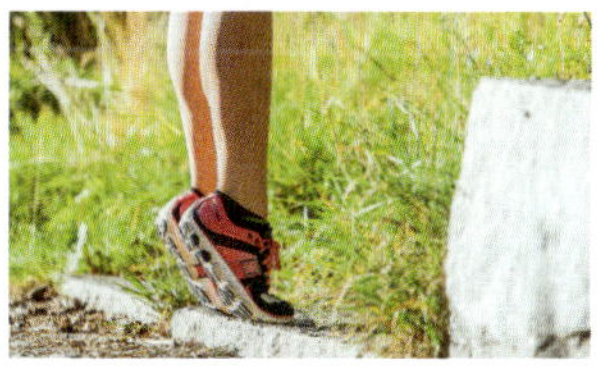

Tipps für das Trainingsprogramm

Absolviere entweder nur die vier Übungen pro Tipp oder aber alle acht Übungen als Zirkeltraining. Du kannst sie durch Übungen aus Kapitel 6 (»Ein starker Rumpf«) ergänzen, denn das Verhältnis von Beinen und Rumpf ist wichtig. Führe jede Übung 45 Sekunden lang durch und geh dann direkt zur nächsten über. Die gesamte Runde absolvierst du 3- bis 4-mal.

Tipp 1: 1 Hopserlauf · 2 einbeiniger Spreizsprung · 3 Treppensteigen mit Ausfallschritt · 4 Treppensprung

Tipp 2: 1 Seitliches Treppensteigen · 2 einbeiniger Beckenlift · 3 Standwaage · 4 Wadenheben

12 TRAINIERE ZU ZWEIT

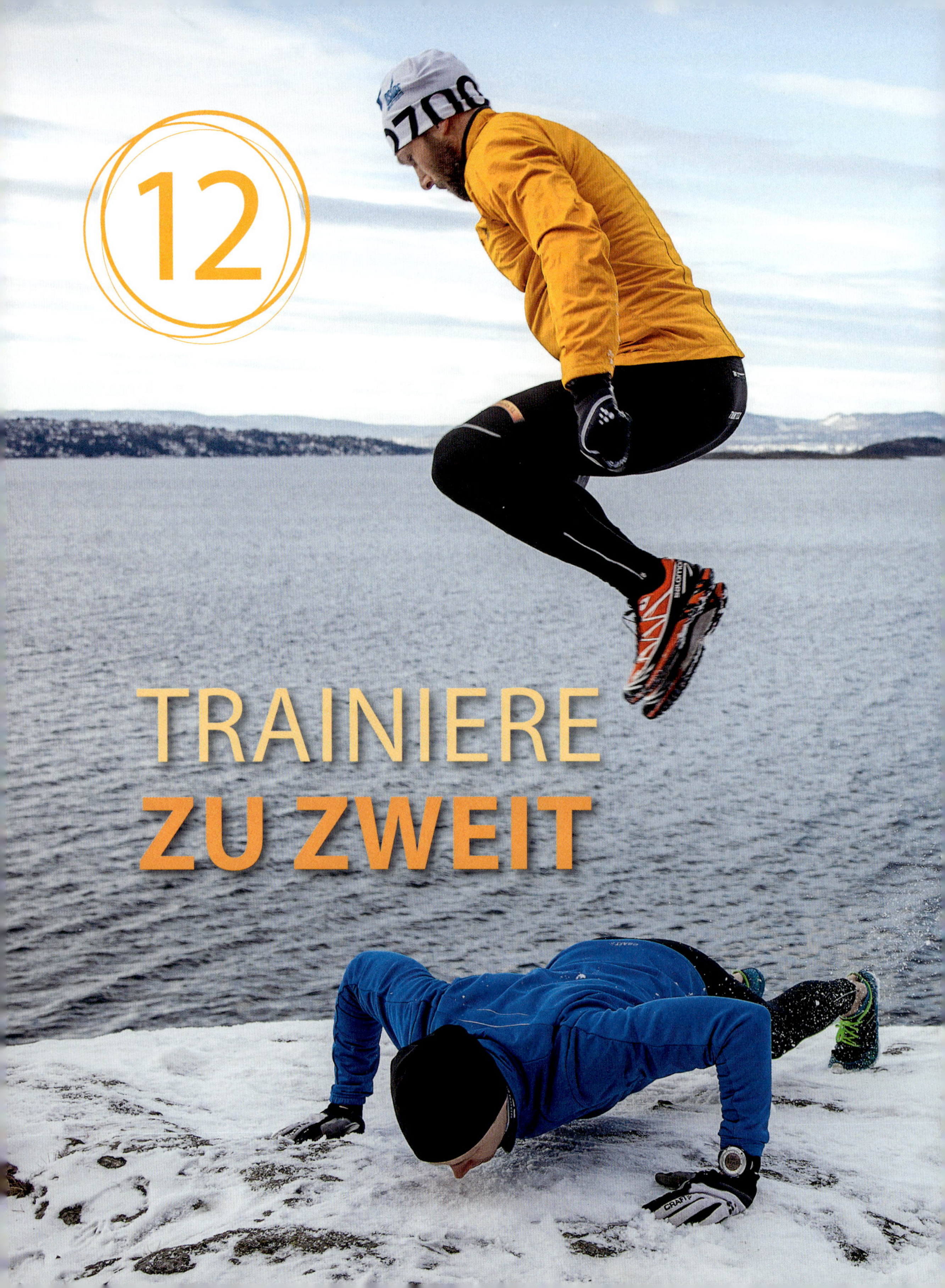

Ich glaube an die Kraft der Gemeinschaft. Darum benutze ich sie auch ganz bewusst dazu, Leute zum regelmäßigen Training zu motivieren. Wenn man sich mit anderen vergleicht, spürt man zwar manchmal die Versuchung, sich zurückzuziehen. Doch es geht hier nicht darum, besser zu sein als die anderen, sondern um den Zusammenhalt in der Gruppe und darum, sich vielleicht doch noch eine Spur mehr anzustrengen, weil man sieht, dass auch die anderen durchhalten und ihr Bestes geben. Wenn man im Training zusammenarbeitet, wird man nicht demotiviert, wenn andere stärker oder ausdauernder sind. Ganz im Gegenteil – es spornt zum Weitermachen an. Feuern einen die anderen an, kann sich so mancher selbst noch mehr pushen, als wenn er ganz allein trainiert. Und viel mehr Spaß macht es obendrein, das Training mit den anderen zu teilen.

In diesem Kapitel gebe ich einige effektive Tipps, wie man mit einem Trainingspartner eine erstklassige Krafteinheit zustande bringt. Mehrere der Übungen in diesem Kapitel sind anspruchsvoll. Daher ist es äußerst wichtig, dass du schon über eine gute Grundkonstitution verfügst und die Übungen allein technisch einwandfrei beherrschst, bevor du sie mit einem Partner machst. Zusammenarbeit und Stabilität sind hier ganz entscheidend. Vielleicht möchtest du ein paar Partnerübungen an eine Konditionseinheit anhängen?

SPRINGEN UND KRIECHEN

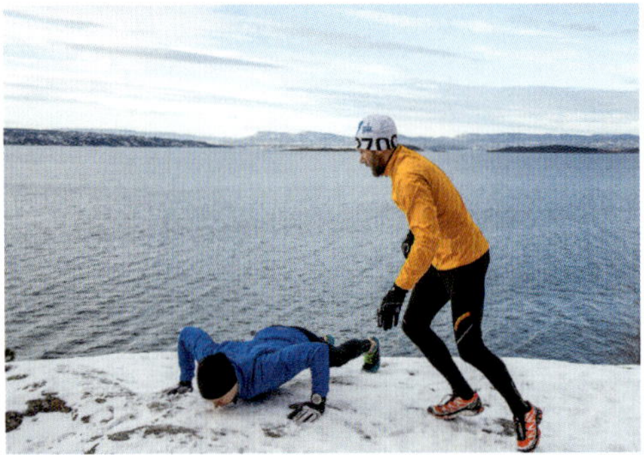

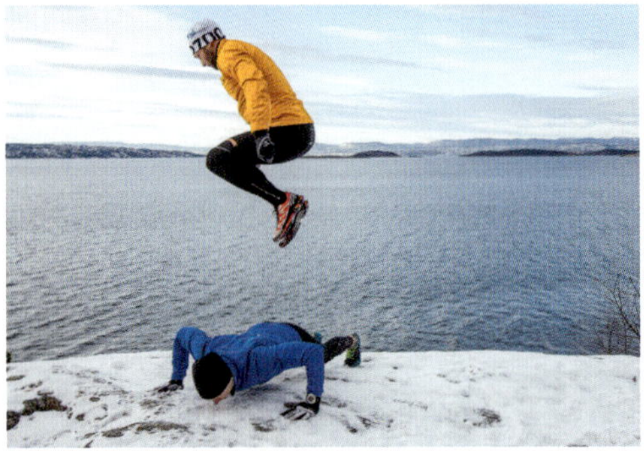

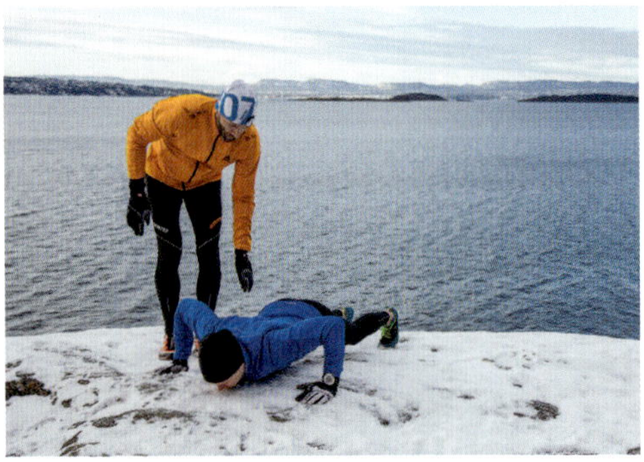

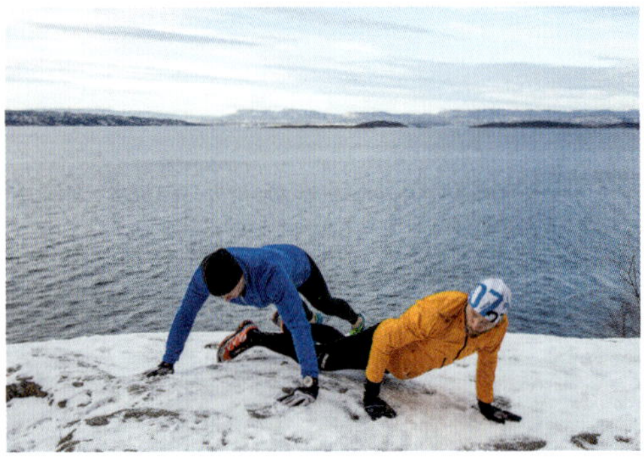

Person A macht Liegestütze. Person B springt über A, wenn A in der tiefen Position ist, und kriecht unter A durch, wenn A oben ist.

PAAR-LIEGESTÜTZ

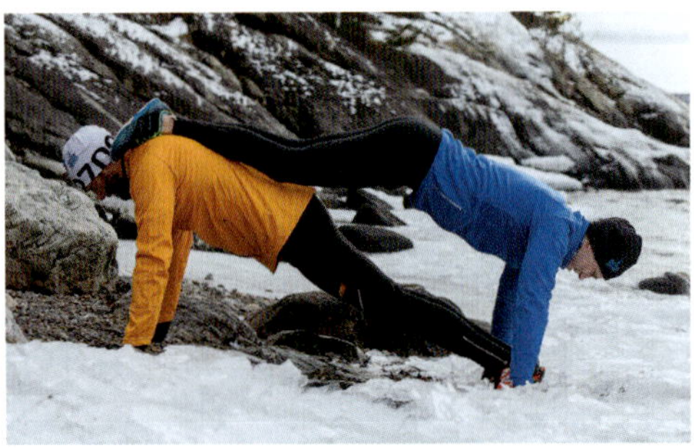

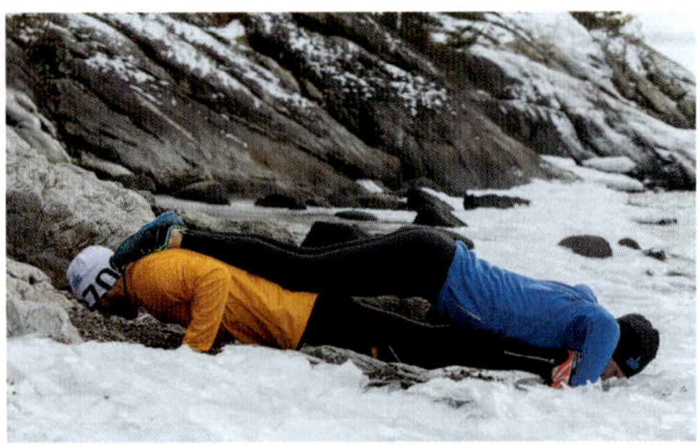

A macht gewöhnliche Liegestütze, B stützt die Füße auf die Schultern von A. Die Übung kann synchron wie auf den Bildern ausgeführt werden oder asynchron, indem die eine Person hochgeht, wenn die andere runtergeht.

EINBEINIGE KNIEBEUGE

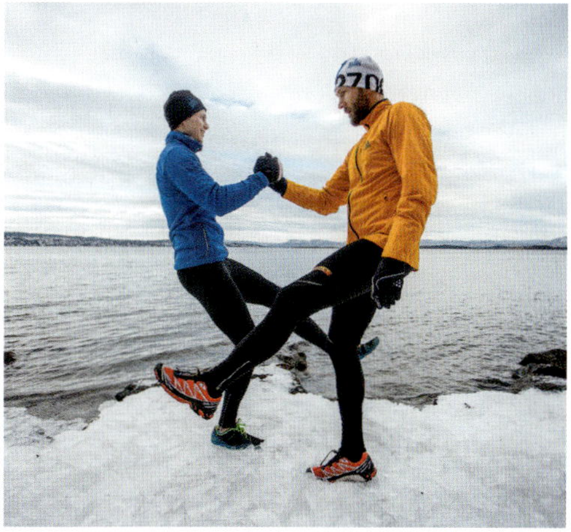

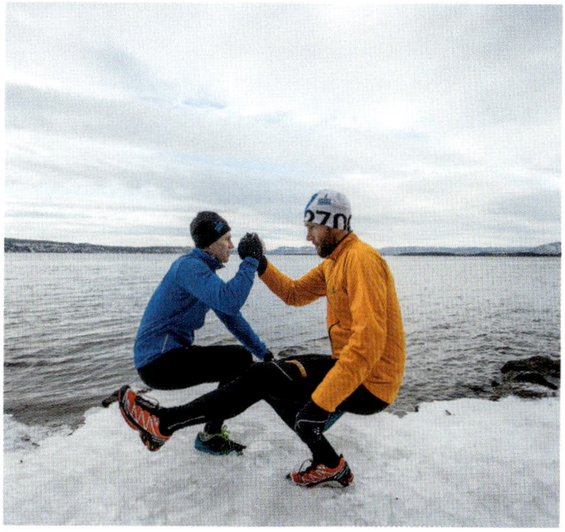

Beide Partner halten einander an der rechten Hand und stehen auf dem rechten Bein. Das linke Bein wird angehoben, und beide gehen synchron mit geradem Rücken in die Hocke. Hier ist Zusammenarbeit entscheidend, damit die Haltung stabil bleibt und beide wieder in die Ausgangsposition zurückkommen. Danach wird die Übung mit dem anderen Bein absolviert.

UNTERARMSTÜTZ MIT STOSSEN

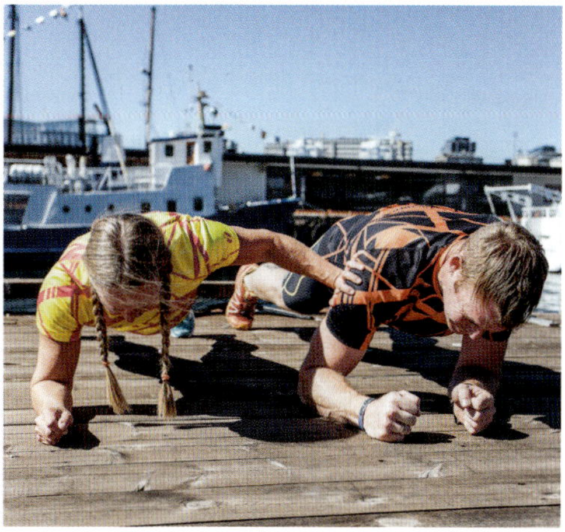

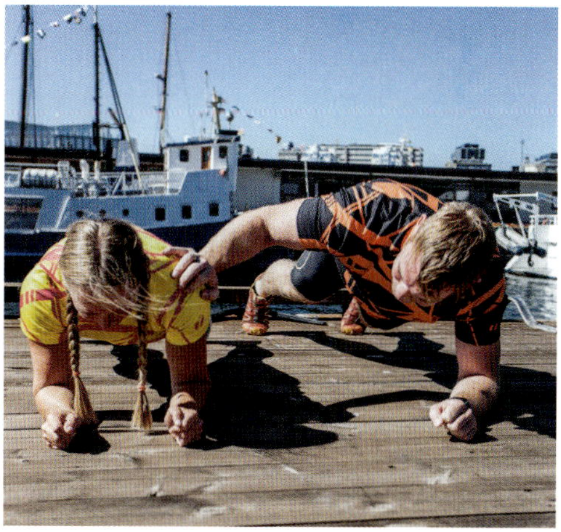

Beide Partner sind in einem stabilen Unterarmstütz. A gibt B einen seitlichen Stoß gegen die Schulter, während B sich aktiv stabilisiert, um nicht umzukippen. Anschließend wechseln sich A und B mit dem Stoßen ab. Damit eine gleichmäßige Belastung gewährleistet ist, müssen die Partner zwischendurch die Plätze tauschen, sodass beide mit jedem Arm stoßen.

EINARMIGES RUDERN

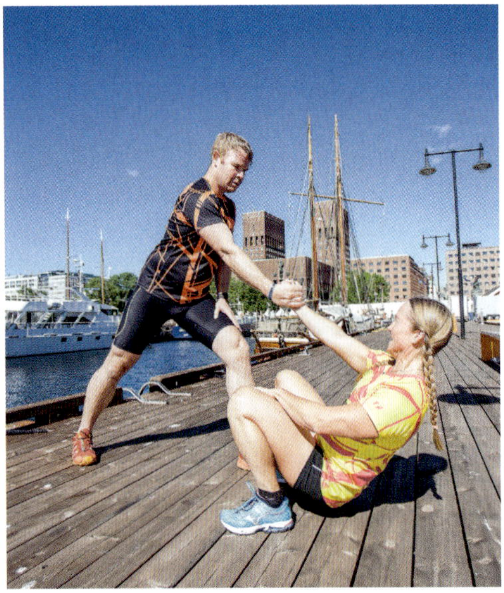

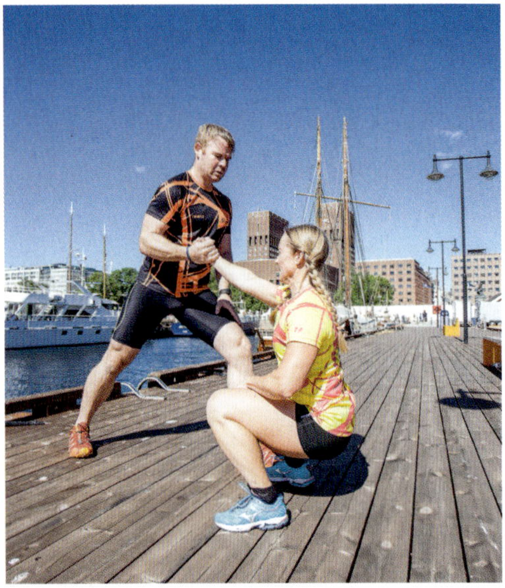

A steht aufrecht in einer stabilen, leicht nach vorn gebeugten Position. B ist in der Hocke und lehnt sich mit geradem Rücken nach hinten. Wenn A eine einarmige Ruderbewegung macht, wird B nach vorn in die aufrechte Hocke gezogen.

SIT-UP MIT ABKLATSCHEN

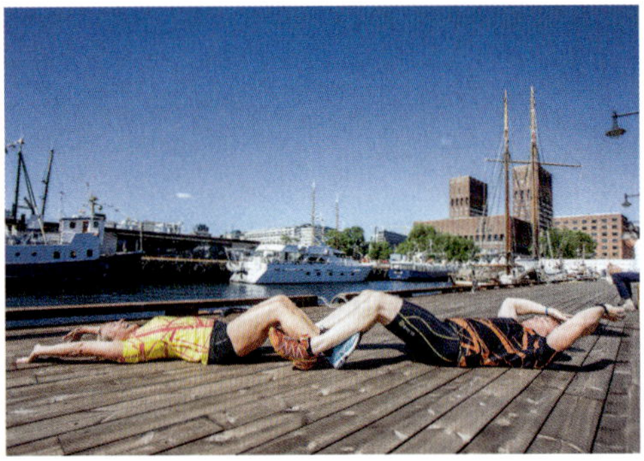

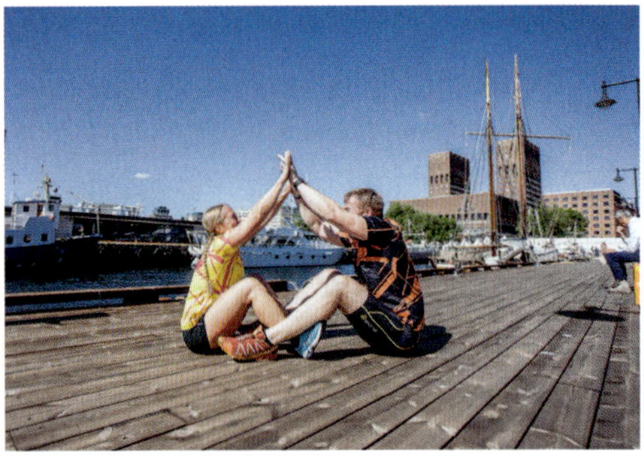

Beide Partner legen sich auf den Rücken und verhaken gegenseitig ihre Beine. Dann gehen beide synchron in eine volle Sit-up-Position und klatschen sich ab, bevor sie sich wieder langsam und kontrolliert zurücklegen. Dabei achten sie darauf, dass der untere Rücken guten Kontakt zum Boden hat, bevor sich sich ganz ausstrecken.

KNIEBEUGE – LIEGESTÜTZ

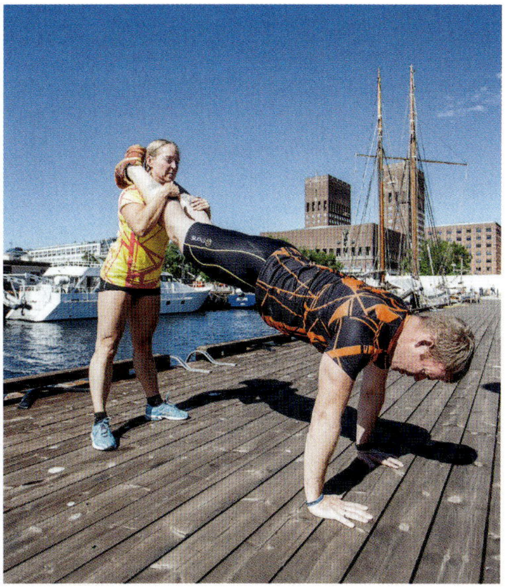

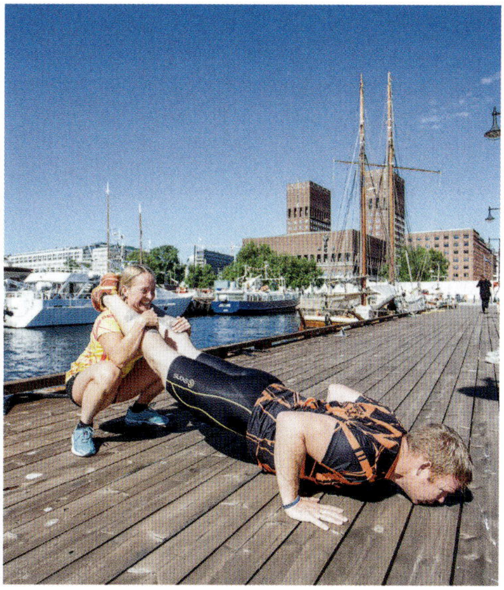

A hat die Beine von B auf den Schultern. B macht einen Liegestütz, während A gleichzeitig eine Kniebeuge absolviert.

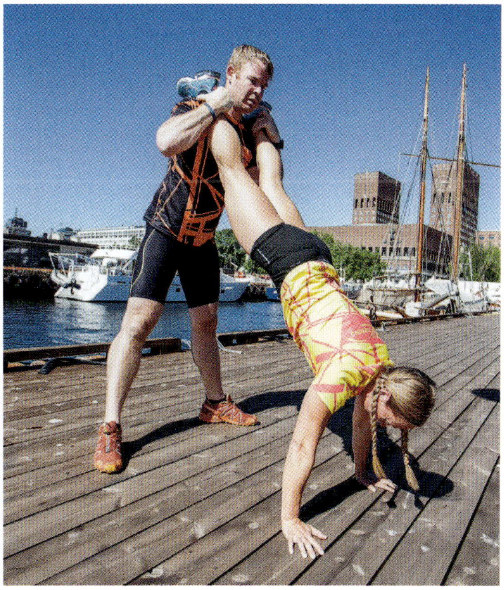

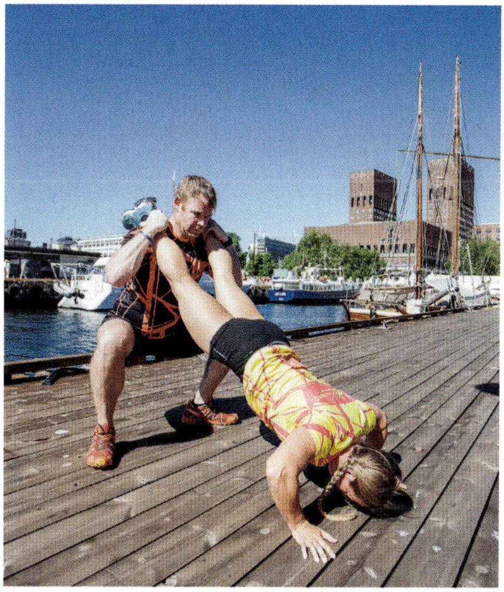

Besteht ein beträchtlicher Größenunterschied zwischen den Partnern, wie hier auf dem Bild, werden die Schultern bei den Liegestützen wesentlich stärker belastet, fast wie bei einem Pike-Liegestütz (Seite 47).

DIP AUF DEM TISCH

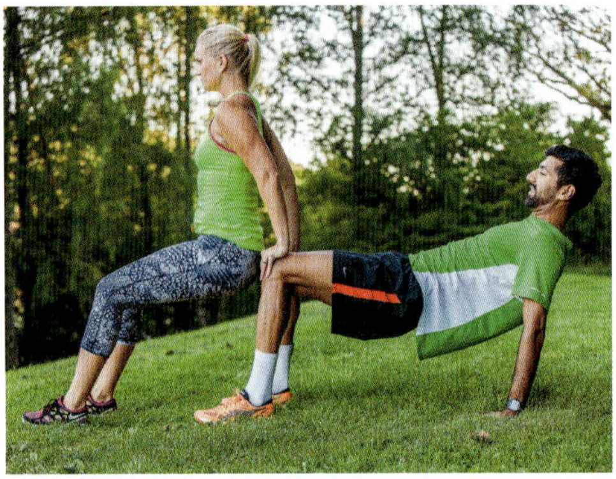

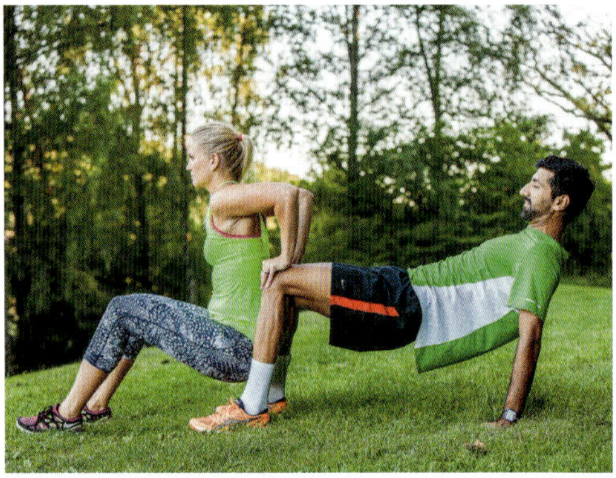

A nimmt die Tisch-Stellung (Seite 64) ein und B macht Dips (Seite 47) auf den Knien von A.

KNIEBEUGE RÜCKEN AN RÜCKEN

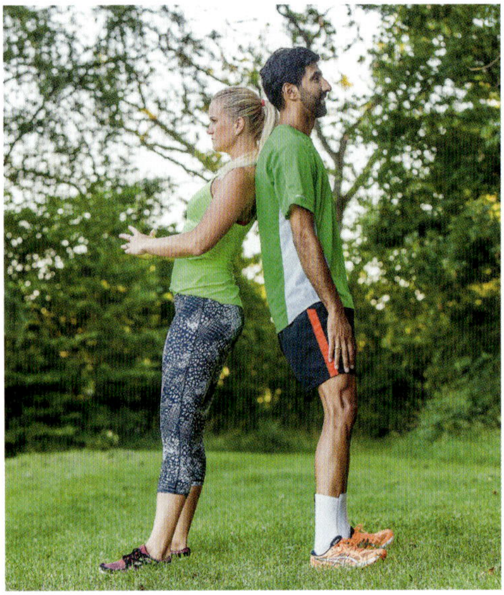

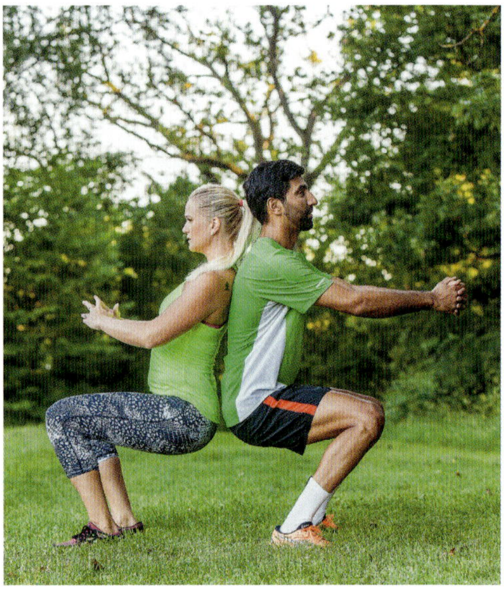

Die Partner lehnen ihre Rücken aneinander, die Füße stehen jeweils etwas vor dem Körper. Dann absolvieren beide eine Kniebeuge. Hier muss man kommunizieren, damit beide gleichzeitig wieder aufstehen. Alternativ kann man auch so lange wie möglich unten in der Kniebeuge bleiben.

NORDIC HAMSTRING

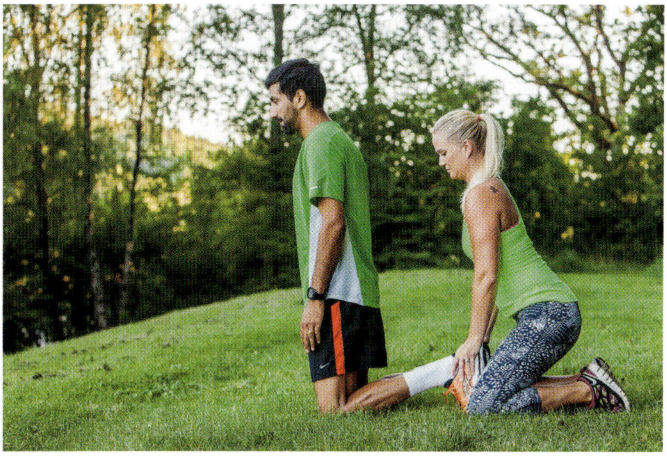

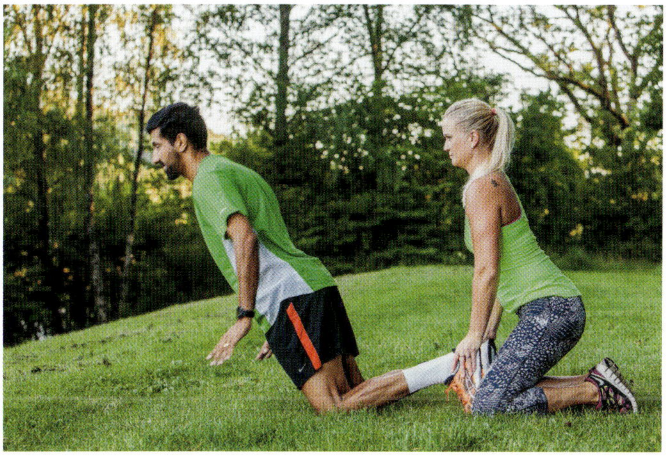

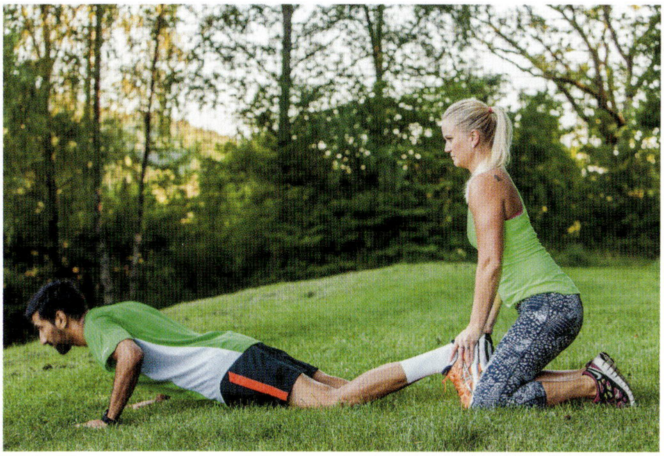

A kniet vor B, und B hält A an den Sprunggelenken fest. A spannt die Bauchmuskeln an, macht die Hüften steif und lässt sich mit geradem Rücken so langsam wie möglich nach vorn sinken. Das belastet vor allem die hintere Oberschenkelmuskulatur. Wenn A sich nicht mehr halten kann, lässt er oder sie sich in einen Liegestütz fallen und drückt sich mit den Händen wieder zurück in die Ausgangsposition. Diese Übung ist fantastisch für Fußballer. Studien ergaben, dass sie das Risiko von Zerrungen im hinteren Oberschenkel halbiert.

UMGEKEHRTER CRUNCH MIT BEINABSENKEN

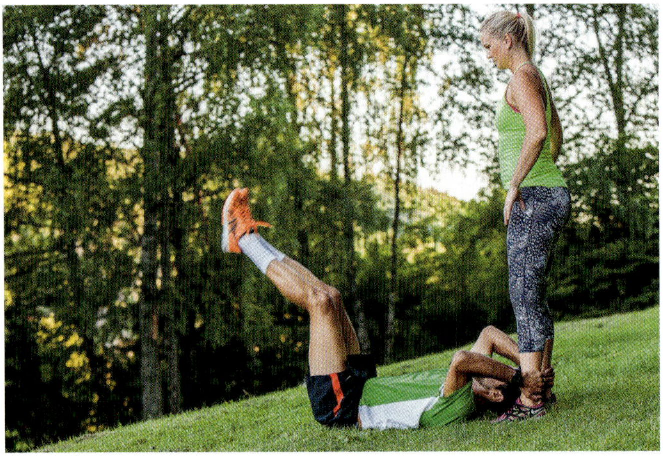

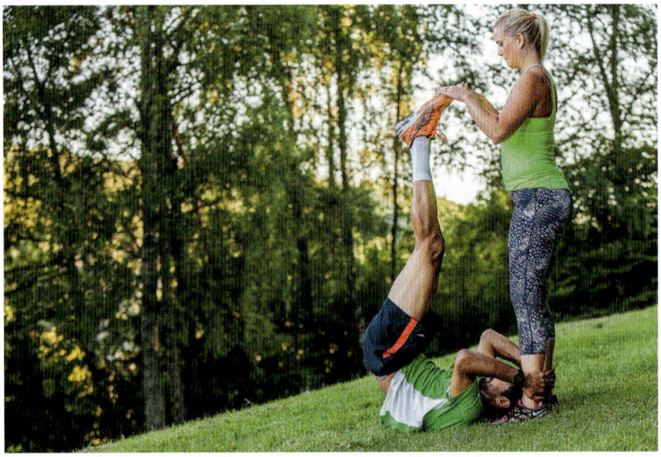

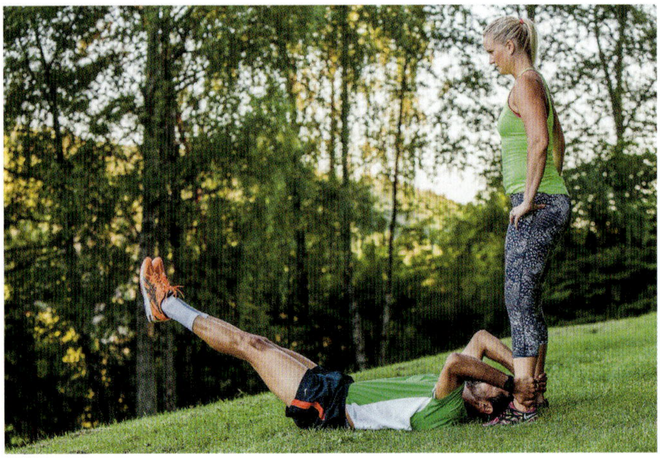

A legt sich auf den Rücken und hält die Sprunggelenke von B fest. B steht stabil und hält die Hände vor dem Körper etwa auf Brust- oder Schulterhöhe, sodass A einen Anhaltspunkt hat, wie hoch die Füße gehoben werden sollen. A hebt Becken und unteren Rücken vom Boden ab und berührt mit den Füßen die Hände von B. Anschließend senkt A das Becken wieder ab, hält mit dem unteren Rücken den Kontakt zum Boden und senkt die gestreckten Beine ab. Dann folgt die nächste Wiederholung. B soll die Beine von A nicht von sich wegschieben.

TRAINIERE ZU ZWEIT

1 SPRINGEN UND KRIECHEN

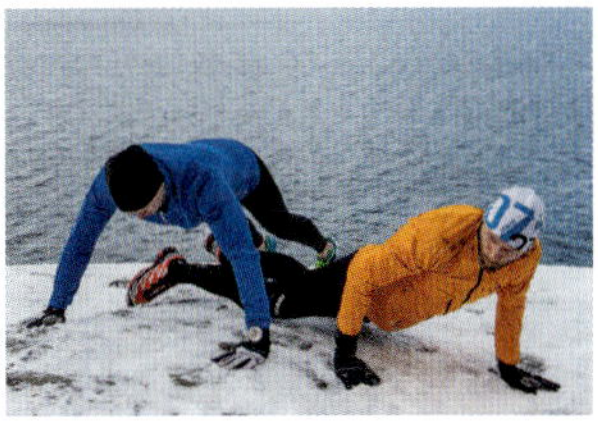

2 PAAR-LIEGESTÜTZ

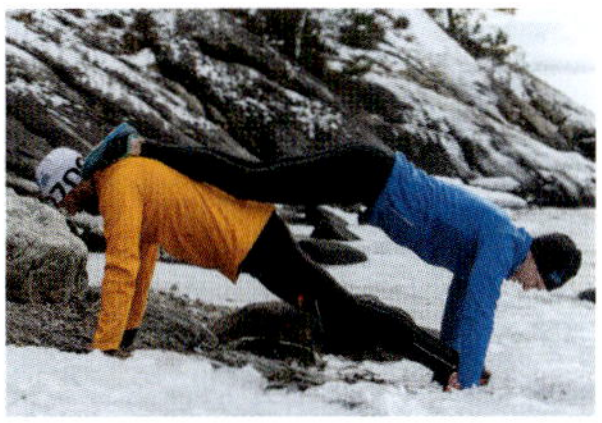

3 EINBEINIGE KNIEBEUGE

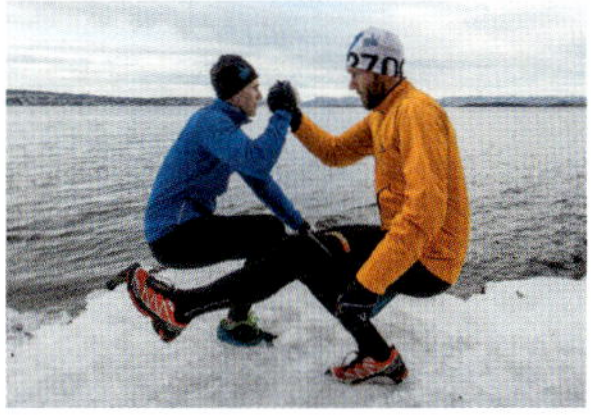

4 UNTERARMSTÜTZ MIT STOSSEN

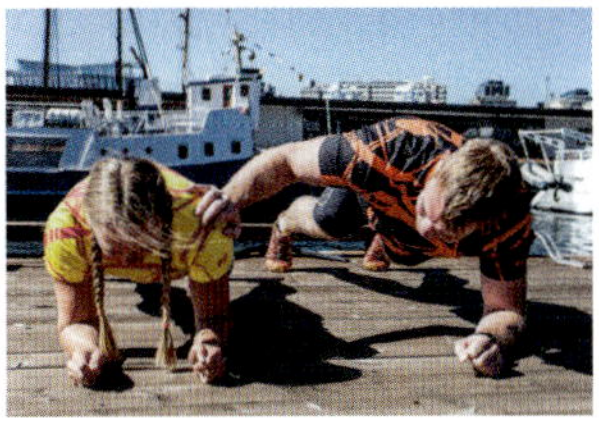

5 EINARMIGES RUDERN

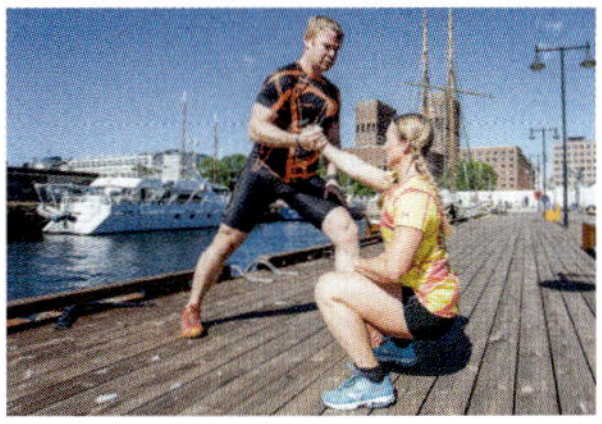

6 SIT-UP MIT ABKLATSCHEN

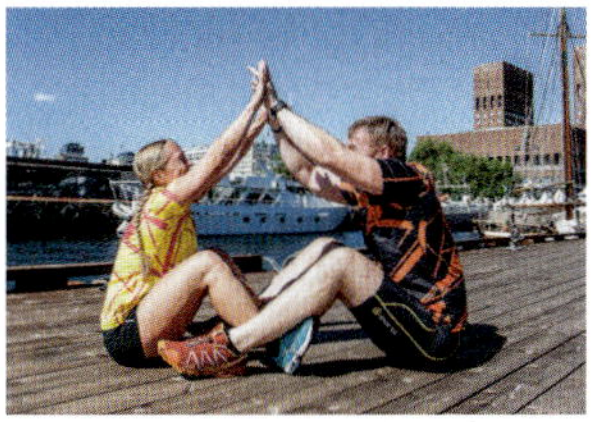

7 KNIEBEUGE – LIEGE-STÜTZ

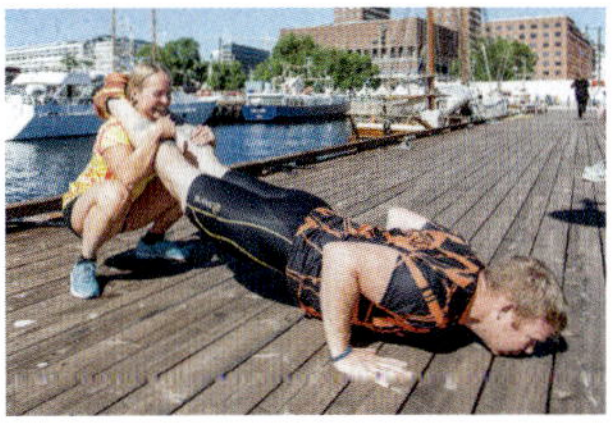

8 DIP AUF DEM TISCH

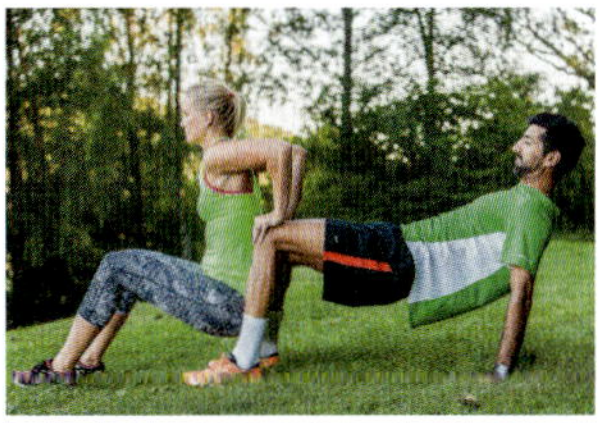

9 KNIEBEUGE RÜCKEN AN RÜCKEN

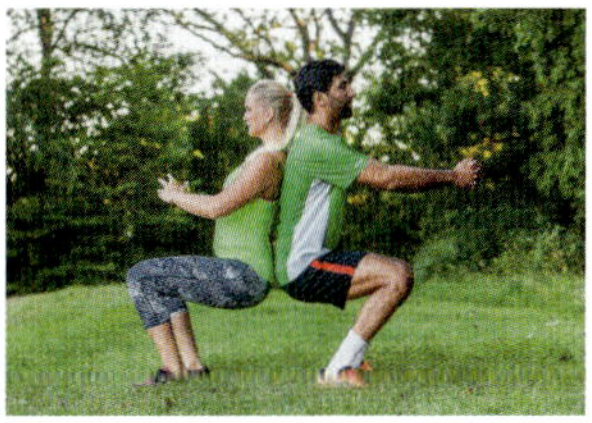

10 NORDIC HAMSTRING

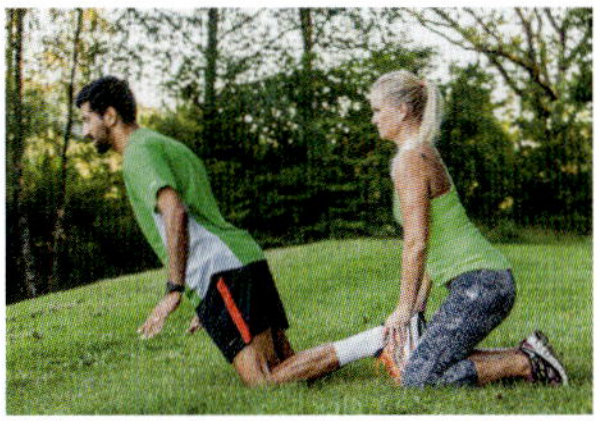

11 UMGEKEHRTER CRUNCH MIT BEINABSENKEN

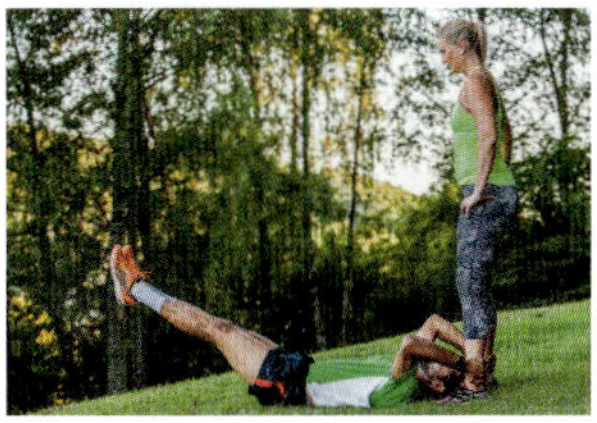

Tipps für das Trainingsprogramm

- Sucht euch vier Übungen aus und macht jede 1 Minute lang oder bis ihr nicht mehr könnt.
- Alle Übungen werden 4-mal absolviert.
- Wenn ihr bei der Übung mit gleichen Muskelgruppen aktiv seid, könnt ihr vor der Wiederholung 30 Sekunden Pause machen. Arbeitet ihr dagegen an verschiedenen Muskelgruppen, könnt ihr euch abwechseln, ohne zu pausieren.

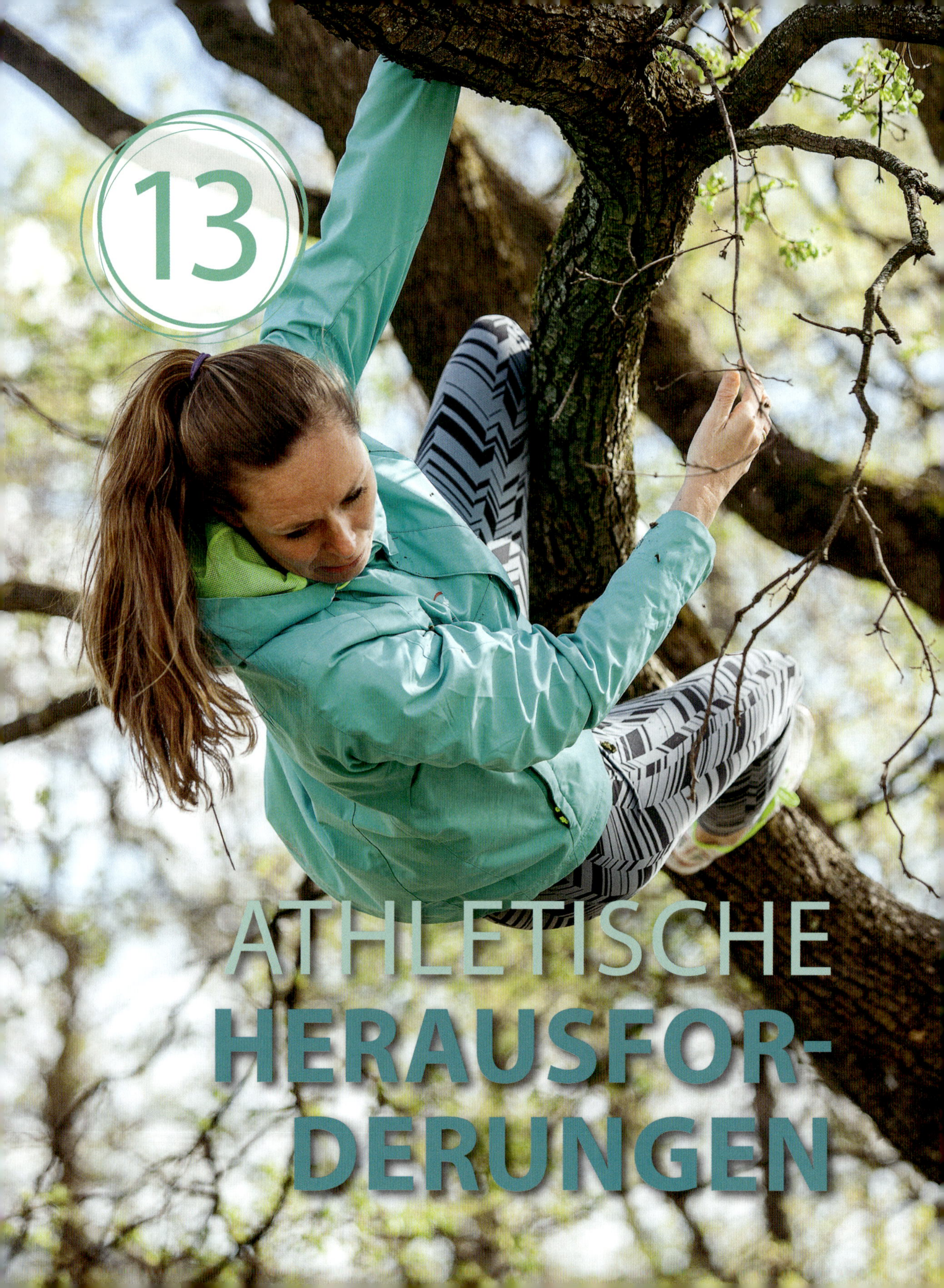

13 ATHLETISCHE HERAUSFORDERUNGEN

Training mit dem eigenen Körpergewicht schult den Gleichgewichtssinn, fördert die Stabilität und verbessert die Körperbeherrschung. Und es lässt sich im Prinzip überall praktizieren! Bei dieser Trainingsform trainiert man mit dem Gewicht seines eigenen Körpers, aber oft in akrobatischer und herausfordernder Weise, die mit Turnen auf hohem Niveau vergleichbar ist. Das Training im Freien erlaubt viel Abwechslung. Für so manchen ist auch die Hemmschwelle niedriger, wenn die Trainingseinheit direkt vor der Haustür beginnt. Das Training wird so zu einer Entspannungsmaßnahme, bei der man an der frischen Luft die Gedanken ordnen und gleichzeitig mit körperlicher Betätigung Spaß haben kann.

Bei physischer Aktivität geht es für mich vor allem um Freude am Training. Jeder muss diese Freude für sich entdecken, denn die wenigsten können sich langfristig für etwas motivieren, wenn sie daran nicht irgendwie Spaß haben. Das kann die Freude an der Trainingseinheit selbst sein oder am entspannten Gefühl danach, am Gemeinschaftserlebnis oder an den Resultaten. Manche genießen es, sich selbst bis ans Limit zu treiben, andere schätzen das Erlebnis, etwas Neues zu beherrschen. In diesem Kapitel möchte ich dich dazu inspirieren, dass du deine Freude daran entdeckst, draußen in der Natur abwechslungsreiche athletische Herausforderungen zu meistern.

Burpee

Der Burpee ist eine ganz fantastische Allround-Übung, denn er trainiert Sprungkraft, Kondition und Kraft gleichermaßen. Besonders wichtig während der Ausführung sind allerdings die richtige Haltung und eine kräftig aktivierte Rumpfmuskulatur.

GEWÖHNLICHE AUSFÜHRUNG

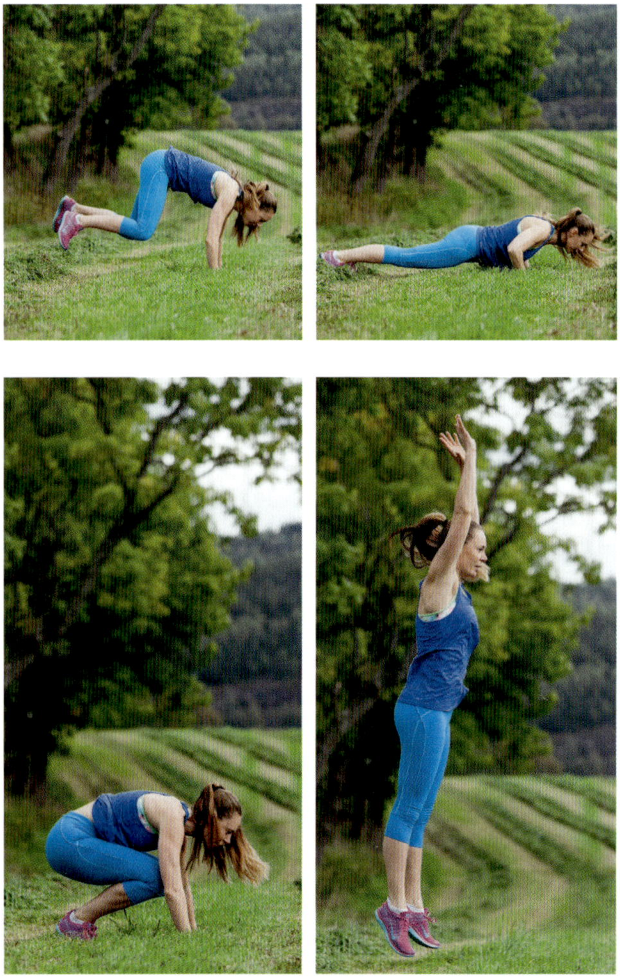

Setz zuerst die Arme auf den Boden und spring mit den Beinen nach hinten. Spann die Bauchmuskeln fest an, damit du nicht ins Hohlkreuz fällst. Zu Beginn empfiehlt es sich, einen kontrollierten Liegestütz auf den Knien oder Zehen aus dieser Position zu machen, oder den Oberkörper gar nicht abzusenken. Später werden die Bewegungen verschmelzen, indem die Brust nach unten geht, während gleichzeitig die Zehen hinter dir landen. Wenn die Arme wieder gestreckt sind, bringst du die Beine wieder unter den Körper und machst aus dieser Stellung einen Strecksprung.

MIT GEWICHTEN

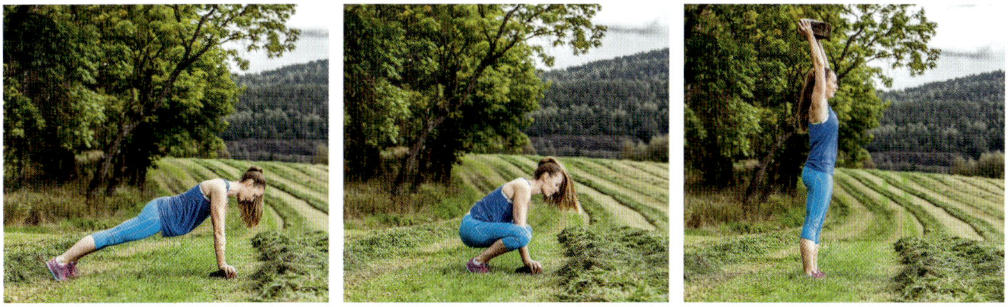

Beim Burpee mit zusätzlichem Widerstand – hier ein größerer Stein – empfiehlt es sich, in der Armstützhaltung zu beginnen. Wenn du möchtest, absolvierst du nun einen Liegestütz. Zieh dann mit einem Sprung die Beine unter den Körper, heb den Stein kontrolliert zur Brust und drück ihn von dort über den Kopf. Leg den Stein wieder ab und spring nach hinten. In dieser Variante kommt es auf eine kontrollierte Ausführung und die richtige Hebetechnik an (Seite 100).

AUF EINEM BEIN

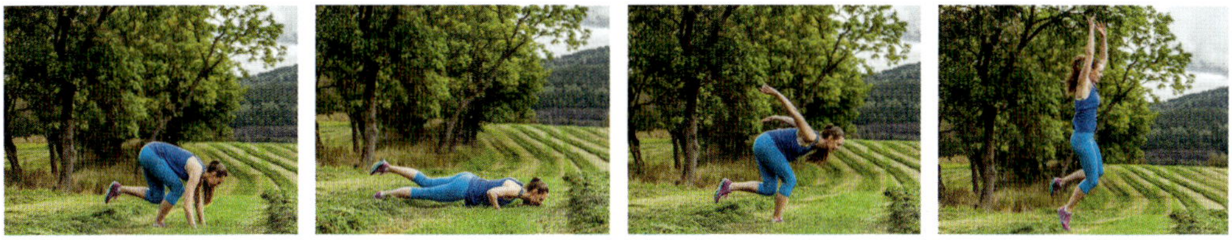

Das Prinzip ist dasselbe wie bei den gewöhnlichen Burpees, nur mit dem Unterschied, dass diesmal ein Fuß während der gesamten Bewegungsabfolge den Boden nicht berührt. Diese Variante fordert besonders die Rumpfmuskulatur heraus.

AUS DER RÜCKENLAGE

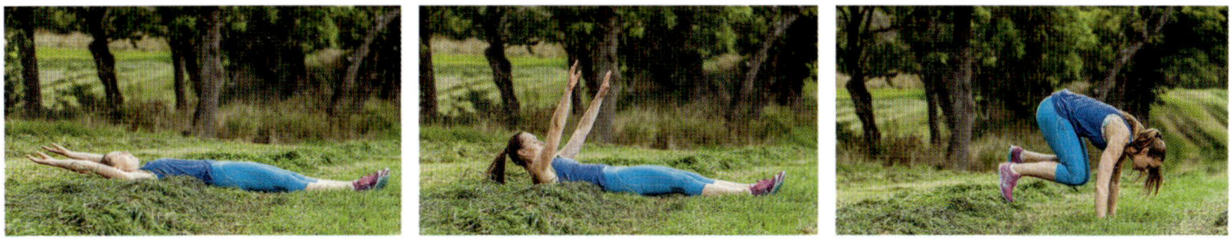

Wieder ist das Prinzip dasselbe wie bei gewöhnlichen Burpees, aber du beginnst in Rückenlage. Du schwingst dich vorwärts auf die Beine und springst nun in die Liegestützposition. Dann geht es wie gewohnt weiter. Nach dem Strecksprung legst du dich wieder auf den Rücken.

Varianten an einem Ast

KLIMMZUG

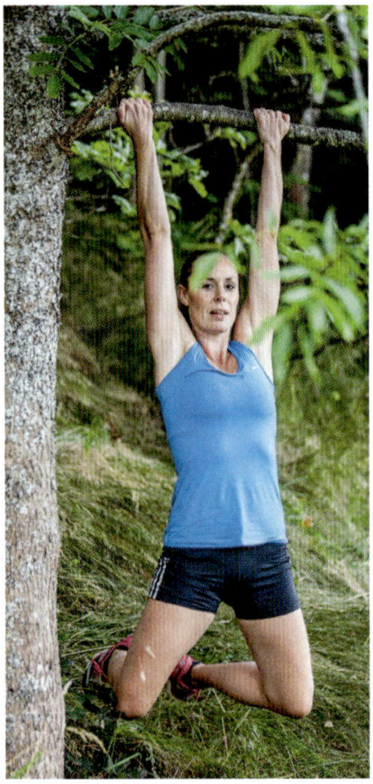

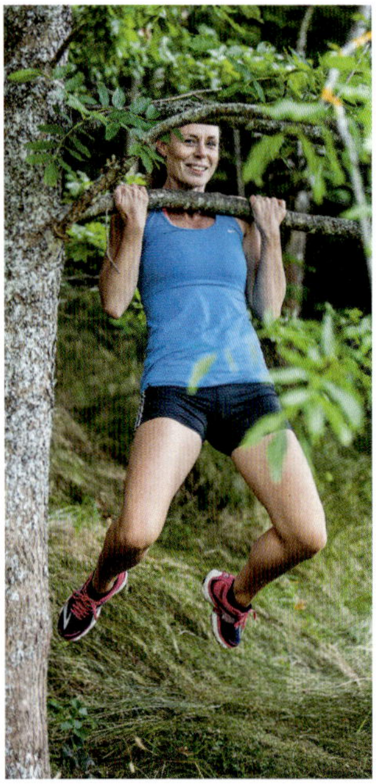

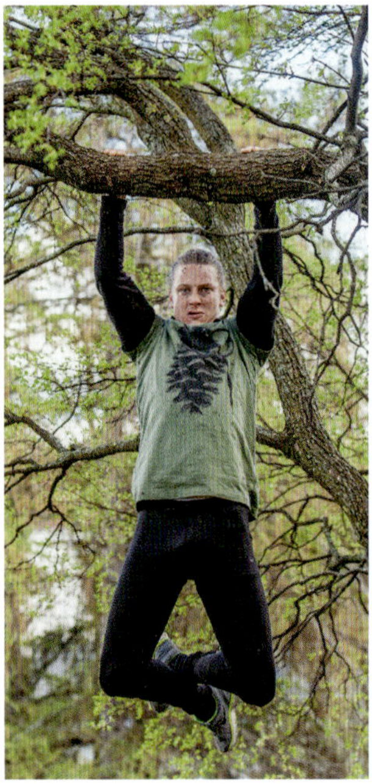

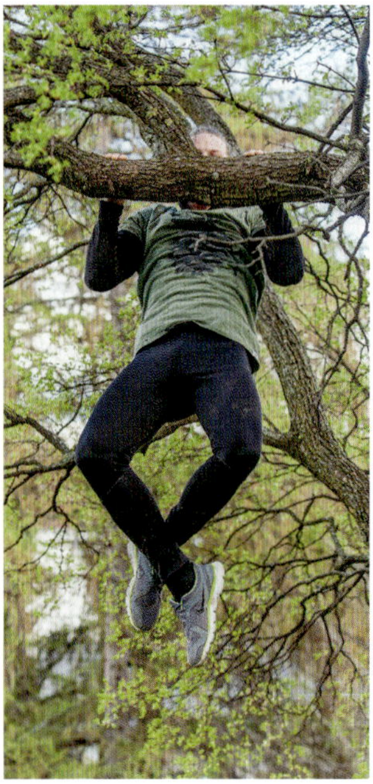

Der Klimmzug ist eine der besten Übungen für die Rückenmuskulatur. Du kannst ihn mit Untergriff (Chin-up) oder mit Obergriff (Pull-up) ausführen. Der Hauptunterschied: Der Untergriff (die Handflächen schauen zum Gesicht) aktiviert eher Brustmuskeln und Bizeps, der Obergriff (die Handflächen weisen nach vorn) den Trapezmuskel.
Beginne die Übung, indem du die Schulterblätter nach unten und hinten ziehst; so forderst du die Rückenmuskulatur stärker als die Armmuskeln. Achte beim Hochziehen darauf, dass du die Schulterblätter zueinanderziehst. Bring die Brust an den Ast, an dem du hängst, und heb das Kinn darüber. Halte den Körper ganz stabil. Lass dich kontrolliert wieder ab und streck die Arme durch, bevor du dich erneut hochziehst.

Wenn du diese Übung nicht frei hängend schaffst, suchst du dir erst einen tieferen Ast und springst hoch, damit du das Kinn über den Ast bringst. Danach lässt du dich ganz langsam wieder ab, bis du mit gestreckten Armen hängst. Dazu musst du die Fersen an den Po heben.

HÄNGENDES BEINHEBEN

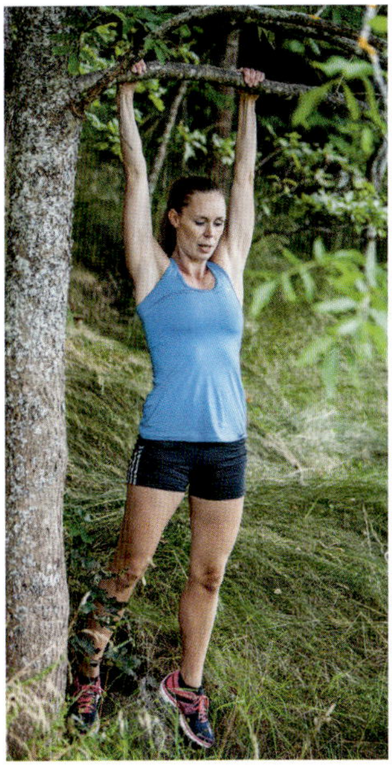

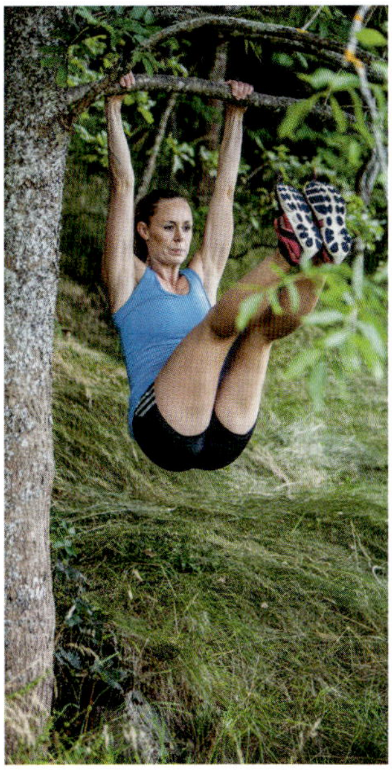

Du hängst mit Obergriff an einem Ast in einer Höhe, in der die Zehen den Boden nicht mehr berühren. Heb die Beine möglichst hoch. Falls es mit gestreckten Beinen zu schwer ist, kannst du zunächst die Knie so hoch wie möglich heben. Diese Übung spürt man auch im Hüftbeuger, versuch jedoch, den Fokus auf die Bauchmuskeln zu richten.

SCHEIBENWISCHER

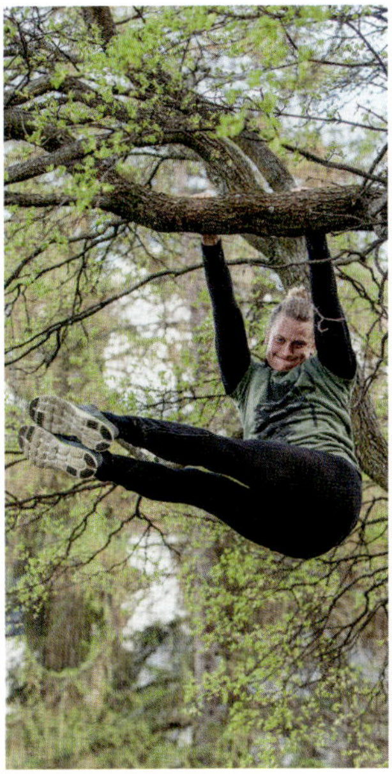

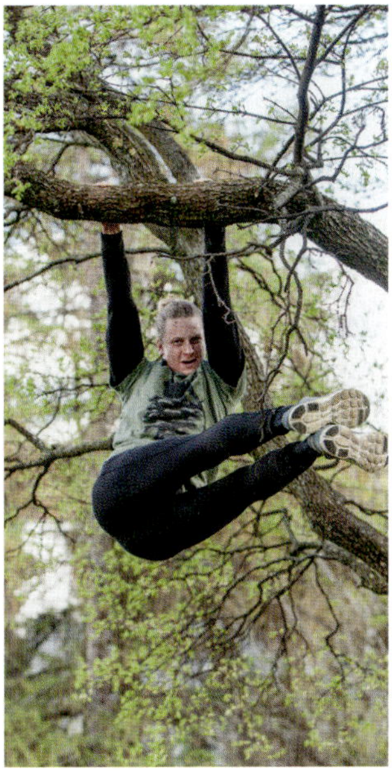

Diese Übung trainiert die schrägen Bauchmuskeln. Du startest in einer hängenden Position mit Obergriff und hebst die Beine gerade in Richtung Hände, dabei lehnst du dich etwas zurück. Die geschlossenen und gestreckten Beine drehst du aus den Hüften von einer Seite zur anderen, sooft du kannst. Das ist eine anspruchsvolle Übung, die mit angezogenen und gebeugten Knien etwas leichter wird.

KOPFÜBER-CRUNCH

Wenn du dich mit dem Kopf nach unten an den Beinen hängend sicher fühlst, kannst du diese Crunch-Variante ausprobieren. Nachdem du den Ast losgelassen hast, senkst du den Oberkörper kontrolliert ab, bis du kopfüber hängst. Aus dieser Position krümmst du den Oberkörper nach oben in Richtung Ast. Dabei kannst du die Arme vor der Brust kreuzen oder sie ausstrecken und beim Hochbeugen den Ast berühren. Führe die Übung langsam und kontrolliert aus und achte darauf, wie die Bauchmuskeln bei der Beugebewegung arbeiten.

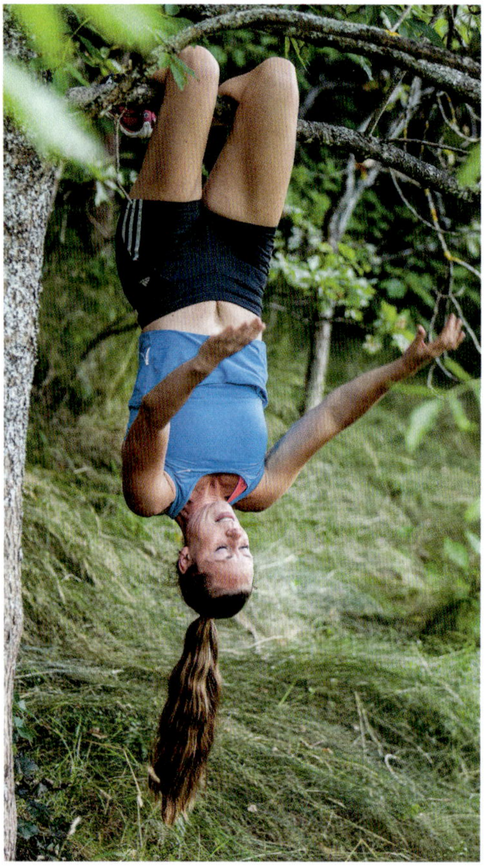

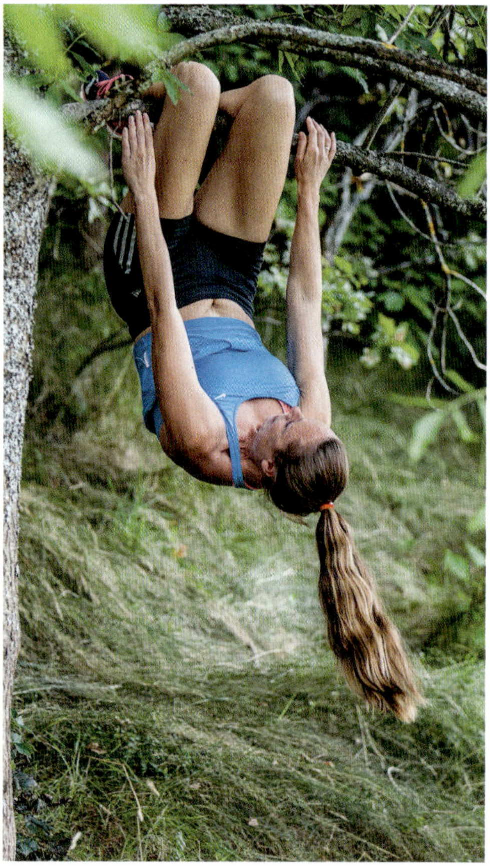

ATHLETISCHE HERAUSFORDERUNGEN

CLOWN

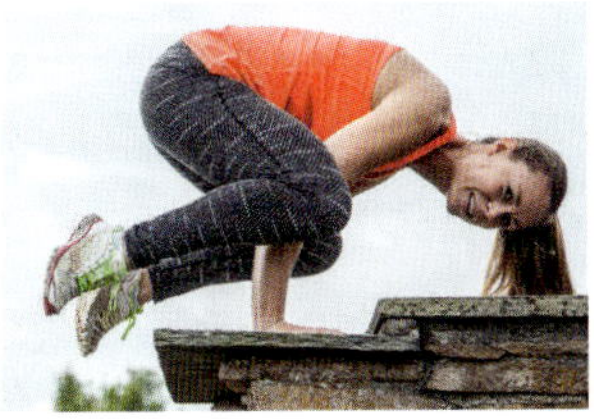

BURPEE

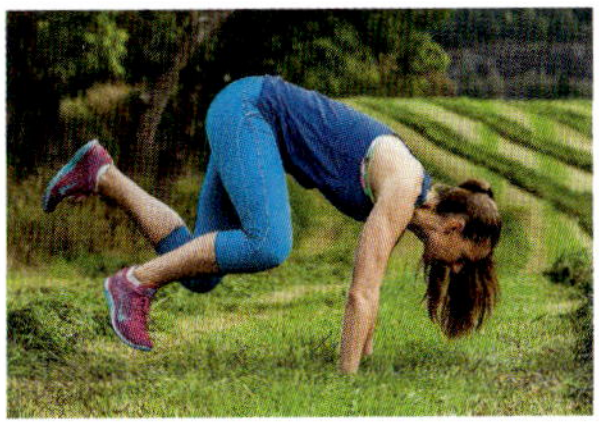

HÄNGENDES BEINHEBEN

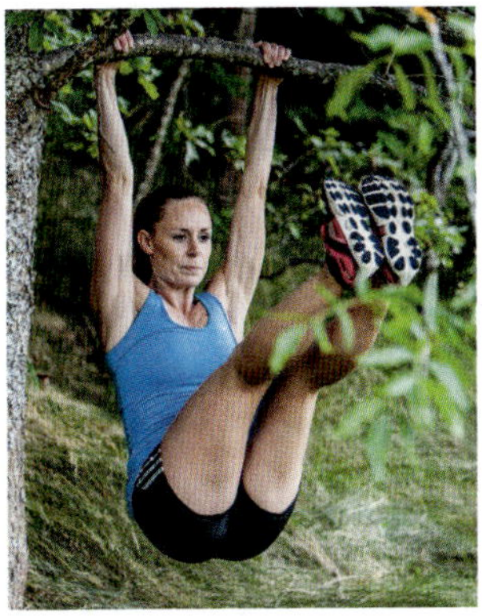

KOPFÜBER-CRUNCH

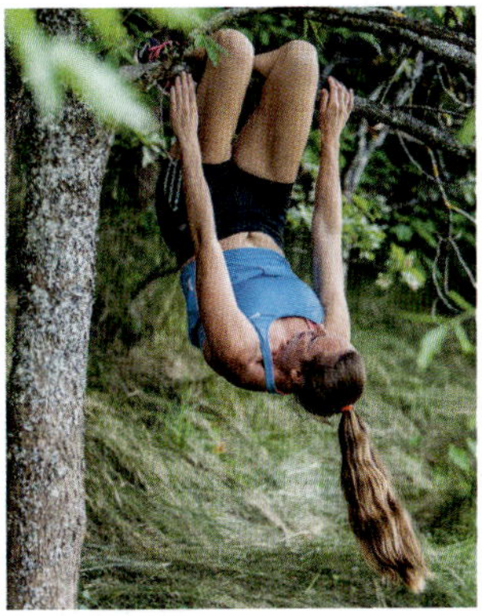

KLIMMZUG

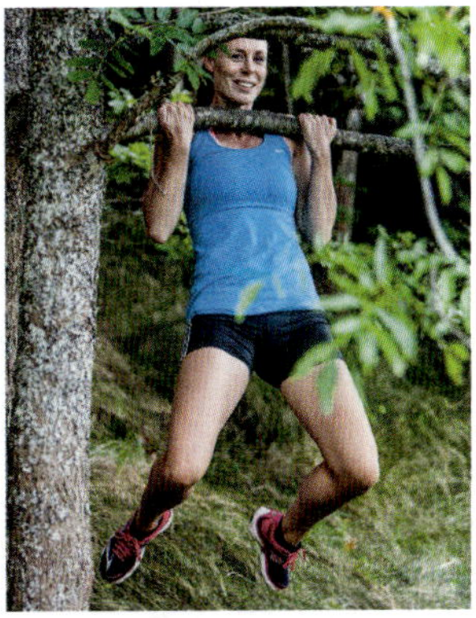

HANDSTAND

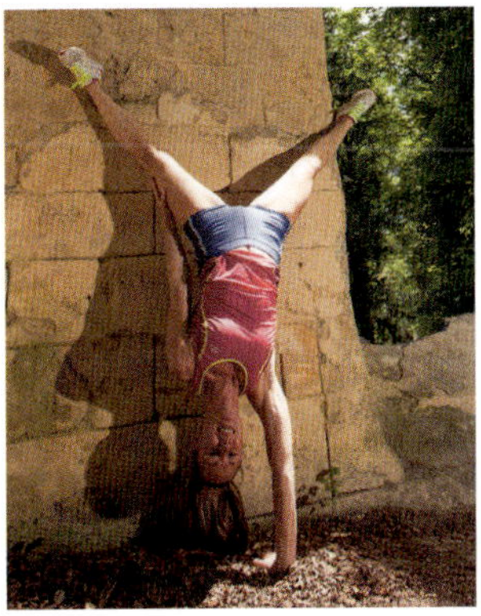

KOPFSTAND

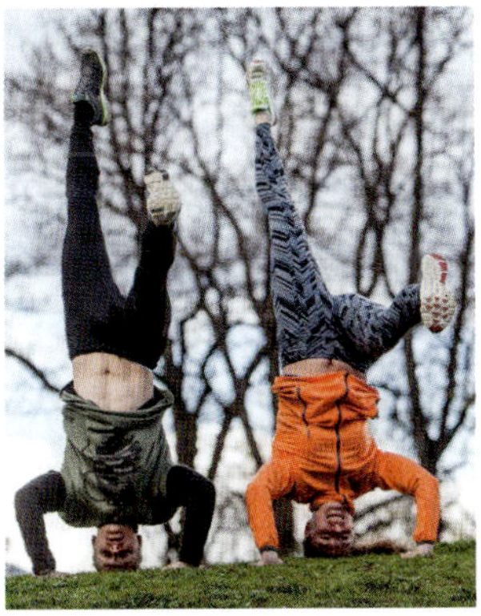

SCHEIBENWISCHER

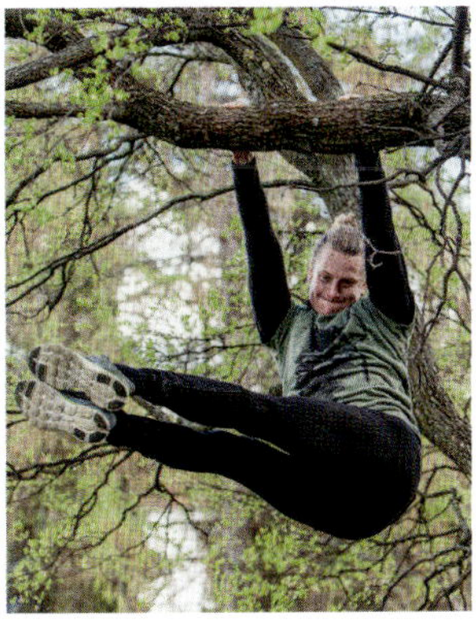

Inspirationen

Probiere einfach einige der hier gezeigten Übungen aus, wenn du das nächste Mal in der Natur bist. Zähl, wie lange du eine Stellung halten kannst oder wie viele Wiederholungen du schaffst. Versuch das nächste Mal, ein paar Wiederholungen mehr zu meistern oder eine Position – zum Beispiel den Hand- oder Kopfstand –länger zu halten.

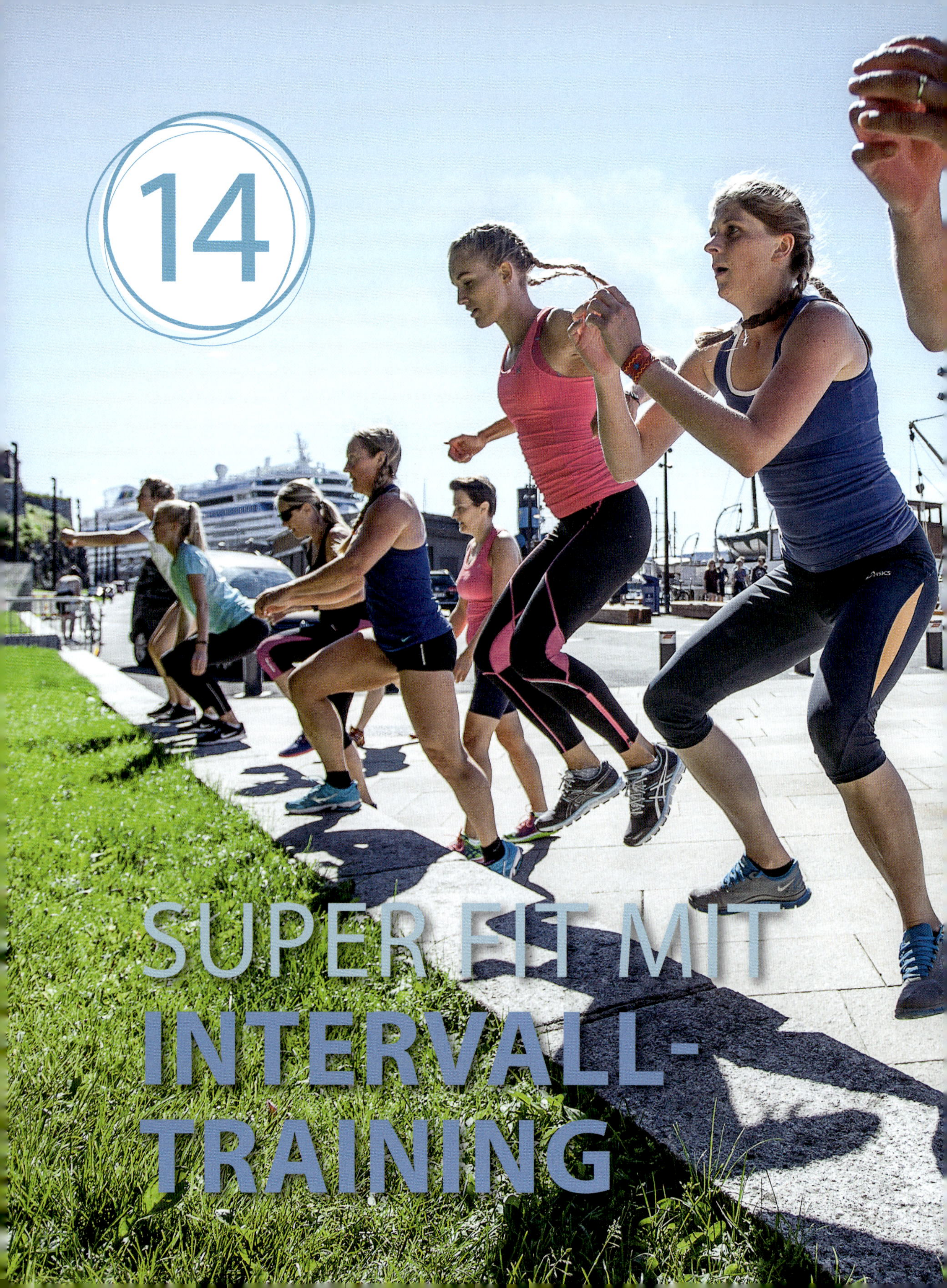

14 SUPER FIT MIT INTERVALL-TRAINING

Intervalltraining ist eine zeitsparende und sehr effiziente Art des Konditionstrainings. Es senkt Blutdruck und Blutfett in einem Maß, wie es in einem Training ohne Intervalle kaum zu erreichen ist. Außerdem ermöglicht es eine bessere Regulierung des Blutzuckers und mehr Kontrolle über den Appetit, und es erhöht die Fettverbrennung. Selbst wenn man in einer intensiven Trainingseinheit weniger Fett als Kohlenhydrate verbrennt, wird die gesamte Fettverbrennung dennoch höher sein, da man deutlich mehr Kalorien verbraucht als in einer geruhsameren Einheit. Außerdem: Je fitter man ist, desto leichter greift der Körper seine Fettpolster an.

Intensive Intervalltrainingseinheiten erfordern mehr Anstrengung, dafür sind sie aber auch kürzer. Die Fettverbrennung nimmt allerdings während der Einheit zu. Falls du zum Abnehmen trainierst, ist ein 30-minütiges Workout effektiver, als wenn du das tägliche Training auf mehrere 10-minütige Einheiten aufteilst. Intervalltraining zur Gewichtsreduzierung ist beileibe nicht nur etwas für die ganz Fitten. Doch je besser du in Form bist, desto kürzer dürfen die Pausen sein.

In einem Intervalltraining wird zwischen intensiver sportlicher Anstrengung und ruhiger Aktivität oder Pausen abgewechselt. Ich stelle in diesem Kapitel einige Intervallprogramme vor, die den Körper ganzheitlich trainieren und sowohl auf Kraftaufbau als auch auf Konditionssteigerung abzielen. Da im Intervalltraining Sehnen und Gelenke stärker belastet werden, sollten Untrainierte vorsichtig beginnen. Das Programm ist nur eine Empfehlung – die Übungen können also ganz nach Belieben ausgetauscht werden.

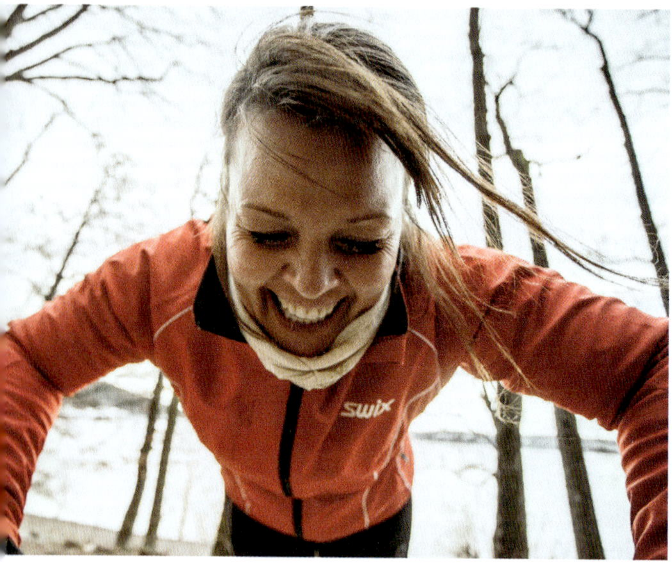
swix

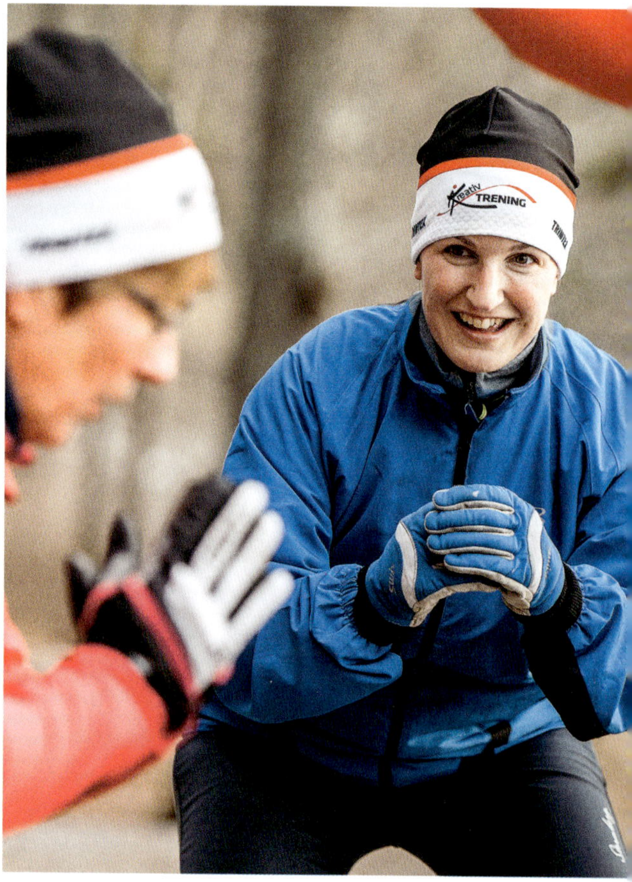
TRENING

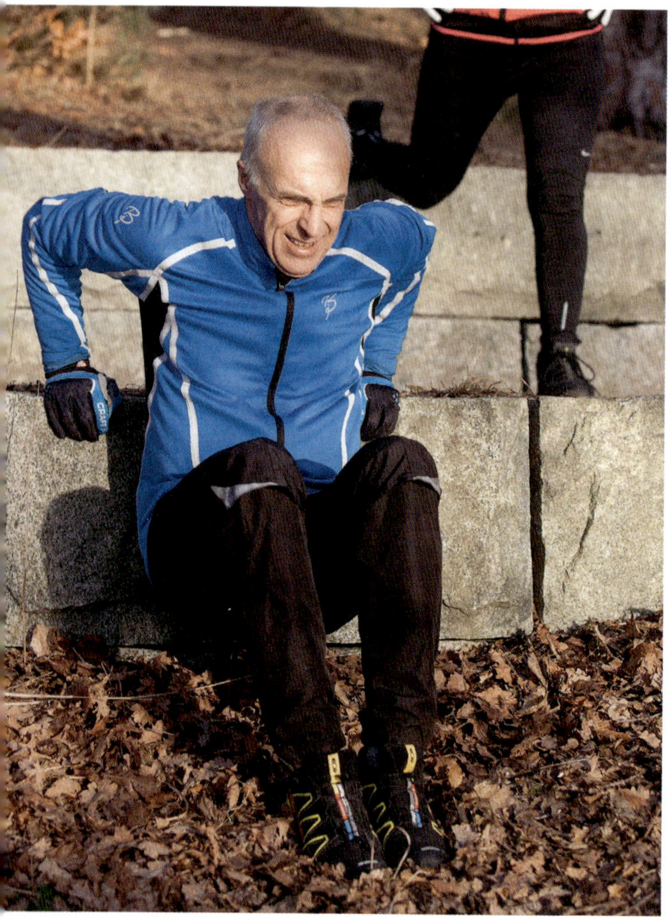

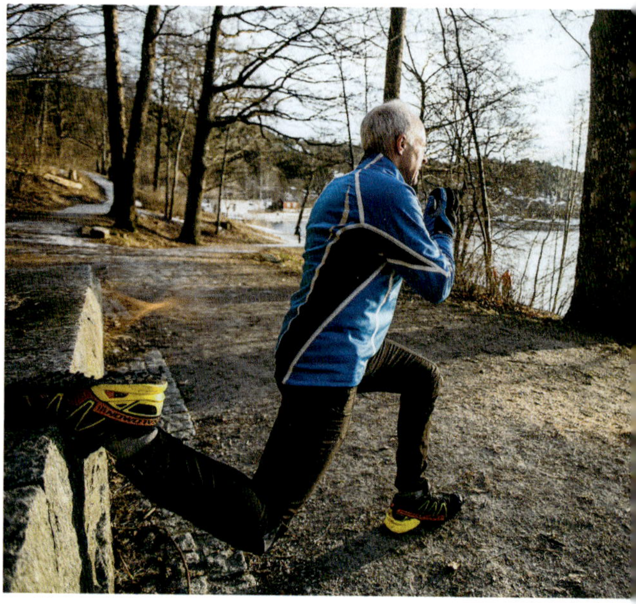

100 WIEDERHOLUNGEN + LAUFEN

Zwei Trainingspartner arbeiten zusammen

Ein Partner macht eine Kraftübung, während der andere Partner eine kleine Runde läuft, z. B. um das Haus, einen kleinen Hügel hinauf und wieder hinunter, oder treppauf und ab. Beide sollen zusammen auf 100 Wiederholungen einiger ausgewählter Übungen kommen. Hier ein Beispiel:

100 Kniebeugen (Seite 32)

100 Liegestütze (Seite 33)

100 Dips (Seite 33)

100 bulgarische Ausfallschritte (Seite 41)

Partner A beginnt mit Kniebeugen und zählt mit, während Partner B die ausgewählte Runde läuft. Wenn B zurückkommt, übernimmt er oder sie an der Stelle, wo A gerade ist, und setzt die Übung fort. (Wenn A beispielsweise 17 Kniebeugen geschafft hat, wenn B zurückkommt, zählt B bei 18 weiter). Wenn einer der Partner die 100 voll hat, macht sie oder er direkt mit der nächsten Übung weiter. Es wird so lange gelaufen, bis alle Wiederholungen von allen Übungen beendet sind.

20 WIEDERHOLUNGEN + KRAFT

Zwei Trainingspartner arbeiten zusammen

Partner A absolviert Übung 1, während Partner B die Übung 2 ausführt, solange A mit seinen Wiederholungen beschäftigt ist. Wenn A mit seinen 20 Wiederholungen fertig ist, tauschen die beiden die Übung. Jede Übungskombination wird 3-mal wiederholt, bevor man zur nächsten Kombination übergeht. Für dieses Programm habe ich Wasserkanister als Trainingsgerät ausgewählt.

1. 20 STERNSPRÜNGE

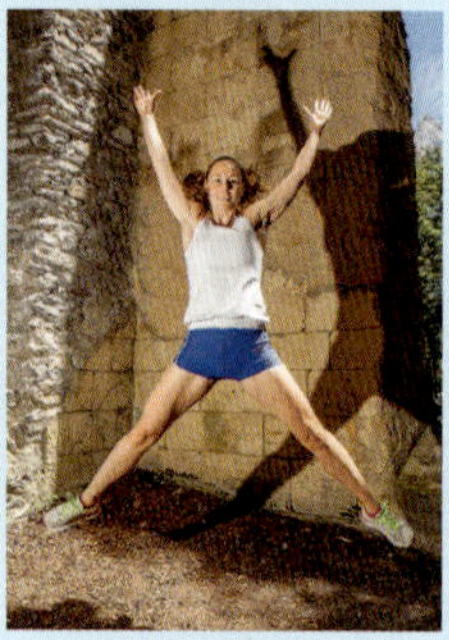

Seite 79

2. VORGEBEUGTES RUDERN

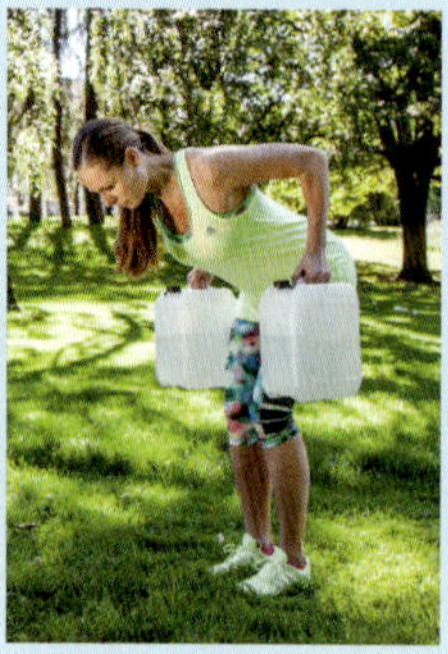

Seite 103

1. 20 SPREIZSPRÜNGE

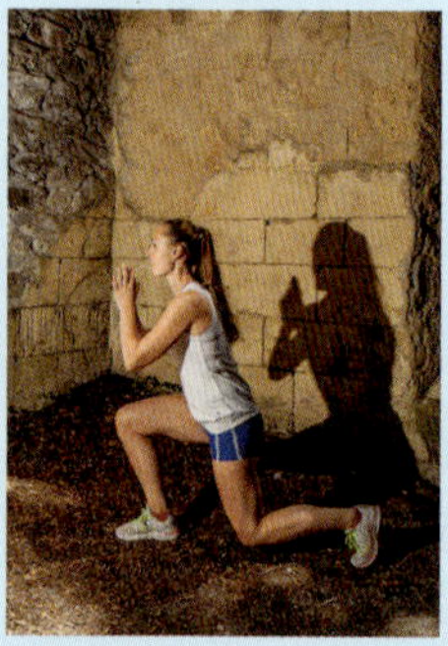

Seite 80

2. RUDERN IN LIEGESTÜTZPOSITION

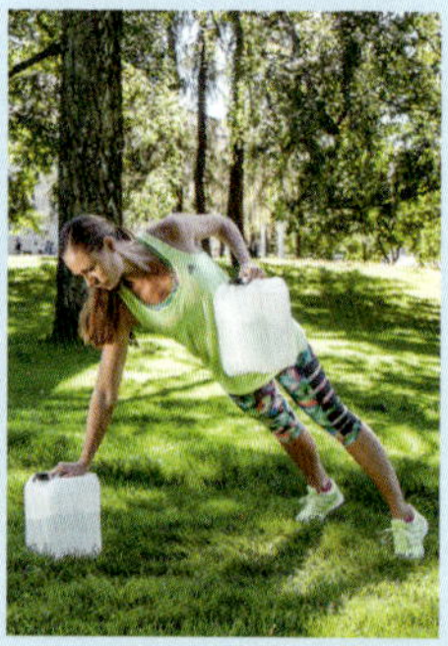

Seite 104

1. 20 SEITSPRÜNGE

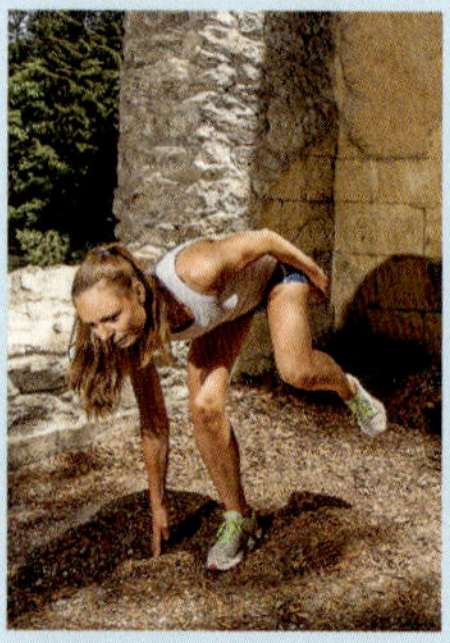

Seite 83

2. ERHÖHTER LIEGESTÜTZ

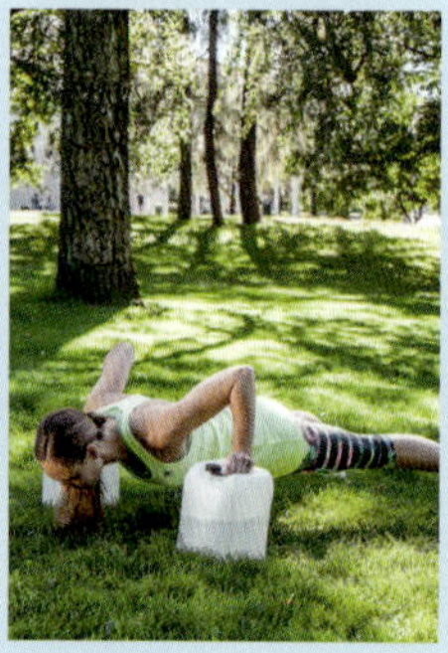

Seite 105

1. 20 SKATERSPRÜNGE

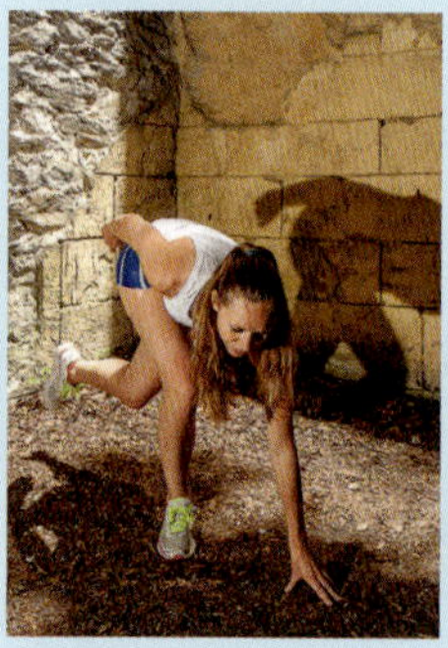

Seite 81

2. EINBEINIGES KREUZHEBEN

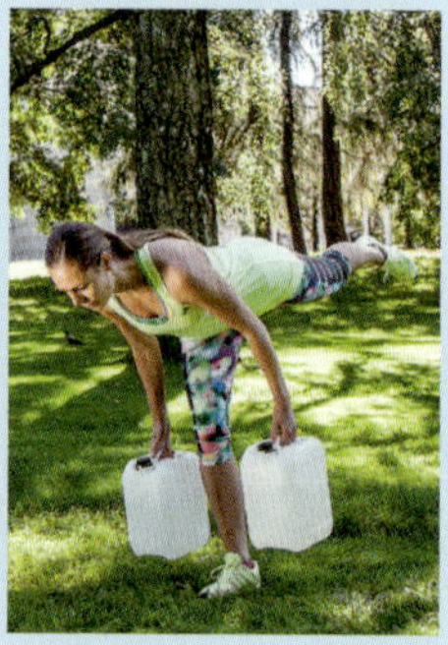

Seite 102

IM QUADRAT

Allein oder in der Gruppe

Markiere ein Quadrat mit ca. 10 Meter Seitenlänge. In jeder Ecke absolvierst du eine andere Übung. Entlang den Seiten bewegst du dich auf unterschiedliche Weise. Nach jeder Runde kannst du eine Pause von 1 bis 2 Minuten einlegen.

Ecke A: 10 Trollsprünge (Seite 81)

Ecke B: 10 Liegestütze (Seite 33)

Ecke C: 10 Radfahrer-Crunches (Seite 61)

Ecke D: 10 Burpees (Seite 128)

Seite A: Ausfallschritte (Seite 101)

Seite B: Sprünge aus dem Stand (Seite 82)

Seite C: Krebsgang (Seite 69)

Seite D: Bärengang (Seite 68)

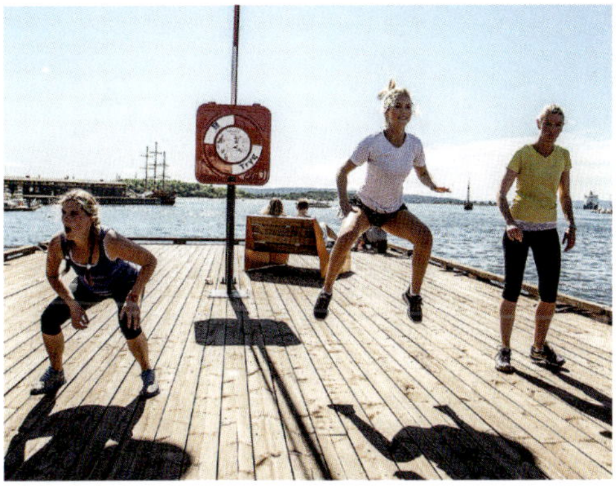

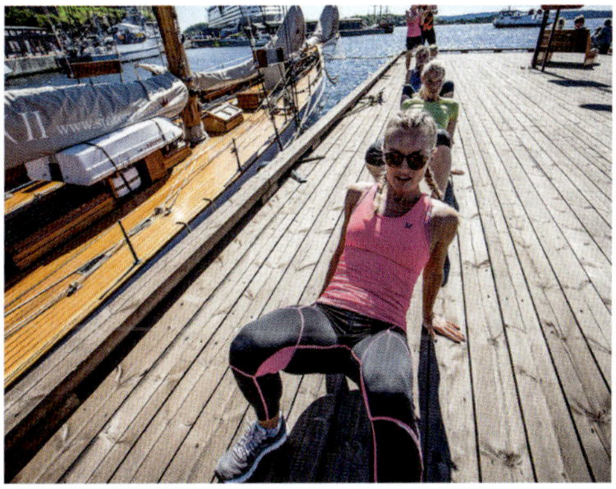

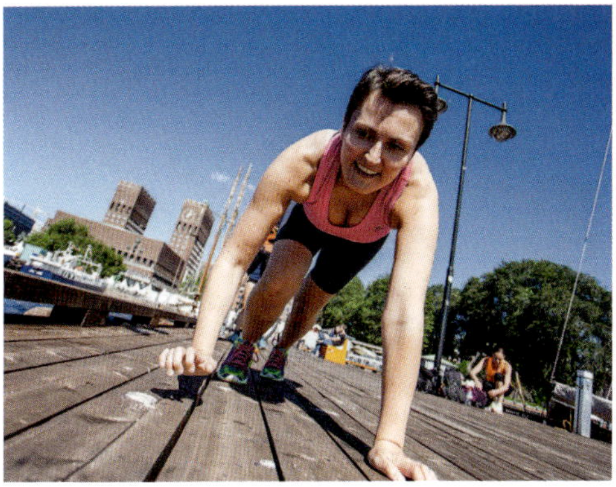

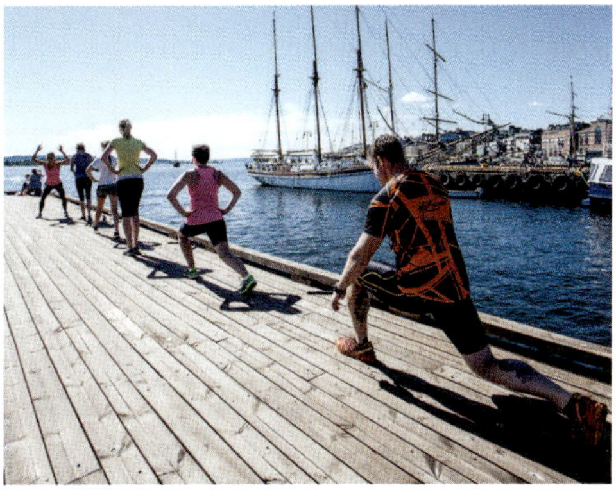

BERGAUF – BERGAB

Allein oder in der Gruppe

Falls dir kein Hügel zur Verfügung steht, bei dem der Abstand zwischen unten und oben gerade richtig ist, kannst du für die Übungen eine Stelle mitten am Hang markieren. Für diese Variante habe ich das Fitnessband als Gerät ausgewählt; lass es unten am Hang liegen. Jeden Abschnitt kannst du 2- bis 3-mal wiederholen, bevor du zum nächsten weitergehst.

ABSCHNITT 1

- **Rückwärts hochlaufen** (Seite 68)
- **oben 10 Kniebeugen** (Seite 32)
- **Krebsgang abwärts** (Seite 69)
- **unten 10-mal Schulterdrücken mit Band** (Seite 92)

ABSCHNITT 2

- **Seitsprung bergauf** (Seite 70)
- **oben 10 explosive Liegestütze** (Seite 74)
- **Ausfallschritt rückwärts bergab** (Seite 69)
- **unten 10 Bizeps-Curls mit Band** (Seite 91)

ABSCHNITT 3

- **Sprint bergauf**
- **oben 10 Spreizsprünge** (Seite 80)
- **bergab laufen**
- **unten 10-mal horizontales Ziehen mit Band** (Seite 88)

ABSCHNITT 4

- **Sprünge aus dem Stand bergauf** (Seite 72)
- **oben 10 Radfahrer-Crunches** (Seite 61)
- **Bärengang bergab** (Seite 68)
- **unten 10-mal Trizepsdrücken mit Band** (Seite 90)

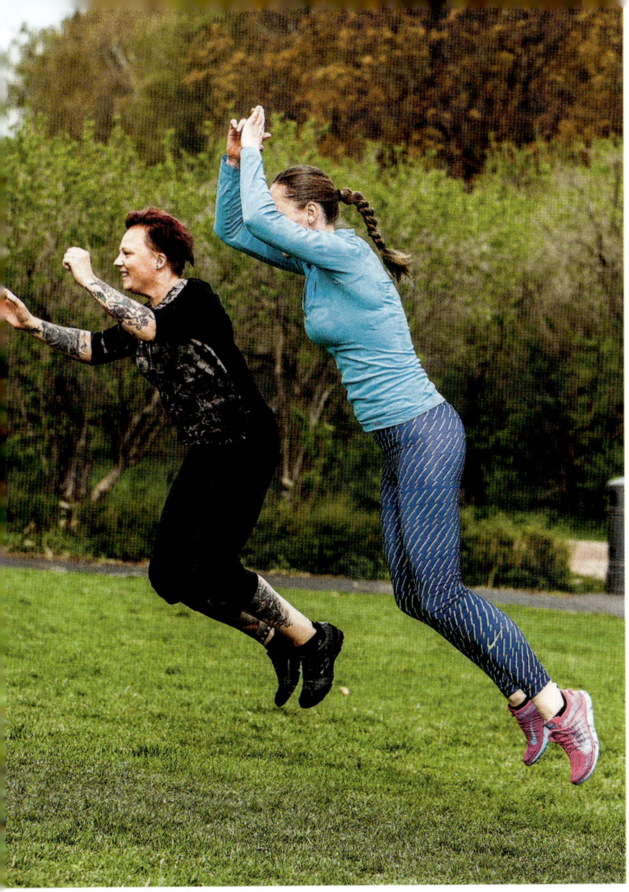
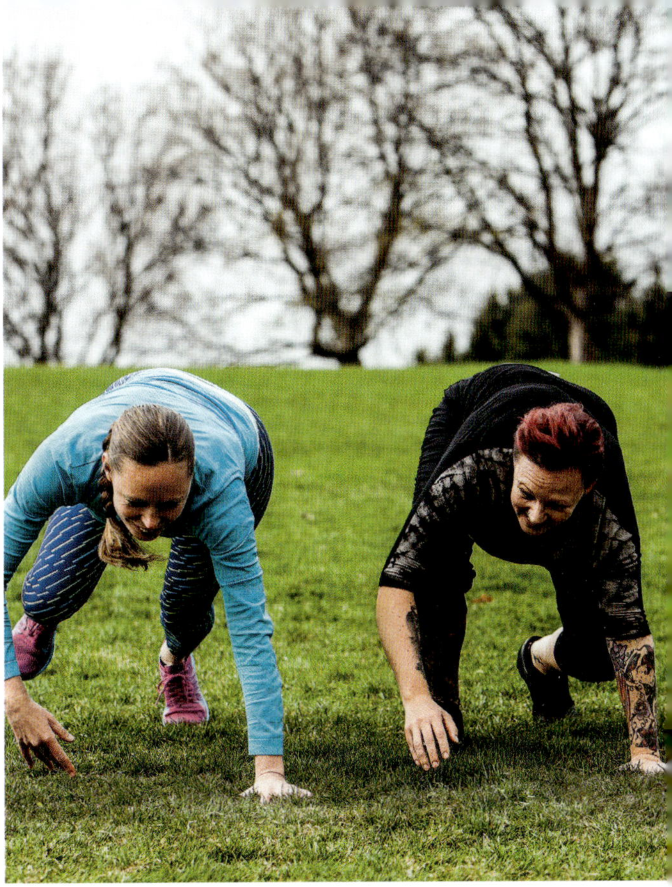
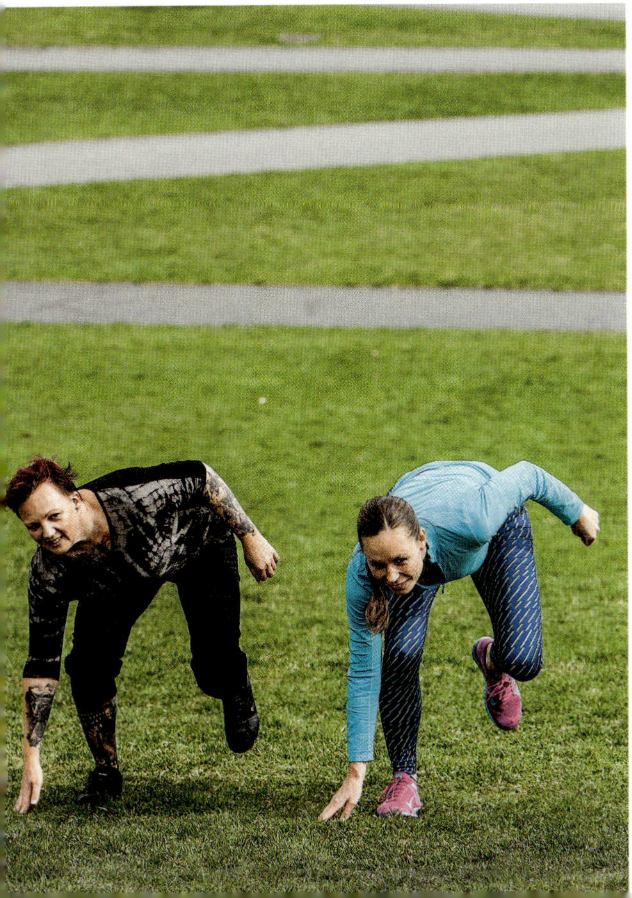
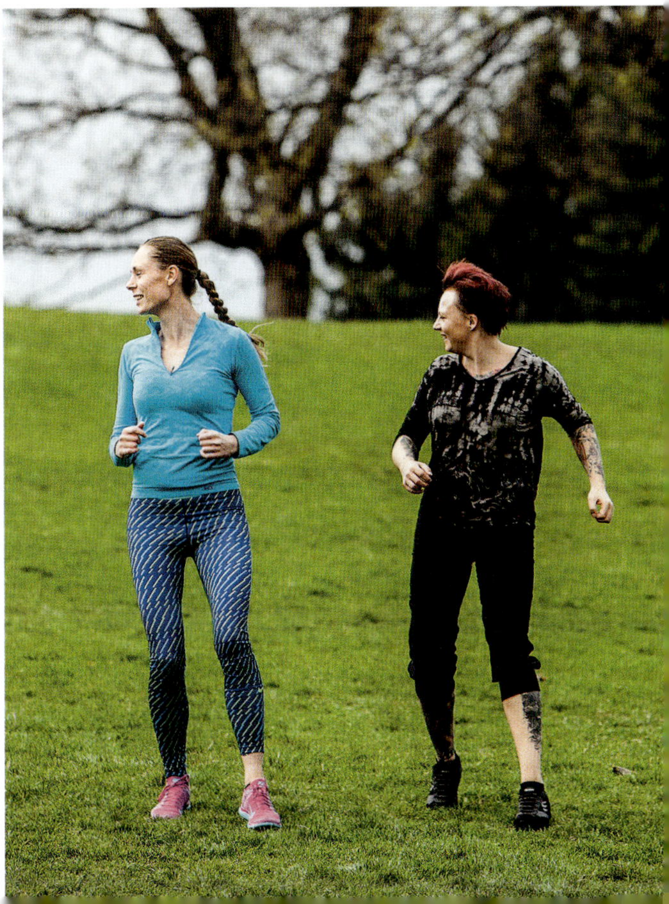

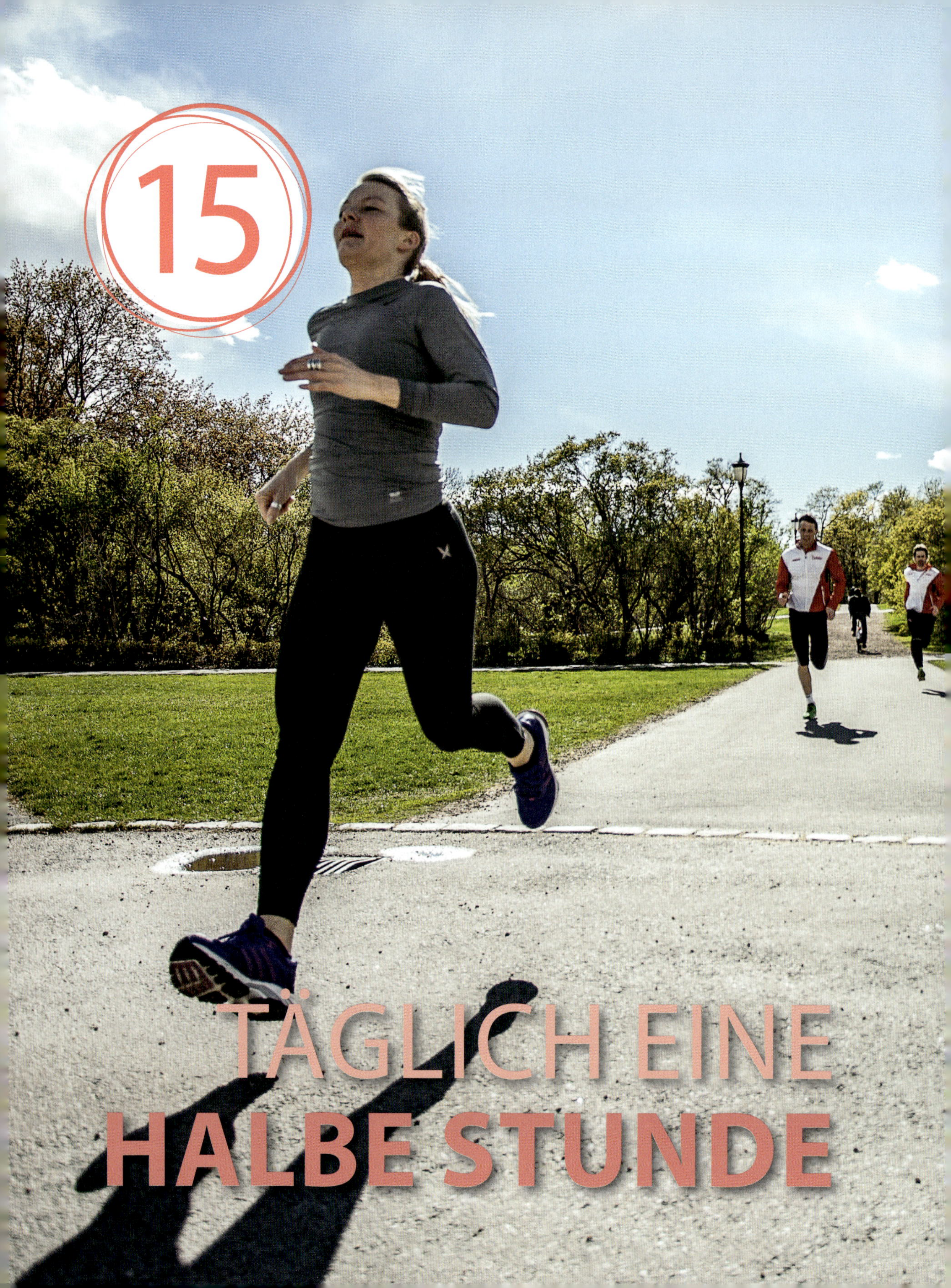

15 TÄGLICH EINE HALBE STUNDE

Wie man aus einschlägigen Studien weiß, profitieren Erwachsene, die vorher wenig körperlich aktiv waren, gesundheitlich enorm von ungefähr 30 Minuten sportlicher Betätigung mittlerer bis hoher Intensität am Tag. Mittlere Intensität entspricht dabei Aktivitäten, die den Atem beschleunigen, wie etwa schnelles Gehen. Den besten Effekt auf die Gesundheit erreicht man mit einer Kombination von mindestens 75 Minuten intensiver körperlicher Betätigung in der Woche und bis zu 30 Minuten mäßiger körperlicher Betätigung am Tag.

Krafttraining trägt enorm zum Erhalt der Muskelkraft bei. Empfohlen wird daher, zweimal pro Woche die Muskulatur zu trainieren.

Wenn der Spaß am Training im Vordergrund steht anstatt ewiger Jagd nach Rekorden und Resultaten, können viele ein gesünderes Verhältnis zu sportlicher Aktivität bekommen. In so vielen Bereichen zählt heute vor allem die Leistung, und für so manchen wäre es befreiend, wenn das Training ein Freiraum wäre, in dem die Leistung einmal zweitrangig ist und man stattdessen Kraft und Lebensfreude schöpft.

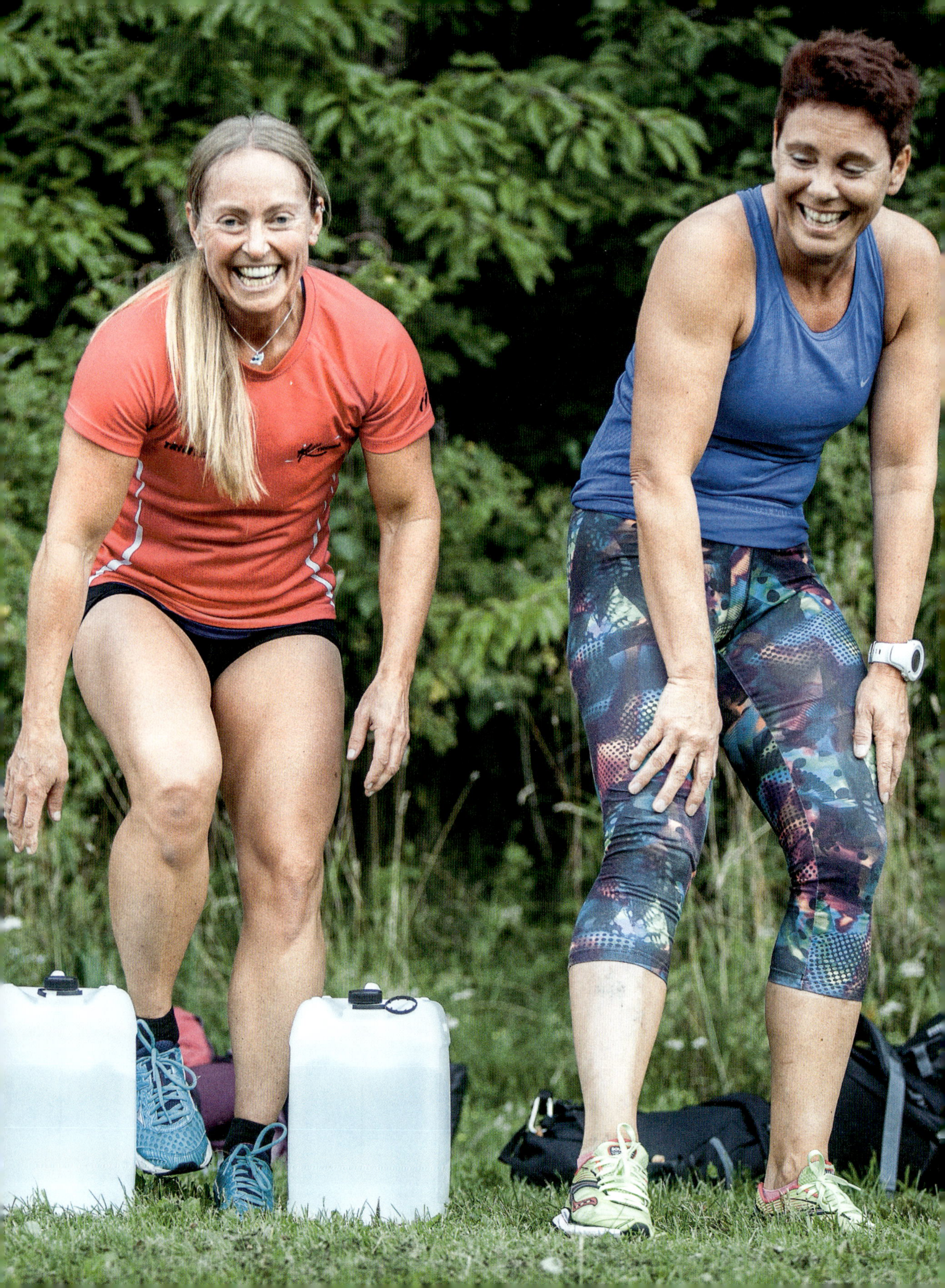

EINE **HALBE STUNDE** AM TAG

Ausgehend von der Empfehlung, sich 30 Minuten am Tag körperlich zu betätigen, stelle ich in diesem Kapitel vier verschiedene Programme vor, die jeweils etwa eine halbe Stunde beanspruchen. Sie sind von vielen meiner Kunden getestet worden, die zu Beginn in sehr unterschiedlicher körperlicher Form waren. Nach sechs Wochen mit drei bis vier Einheiten pro Woche berichteten alle, dass sie sich beweglicher, straffer, stärker und ausdauernder fühlten, egal, ob sie vorher gut trainiert waren oder nicht. Ich habe die Einheiten in eine durchdachte Reihenfolge gebracht, damit sich die entsprechenden Muskelgruppen dazwischen wieder erholen können. Mit anderen Worten: Du kannst ruhig mehrere Tage hintereinander in dieser Reihenfolge trainieren.

DAS BRAUCHST DU:

- eine Stufe oder andere Erhöhung
- ein Fitnessband
- zwei Kanister mit Wasser oder z. B. zwei Beutel, in die jeweils eine 1,5-Liter-Flasche passt

SO GEHST DU VOR:

Du führst das Programm als Zirkeltraining durch, bei dem du nach je einer Minute direkt zur nächsten Übung übergehst. Wenn du erschöpft bist und die Minute nicht durchhältst, machst du bis zum Ende der Minute Pause. Hast du eine Runde vollendet, pausierst du 1 bis 2 Minuten und beginnst danach von vorn. Den gesamten Zirkel solltest du 4-mal absolvieren, aber für die ersten Male reichen auch 3 Runden.

Bei Übungen, die du links und rechts machen sollst, entscheidest du selbst, ob du nach 30 Sekunden wechselst oder beide Seiten je eine Minute lang absolvierst.

BEINE UND GESÄSS

Dieses Programm zielt primär auf die Muskelgruppen in den Beinen und im Gesäß ab.

1 FROSCH

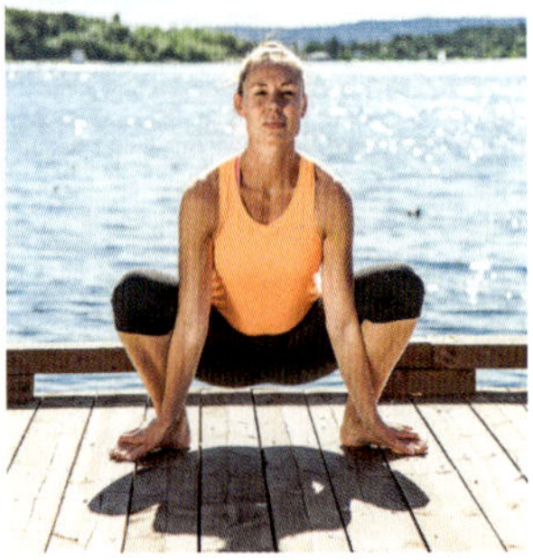

2 KNIEBEUGE

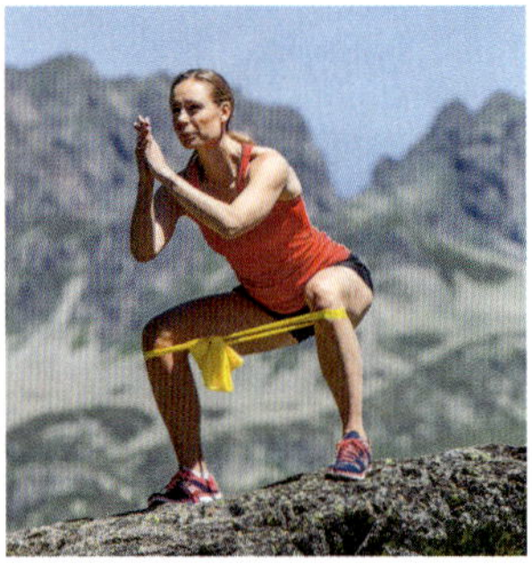

3 SEITLICHER AUSFALLSCHRITT

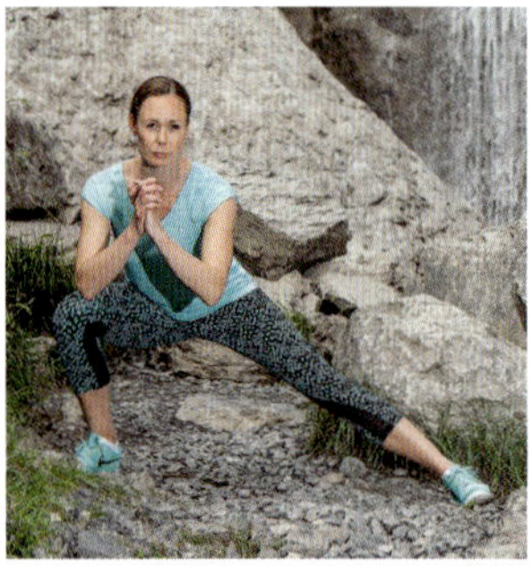

4 TREPPENSTEIGEN

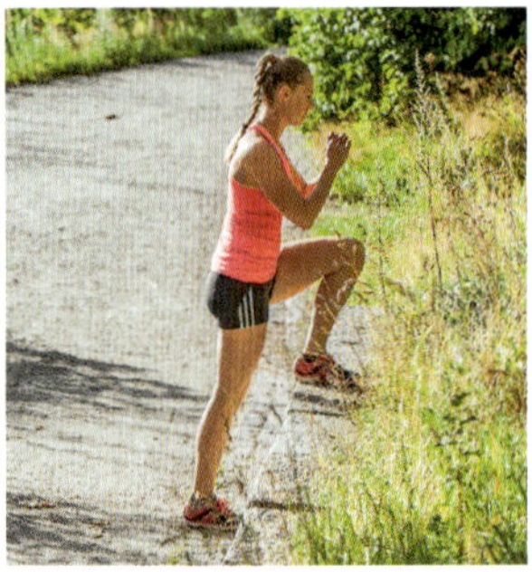

5 EINBEINIGES KREUZHEBEN

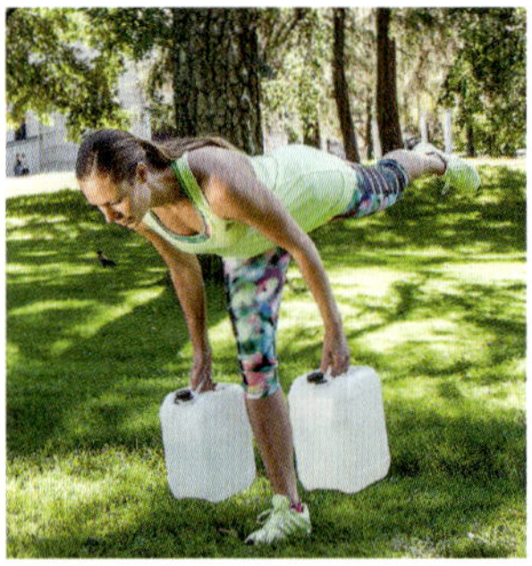

6 BULGARISCHER AUSFALLSCHRITT

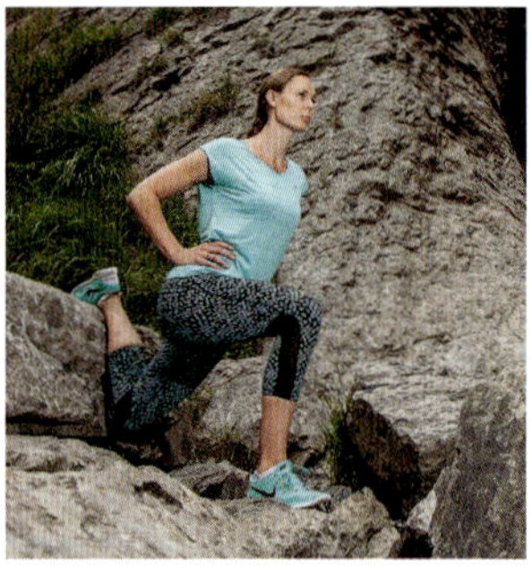

7 EINBEINIGE SCHULTERBRÜCKE

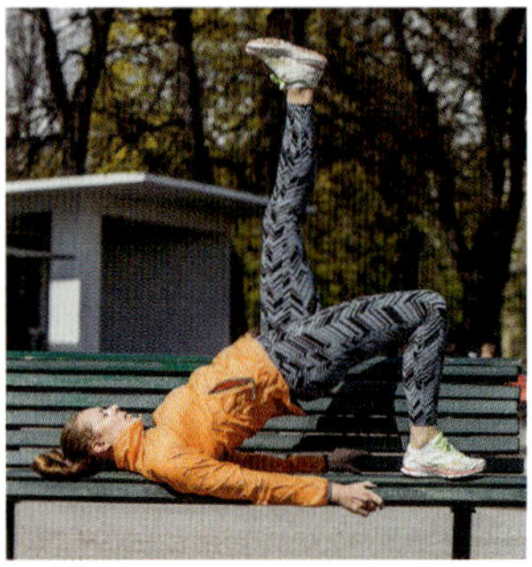

KÖRPERVORDERSEITE

Dieses Programm beansprucht besonders die Muskelgruppen der Oberkörpervorderseite, also Brust, Bauch und Bizeps. Mach entweder 7A oder 7B.

1 SPINNE

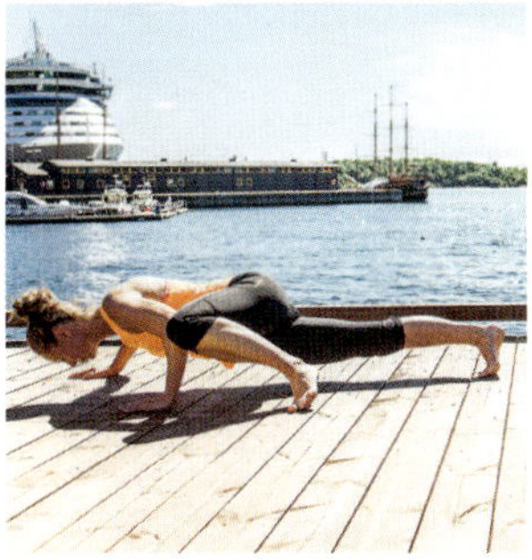

2 RUMPFROTATION

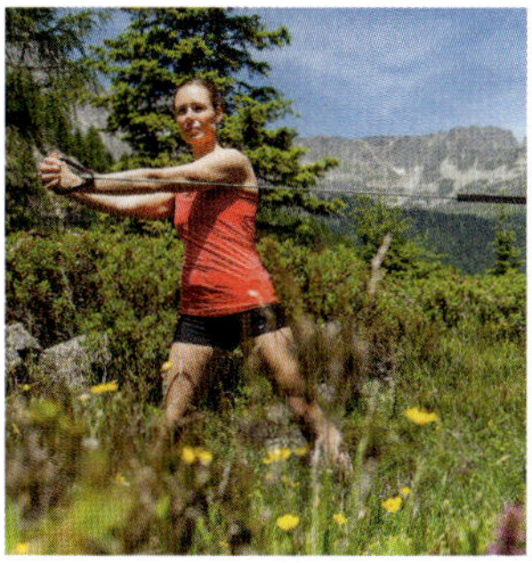

3 NEGATIVLIEGESTÜTZ

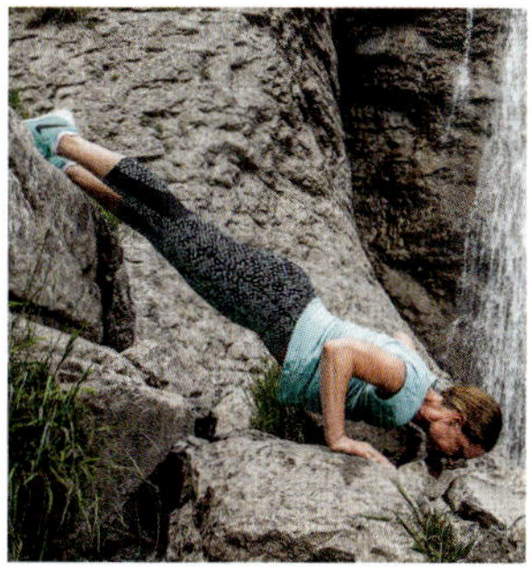

4 DIAGONALER TWIST

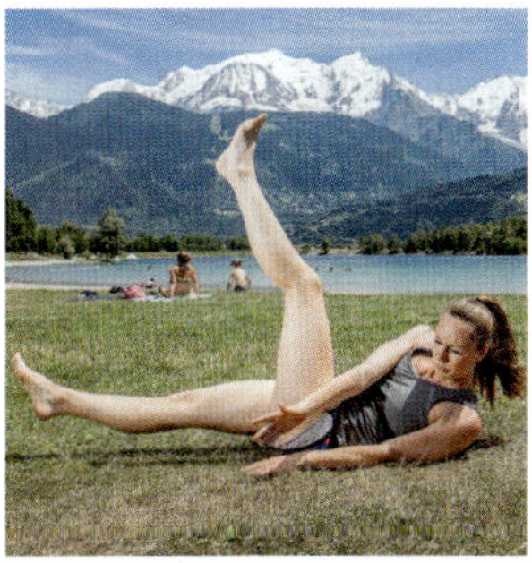

5 BUTTERFLY

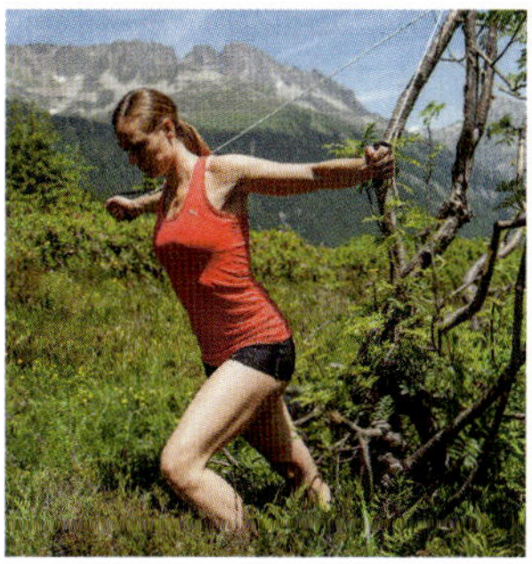

6 BIZEPS-CURL

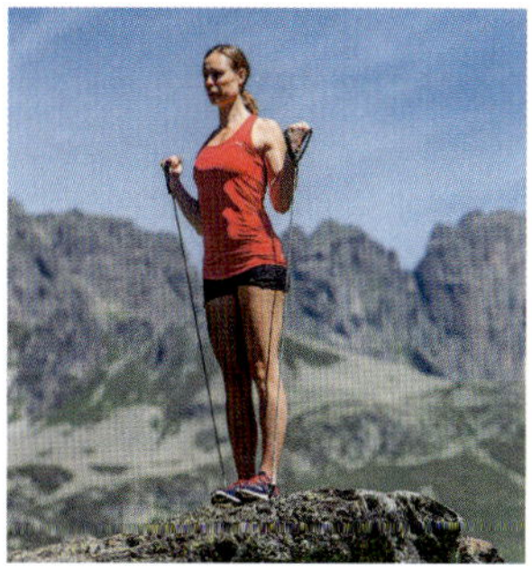

7A HÄNGENDES BEINHEBEN

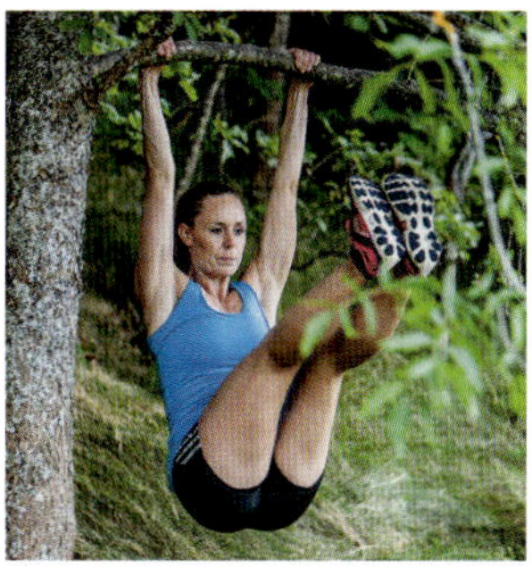

7B RUSSISCHER TWIST

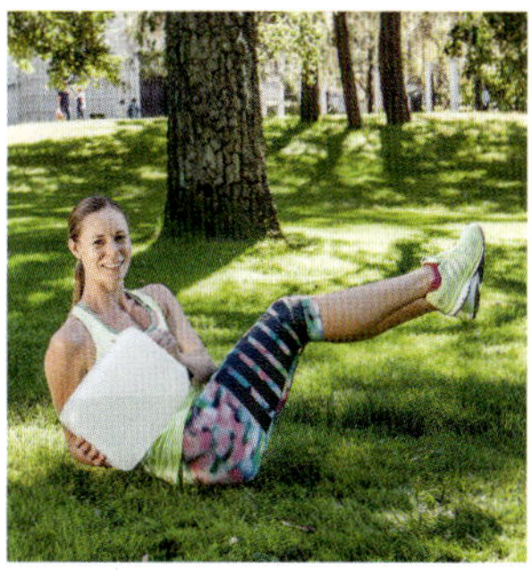

STABILITÄT, AUSDAUER, BALANCE

Dieses Programm treibt den Puls in die Höhe und konzentriert sich auf das Training des Gleichgewichts und der Stützmuskulatur.

1 AUSFALLSCHRITT MIT DREHUNG

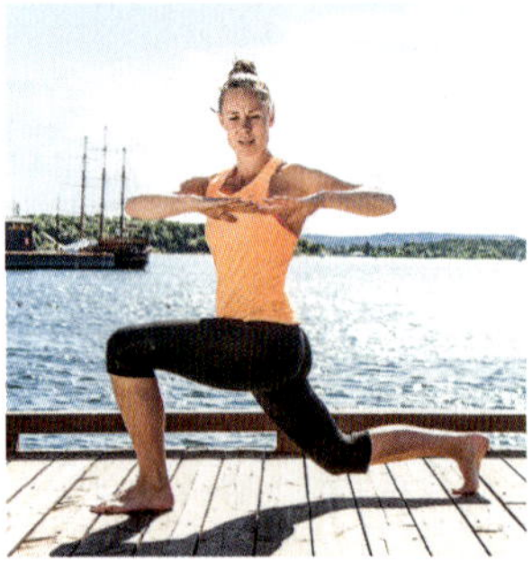

2 WADENHEBEN

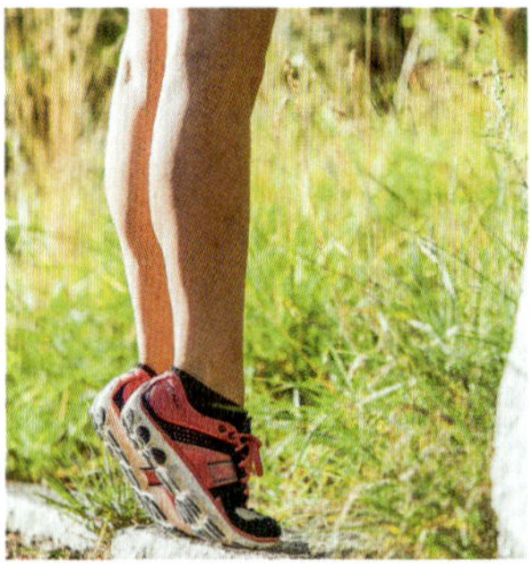

3 SEITSPRUNG

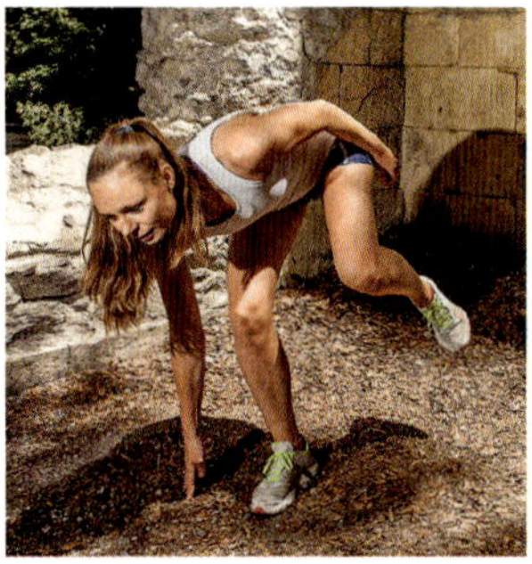

4 RUDERN IN LIEGE-STÜTZPOSITION

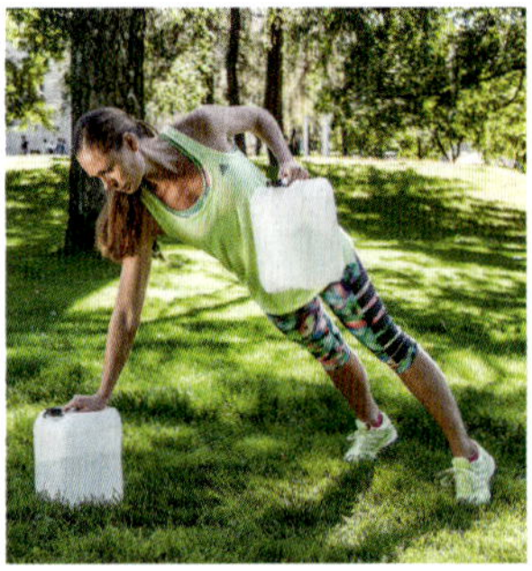

5 EINBEINIGER SPREIZSPRUNG

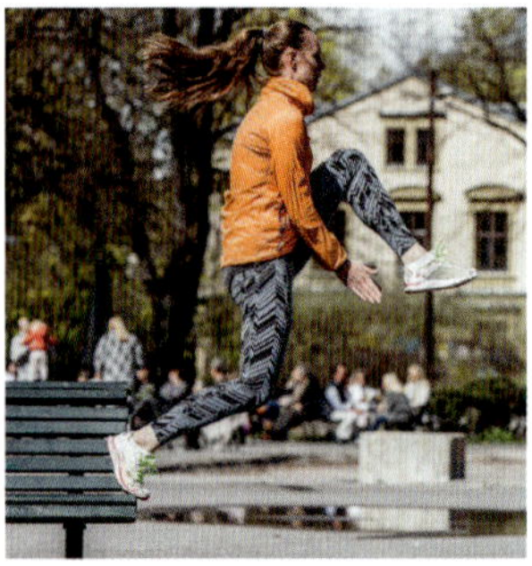

6 SCHULTERAUSSEN-ROTATION

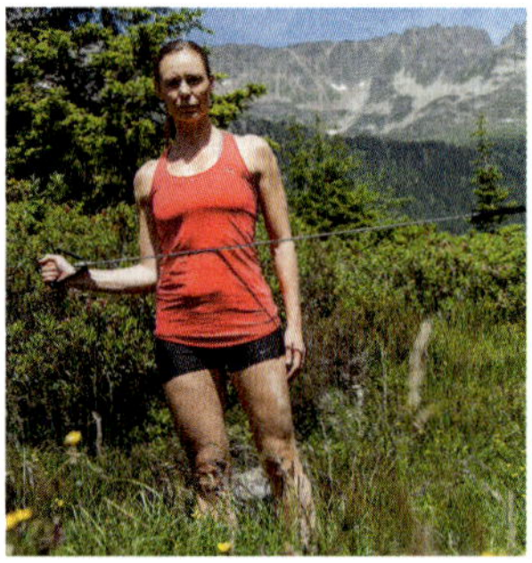

7 EINBEINIGER BURPEE

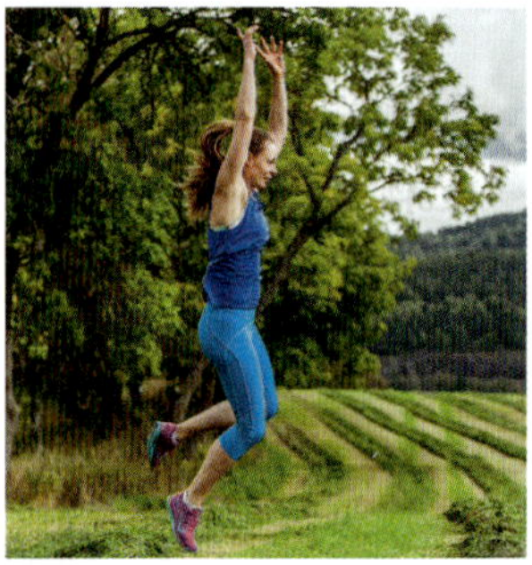

RÜCKEN

Dieses Programm zielt primär auf die Muskelgruppen der Oberkörperrückseite ab, speziell Rücken und Trizeps. Mach entweder 4A oder 4B.

1 STERNDREHUNG

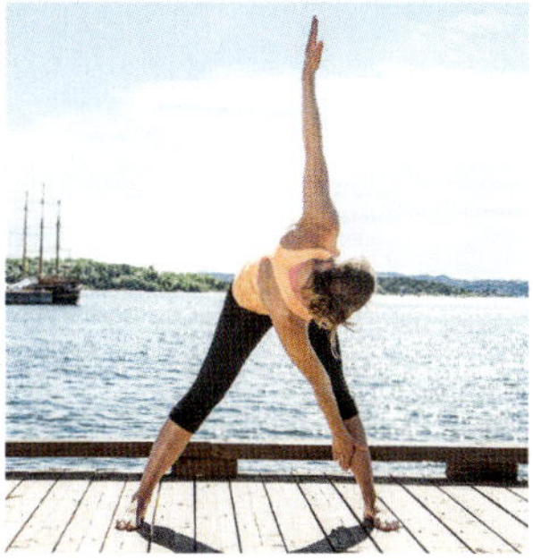

2 HORIZONTALES ZIEHEN

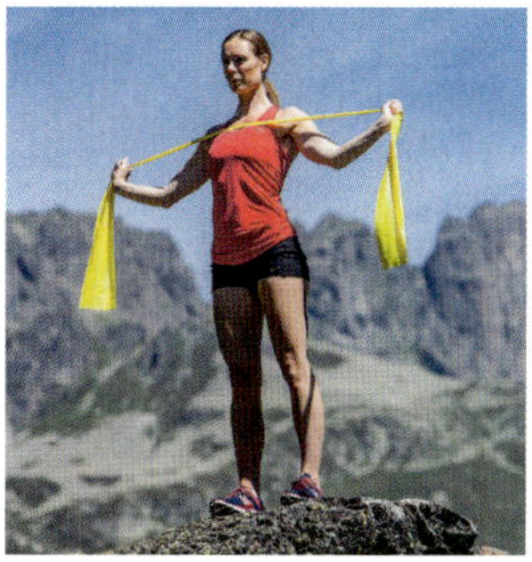

3 EINARMIGES RUDERN

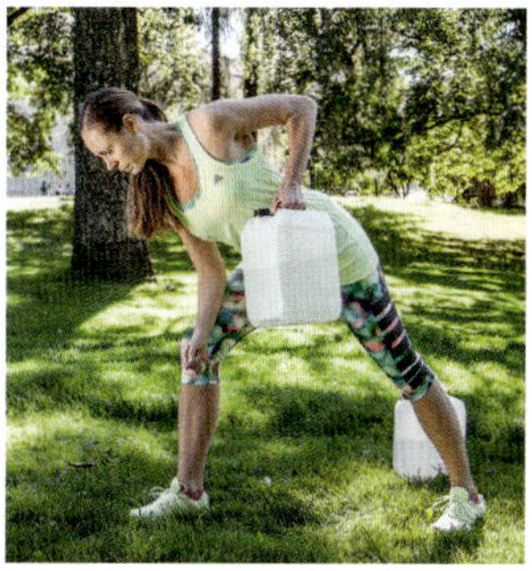

4A KLIMMZUG

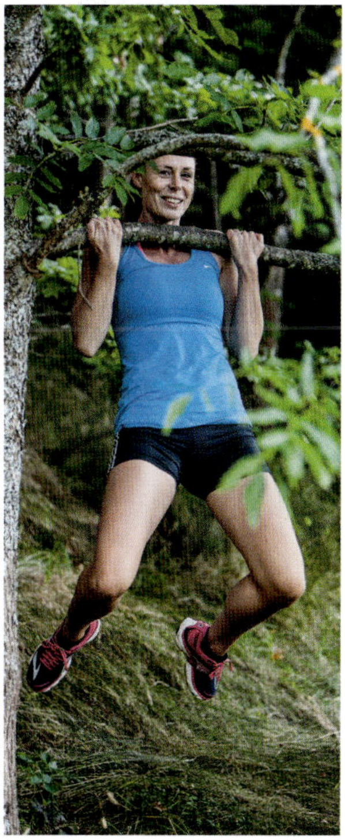

4B RUDERN MIT BAND

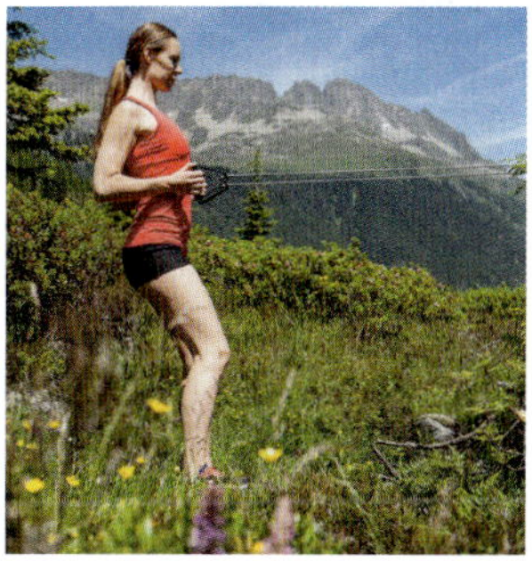

5 DIP

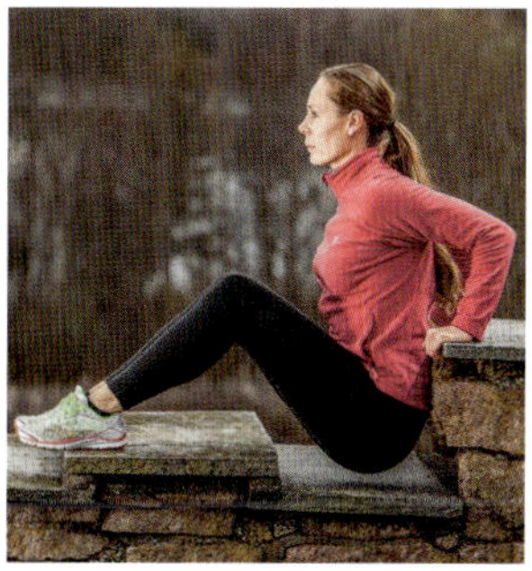

6 TRIZEPSDRÜCKEN

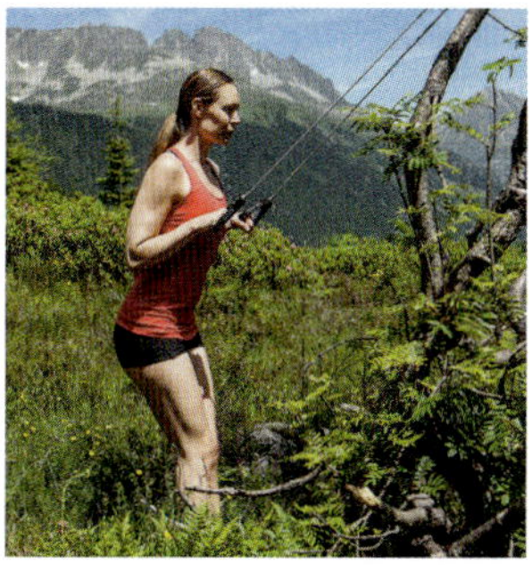

7 DIAGONALES RÜCKENSTRECKEN

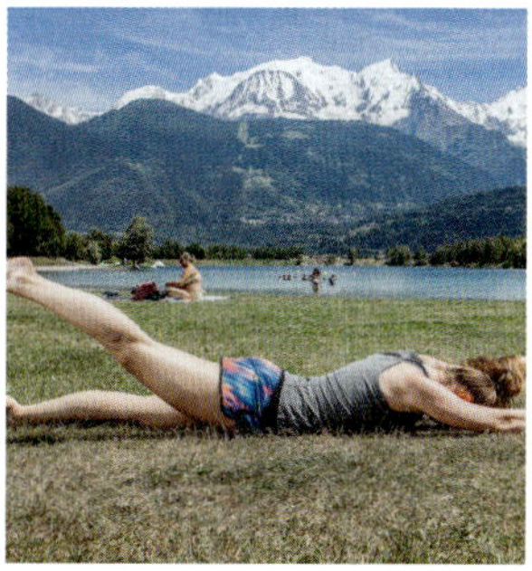

15

MEIN POWER-PROGRAMM

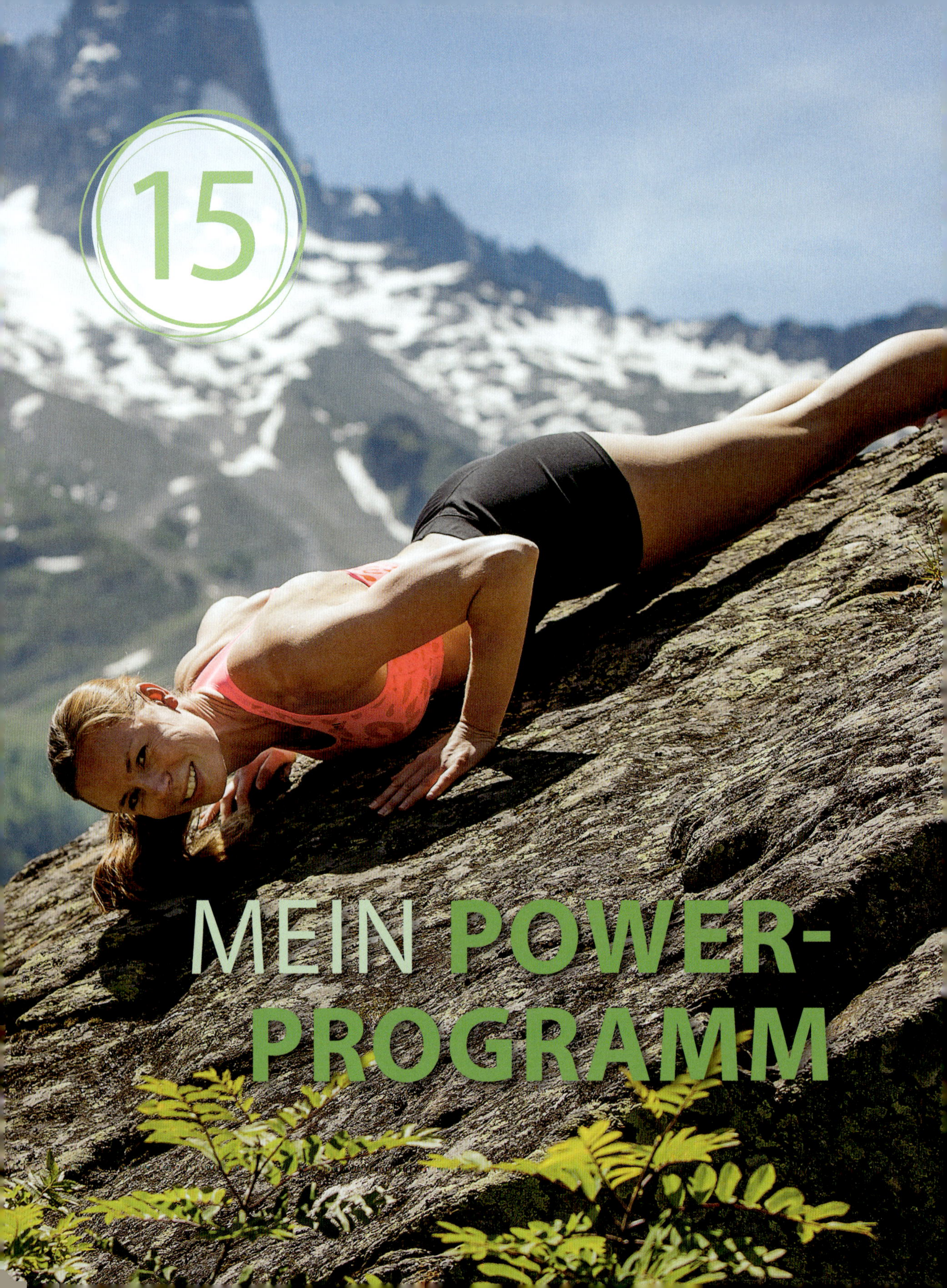

Das erreichst du nach sechs Monaten mit regelmäßiger körperlicher Betätigung

- Du verbrennst leichter Fett.
- Du hast eine bessere Kondition.
- Deine Sauerstoffaufnahme ist verbessert.
- Dein Herz ist größer und pumpt mehr Blut.
- Dein Körper enthält mehr Blut (der Hämoglobinspiegel kann aber sinken, weil mehr Flüssigkeit im Blut ist).
- Dein Ruhepuls und Blutdruck sind niedriger.
- Dein Körper verträgt Schwankungen des Blutzuckers besser.
- Skelett, Bindegewebe und Knorpel sind stärker.
- Die Stresshormone steigen beim Training weniger an und sind auch sonst niedriger, das heißt, du kannst besser mit Stress umgehen.
- Neue Kapillaren haben sich gebildet, sodass die Organe mehr Blut bekommen und besser funktionieren.
- Die Muskelzellen haben mehr Mitochondrien und sind daher effizienter.
- Das Immunsystem ist stärker.
- Das Gehirn arbeitet effizienter.
- Die Produktion neuer Gehirnzellen steigt an.

In diesem letzten Kapitel zeige ich dir zum Schluss noch mein Super-Power-Programm. Ich habe es im Hinblick auf eine möglichst effektive Einheit für den ganzen Körper entwickelt. Das Programm ist hart, aber da man die Intensität weitgehend selbst kontrollieren kann, ist es für jeden machbar, der die Technik der einzelnen Übungen sicher beherrscht.

Das Programm dauert 38 Minuten. Bevor du beginnst, musst du dich unbedingt mindestens 10 Minuten aufwärmen. Wähle das Warm-up so, dass du auch danach noch motiviert bist weiterzumachen.
Das brauchst du: Extragewicht (z. B. Wasserkanister), eine Erhöhung und ein Fitnessband. Die Einheit ist in 4 Abschnitte zu je 8 Minuten aufgeteilt. Führe jede Übung jeweils 40 Sekunden lang aus. Geh direkt von einer Übung zur nächsten über. Wenn du mit allen 4 Übungen des Abschnitts durch bist, absolvierst du sie noch 2-mal ohne Pause dazwischen. Pausiere zwischen den Abschnitten jeweils 2 Minuten.

ABSCHNITT 1 BEINE

1 SUMO MIT SCHULTERDRÜCKEN

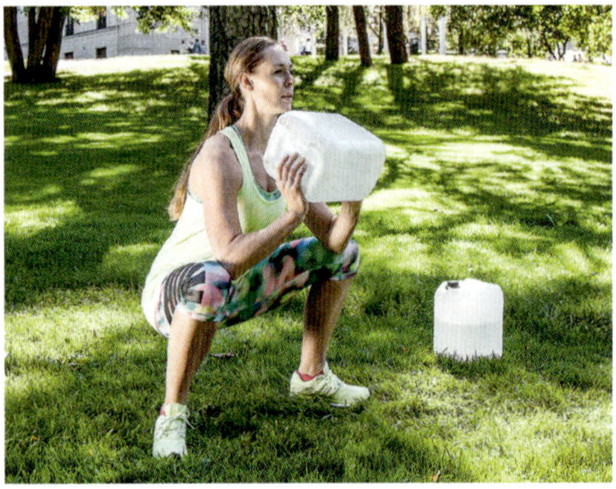

2 AUSFALLSCHRITT VORWÄRTS

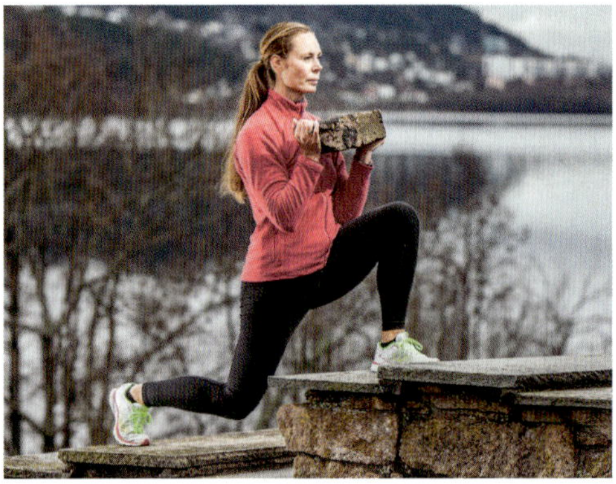

3 EINBEINIGES KREUZHEBEN

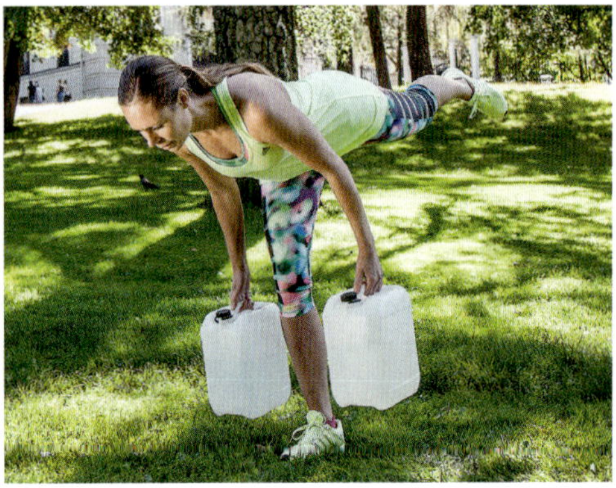

4 AUSFALLSCHRITT SEITLICH

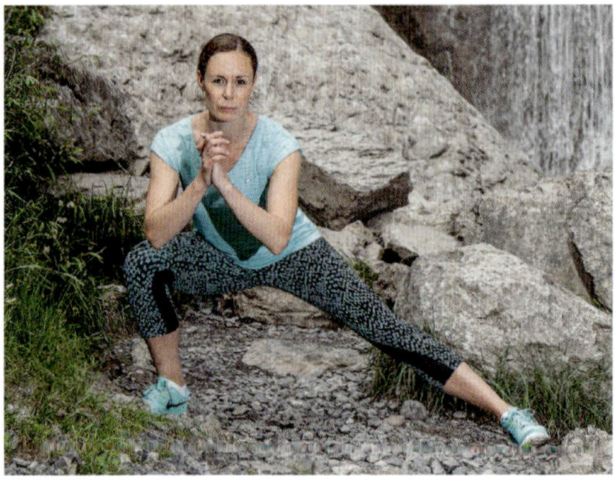

ABSCHNITT 2 OBERKÖRPER

1 HORIZONTALES ZIEHEN

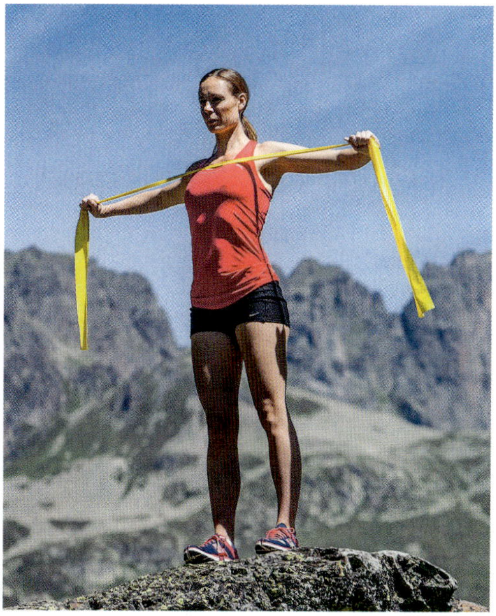

2 ERHÖHTER LIEGESTÜTZ

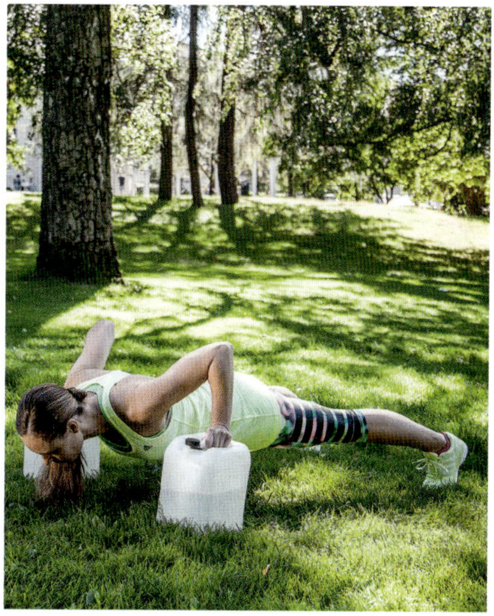

3 RUDERN IN LIEGESTÜTZPOSITION

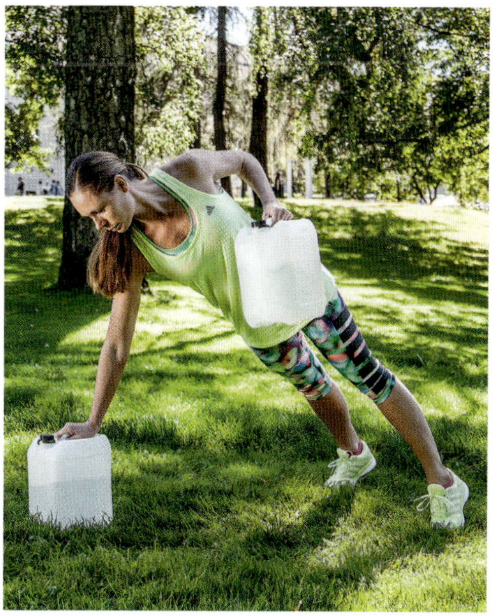

4 BRUSTDRÜCKEN

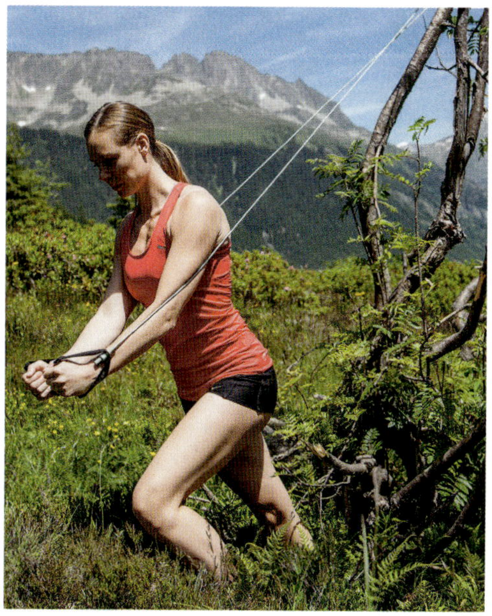

ABSCHNITT 3 AUSDAUER UND ARME

1 BURPEE

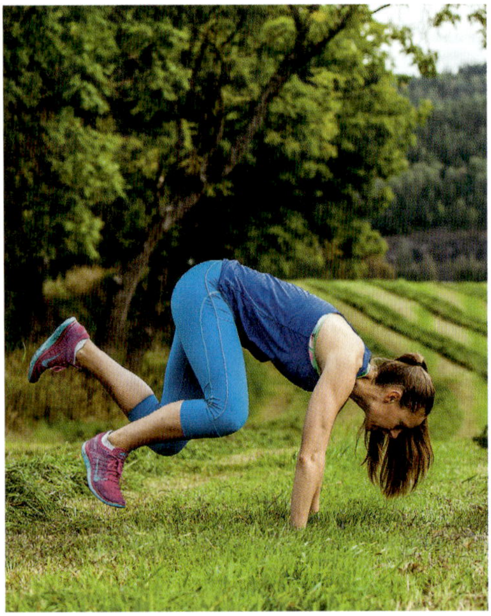

2 BIZEPS-CURL

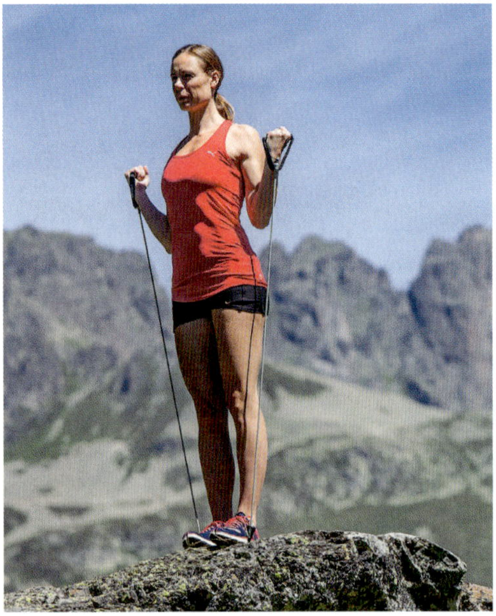

3 TROLLSPRUNG

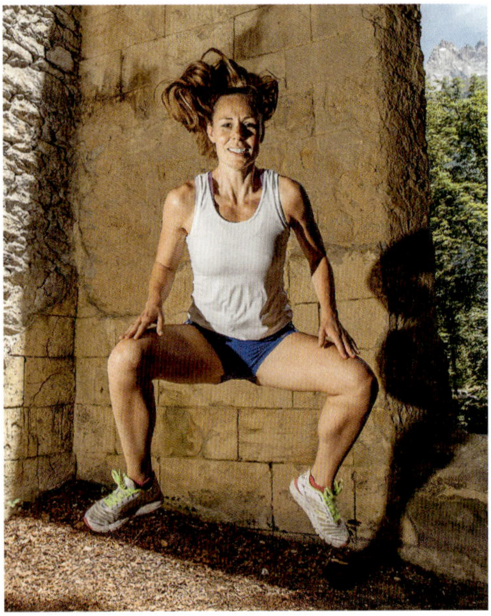

4 DIP

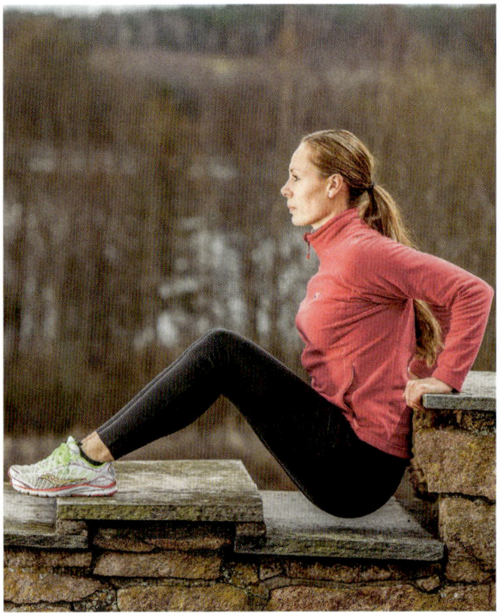

ABSCHNITT 4 RUMPF

1 BECKENLIFT

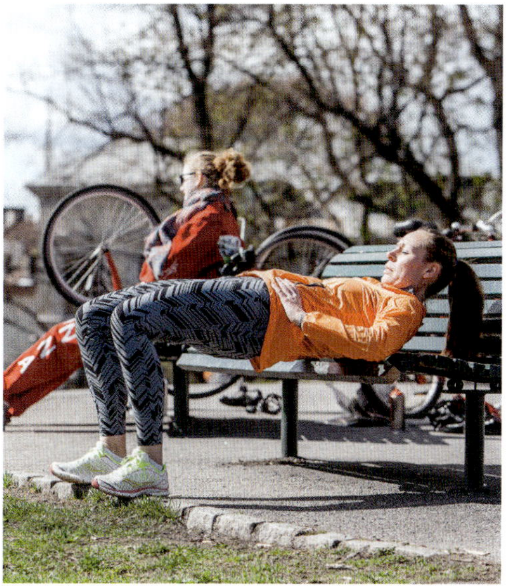

2 UMGEKEHRTER CRUNCH

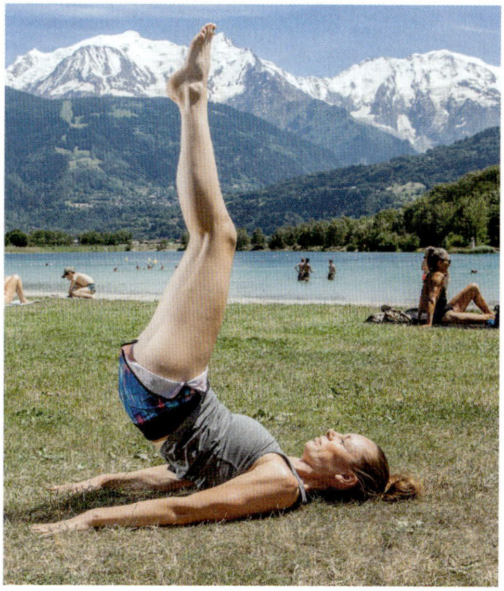

3 DIAGONALES RÜCKENSTRECKEN AUS DEM VIERFÜSSLERSTAND

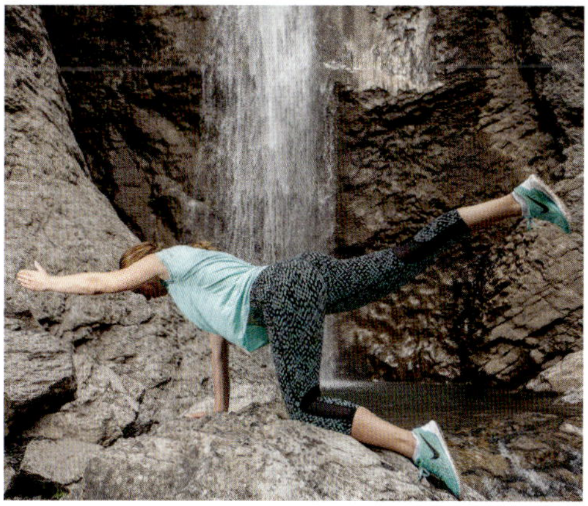

4 RADFAHRER-CRUNCH

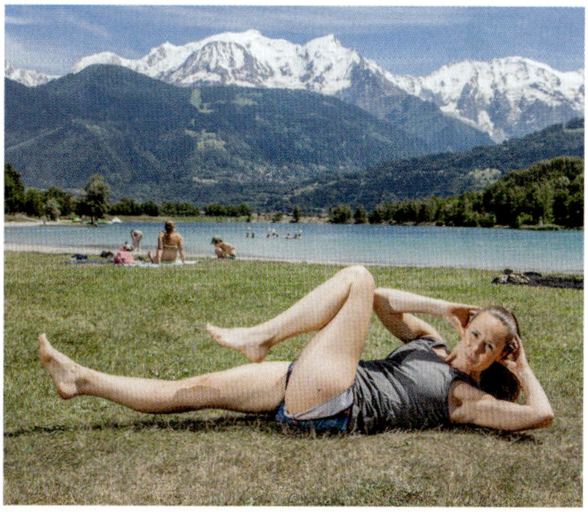

DANK

Vielen Dank allen, die mich bei diesem Projekt unterstützt und daran geglaubt haben!

Einen besonderen Dank an Marit Øimoen, die in der Startphase dabei war und sich fürs Schreiben und Recherchieren Zeit genommen hat, bevor das Buch Form angenommen hat. Durch dich habe ich an mich geglaubt und daran, dass ich physische Aktivität mit Gesundheit im Fokus vermitteln kann. Danke an Erlend Haugen, der es riskiert hat, sich als Fotograf einzubringen, lange bevor ich einen Verlag hatte. Ohne dein Know-how und deine Bereitschaft, dir schon in der Startphase Zeit zu nehmen, wäre das Endprodukt nicht so gut geworden. Danke an Helge, meinen Mann, der viel Geduld hatte und es ermöglicht hat, dass eine frustrierte und zeitweise »abwesende« Mutter in den hektischen Phasen des Buchprojekts Zeit und Raum dafür hatte. Ich danke meiner tüchtigen Lektorin, Bente Dahl Svendsen, die an dieses Buch geglaubt und es gewagt hat, ein Buch ohne Fokus auf Sixpack und Knackpo herauszugeben. Du und die Grafikdesignerin Bente Cecilie Bergan, die das Layout geschaffen hat – ihr seid ein fantastisches Team! Ich bin sehr dankbar für alles, was ihr mir während dieses Prozesses gegeben und beigebracht habt. Danke an alle, die Texte durchgesehen, Trainingsprogramme ausprobiert und mir Rückmeldung gegeben haben – besonders an meine Mutter, Astrid Roe. Ich möchte mich auch vielmals bei allen meinen Kunden und meiner Familie bedanken, die die Fotoshootings mitgemacht und enormen Einsatz und Freude am Training gezeigt haben. Ohne eure Unterstützung hätte ich das nicht geschafft.

ÜBUNGSREGISTER

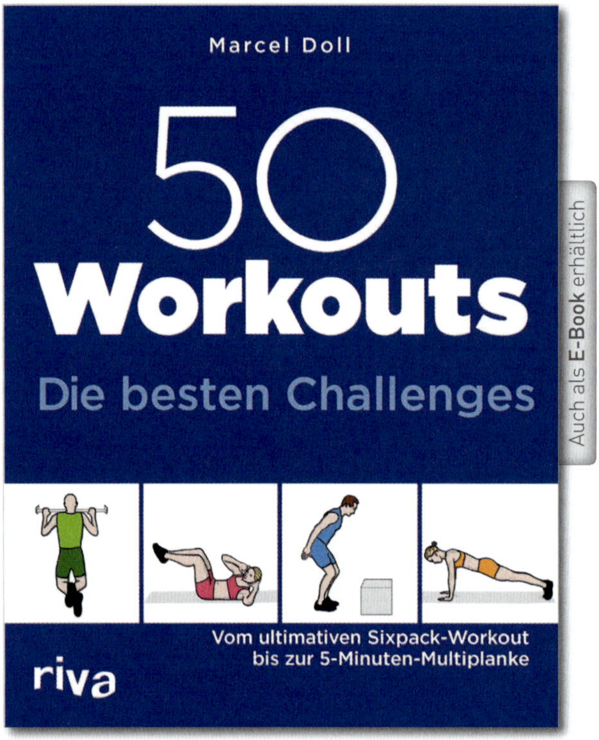

128 Seiten
9,99 € (D) | 10,30 € (A)
ISBN 978-3-7423-0297-7

Marcel Doll

50 Workouts – Die besten Challenges

Vom ultimativen Sixpack-Workout bis zur 5-Minuten-Multiplanke

Jeder Sportler sucht irgendwann eine neue Herausforderung. Mit den 50 besten Challenges in diesem Buch kann er neue Trainingsziele setzen und seinen Wettkampfgeist schärfen. Ob mit der 5-Minuten-Multiplanke, dem Sixpack-Workout oder der Burpee-Challenge – es geht um Zeit, Ausdauer, Kraft, Schnelligkeit und maximale Wiederholungszahlen. Dabei können zusätzlich Trainingsgeräte wie Hanteln oder Miniband eingesetzt werden, die jeden Trainierenden an seine maximale Leistungsgrenze bringen. Alle Challenges sind auf 30 Tage ausgelegt, dauern zwischen 5 und 15 Minuten pro Tag und können überall durchgeführt werden. Sie sind übersichtlich in Tabellen dargestellt, komplett illustriert und dank unterschiedlicher Schwierigkeitsgrade sowohl für Einsteiger als auch für Fortgeschrittene geeignet. Zudem werden alle Übungen in einem Extrakapitel nochmals ausführlich beschrieben.

riva